医学人才培养和学术影响力研究

吴凡 汪玲 著

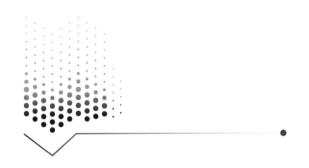

復旦大學出版社

著者简介 ｜ Biography

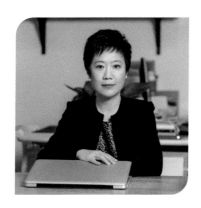

　　吴凡，复旦大学上海医学院副院长，上海市重大传染病和生物安全研究院院长，医学博士，主任医师，二级教授，博士生导师，享受国务院特殊津贴专家。世界卫生组织健康城市合作中心主任，全国医学专业学位研究生教育指导委员会副主任委员，上海医学教育创新发展改革工作小组组长，上海市预防医学会会长。承担医学类国家及省部级课题 20 多项，在《新英格兰医学杂志》等国际顶尖期刊发表 SCI 收录论文 40 余篇。作为第一完成人获国家级教学成果一等奖、上海市决策咨询研究一等奖、上海市科技进步一等奖等，以主要完成人获国家科技进步特等奖。

著者简介 ｜ Biography

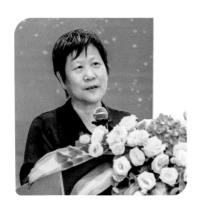

　　汪玲，复旦大学克卿书院院长，医学博士，二级教授，博士生导师。全国医学专业学位教育指导委员会副秘书长，中国学位与研究生教育学会医药科委员会副主任，中国高等教育学会医学教育专委会常务理事，中华医学会医学教育分会常委，上海市医学会医学教育分会主任委员。作为第一完成人获国家级教学成果特等奖和二等奖各1项；作为第二完成人获国家级教学成果一等奖1项和二等奖3项，以及中国研究生教育成果二等奖2项。曾获国家教委"有突出贡献的中国博士"和上海市教育功臣提名奖。

医学人才培养和学术影响力研究
项目组

负责人
吴 凡 汪 玲

主要成员

复旦大学医学教育研究所	先梦涵　包江波　蒋 蕾　谢静波　何 珂
复旦大学医学党政办公室	江培翃　许晓茵　陈东滨
复旦大学医学规划双一流办	吴 骅　曹西蓉
复旦大学医学教务处	吴晓晖　高海峰　熊祖泉
复旦大学医学研究生院	吴晓晖　姜友芬　陈兆君　吴鸿翔
复旦大学医学人事人才办	黄志力　陆豪杰　闫兆伟
复旦大学医学科研处	姜 红　卢 虹
复旦大学医院管理处	王 艺　龙子雯　汤罗嘉
复旦大学医学党委教工部	包 涵　陆 柳　毛 华　卢晓璐
复旦大学医学党委学工部	包 涵　程 娳　尤小芳
复旦大学医学财务办	陆 瑾　秦 筱
复旦大学医学国合办	许虹扬　邵 田

前　言 | Preface

　　党的二十大报告提出，坚持为党育人、为国育才，全面提高人才自主培养质量，着力造就拔尖创新人才，聚天下英才而用之。医学教育是培养医学人才的基本路径，医学科研是健康领域创新发展的关键动力。当前，全面推进健康中国建设对医学教育和科学研究提出了新的时代命题，即如何提高医学人才自主培养质量和提升医学院校学术影响力。

　　2017 年，《国务院办公厅印发关于深化医教协同进一步推进医学教育改革与发展的意见》（国办发 〔2017〕 63 号），其中第十五条深化综合性大学医学教育管理体制改革，强调要"实化医学院（部）职能，建立健全组织机构，强化对医学教育的统筹管理，承担医学相关院系和附属医院教学、科研、人事、学生管理、教师队伍建设、国际交流等职能"。

　　2018 年 12 月，教育部、国家卫生健康委员会和上海市人民政府签署共建托管复旦大学上海医学院及其直属附属医院（简称"三方共建"），复旦大学成为首批综合性大学医学教育管理体制改革试点单位。

　　2021 年 9 月，复旦大学医学教育创新发展改革领导小组成立，复旦大学上海医学院党政主要领导任双组长，成员单位包括医学党政办、医学教务处、医学研究生院、医学学工部、医院管理处、医学规划与"双一流"办、医学科研处、医学财务办等。

　　本书两位著者本硕博均就读于复旦大学上海医学院（简称"复旦上医"），目前分别担任复旦上医分管教学院长和医学教育研究所所长，双双兼任复旦大学医学教育创新发展改革领导小组副组长。同时，吴凡兼任全国医学专业学位教指委副主任委员、上海医学教育创新发展改革工作小组组长；汪玲兼任全国医学专业学位教指委副秘书长、中国学位与研究生教育学会医药科工作委员会副主任、中华医学会医学教育分会常委、中国高等教育学会医学教育专业委员会常务理事、上海市医学会医学教育分会主任委员。

近年来，两位著者牵头开展了系列"医学人才培养和学术影响力研究"（以下简称"吴凡项目组"）。研究任务来源于教育部、国家卫健委和上海市委托开展的医学教育改革项目，以及各类学会学术组织立项的人才培养模式改革课题，如中国高等教育学会高等教育科学研究"十三五"规划重大攻关课题、中国学位与研究生教育学会重大研究课题、中国工程院重大咨询项目、中国研究生院院长联席会研究生教育研究重大课题、中国高等教育学会医学教育专业委员会医学教育研究立项重点课题、全国医学专业学位研究生教育指导委员会研究课题、中华医学会医学教育分会和全国医学教育发展中心医学教育研究立项重点课题。吴凡牵头的"服务需求，提高质量——医学研究生教育改革研究与创新实践"获 2022 年国家级教学成果一等奖；汪玲牵头的"我国临床医学教育综合改革的探索和创新——'5＋3'模式的构建与实践"获 2014 年国家级教学成果特等奖，也是我国医学院校近 10 年获评的唯一特等奖项。

这本著作的内容均来自吴凡项目组 2019 年"三方共建"实质性开展以来，围绕"医学人才培养和学术影响力研究"完成的研究论文和研究报告，包括九篇三十七章，由复旦大学医学教育研究所秘书长尤小芳负责资料整理。

第一篇是"医学人才培养和学术影响力研究"总论。

第二篇至第五篇从"以新理念谋划医学发展、以新定位推进医学教育发展、以新内涵强化医学生培养和以新医科统领医学教育创新"四个维度展开，阐述复旦上医按照"关于加快医学教育创新发展的指导意见"精神（国办发〔2020〕34 号），发挥综合性大学高水平学科齐全的优势，在提高医学人才培养质量、提升医学学科学术影响力方面的具体实践。

第六篇至第九篇围绕社会各界关注的医学教育热点重点展开，包括深化医教协同加快临床医学人才培养改革，促进八年制临床医学教育发展，加快高层次复合型医学人才培养，推进学术学位与专业学位研究生教育分类发展。

"医学教育研究要研究真问题"。医学教育研究要引导医学教育创新发展、促进医学人才培养质量提高。本书内容对于我国医学人才培养和学术影响力研究具有理论指导意义和实践示范作用。以"八年制临床医学博士后项目"为例，2005年本书著者在《上海研究生教育》第2期上撰文"关于我国医学博士学位若干问题的思考"，提出八年制医学博士MD获得者可通过博士后招收途径进入附属医院做博士后，在为期2～3年的住院医师规范化培训期间享受在校博士后待遇。这样可从根本上解决医学博士MD在医院里接受毕业后教育期间的待遇的矛盾（低年资住院医师/临床博士后），同时也更加有利于"八年制"吸引优秀的高中毕业生源。十年以后的2015年，浙江大学临床医学博士后项目获得国家人社部批准。2020年，国务院办公厅《关于加快医学教育创新发展的指导意见》进一步明确要"加大政策保障力度，支持八年制医学专业毕业生进入博士后流动站"。

2024年是复旦大学获得国家级教学成果特等奖10周年，也是复旦上医"三方共建"探索综合性大学医学教育管理体制改革5周年。本书也记录了近10年来，特别是"三方共建"5年来复旦大学在医学人才培养方面的探索足迹，以及医学科研的学术影响。

目 录 | Contents

第一篇

医学人才培养和学术影响力研究

第一章

培养顶尖临床医生可以做怎样的探索

近年来，医生成为社会关注的职业，也成为广大学子报考的热门选择。但在喧嚣的讨论背后，有一个基本问题：顶尖临床医生具备什么品质，是如何培养的？

近日，教育部主办的新时代研究生教育教学改革座谈推进会暨高等教育（研究生）国家级教学成果奖获奖成果交流研讨会在复旦大学召开。

高等教育国家级教学成果奖是中国教育教学领域的最高奖项，每四年评选一次。此次，复旦大学共有 3 项成果入选国家级教学成果奖一等奖，其中一项为《服务需求　提高质量：医学研究生教育改革研究与创新实践》，这是临床医学硕博研究生教育领域唯一的一等奖。

该项成果的牵头人，复旦大学上海医学院（以下简称复旦上医）副院长吴凡接受澎湃新闻（www. thepaper. cn）记者专访，并结合该校近年来的探索实践，就"顶尖临床医生培养"的话题展开探讨。

吴凡直言，医学研究生教育面临两个主要教学问题。一是如何强化医学专业学位博士临床实践能力，培养医德高尚、医术精湛的医生，服务人民群众日益增长的对高水平医疗服务的需求。二是如何发挥综合性大学优势，培养解决健康领域重大科学问题、应对重大疾病防控挑战的医学领军人才。

"概括地说，'双轮驱动，顶天立地'。"吴凡说，"顶天"是指需要培养高精尖的医师科学家，实现科学研究领域的突破；"立地"是指需要培养应用型医学人才，为老百姓的疑难杂症提供优质医疗供给。

一、率先构建"5+3"模式

很长时间，国内医学生培养面临着学制多、学位混杂、住院医师规范化培训缺乏统一标准等问题。还出现一种现象，一些院校花很大力气培养的医学生，毕业后却不会看病。

吴凡说，复旦上医很早启动了医学教育综合改革，并取得丰硕成果。目前，中国临床医生培养的"5+3"模式（5 年临床医学本科教育 + 3 年住院医师规范化培训或 3 年临床医学硕士专业学位研究生教育），就源自复旦上医。

与此同时，复旦上医在上海牵头联合全市医学院校，共同研制"上海市临床医学硕士专业学位综合改革试点方案"，构建"5+3"临床医学人才培养模式。

2014 年，复旦上医牵头的《我国临床医学教育综合改革的探索和创新——"5+3"模式的构建与实践》，获高等教育国家级教学成果特等奖，实现了上海市国家级教学成果特等奖"零的突破"，为全国开展临床医学人才培养提供了示范和借鉴。

《澎湃新闻》记者注意到， 2014 年教育部等六部门联合印发《关于医教协同深化临床医学人才培养改革的意见》，其中明确推进临床医学硕士专业学位研究生培养改革，要求从 2015 年起，停止七年制临床医学专业招生，调整为"5+3"一体化临床医学人才培养模式。

吴凡解释，"5+3"模式通过界定临床医学专业学位硕士同时具备住院医师和研究生的"双重身份"，合格研究生毕业时，可获得"执业医师资格证书、住院医师规范化培训合格证书、研究生毕业证书和硕士学位证书"，简称"四证合一"。

"这样培养出来的医学生，医术是有保障的，极大提高了医学人才培养的质量和效率。"吴凡说。

二、临床专博"5+3+X"与"医师科学家"

"现在我们又往前走了一步，探索临床医学博士专业学位人才培养模式改革。"吴凡说，2015年起，复旦上医率先在全国开展临床医学博士"5＋3＋X"模式改革试点，X为专科医师规范化培训或临床医学博士专业学位研究生教育所需年限。

通常，无论在国内还是国外，医学教育均由院校教育、毕业后教育和继续教育组成。其中，毕业后医学教育又分为住院医师规范化培训和专科医师规范化培训两个阶段。专科医师规范化培训，是在住院医师规范化培训基础上，培养能够独立、规范地从事疾病专科诊疗工作临床医师的可靠途径。

"通过这样的模式培养临床医学专业博士，医学生就具备了扎实的临床实践技能，能独立、规范地承担本专科常见多发疾病和某些疑难疾病诊疗，有能力参与多系统复杂疾病的诊疗，并具有较高的临床理论水平以及临床研究能力。"吴凡说。

截至目前，复旦上医已培养近1 000名"5＋3＋X"临床医学专业博士。在吴凡看来，将临床医学专博和专科医师培训结合，复旦上医实践引领了全国临床医学博士专业学位教育改革，示范了如何结合"学位论文科研"和"临床专科培训"，解决临床诊疗过程中碰到的实际问题，实现临床研究与临床实践的紧密结合，同步提高临床思维能力和科学研究水平。

同时，在培养"医师科学家"方面，复旦上医也率先作了探索。

2018年12月，教育部、国家卫健委和上海市"三方共建"复旦大学上海医学院及其直属附属医院，率先在全国探索综合性大学医学教育管理体制改革，在一流医学研究生教育方面，复旦上医拓展学术学位"Med-X"新模式，推进医教协同、科教融汇、产教融合，培养机制改革，探索"MD＋PhD"双学位教育，提升医学研究生国际化水平，加快生物医药工程博士培养，以创新促改革，以改革促发展，培养高层次复合型拔尖创新医学人才。

吴凡举例，在博士研究生阶段，医学生有机会在复旦 10 个临床医学交叉研究院（癌症攻关、重大脑疾病、心脏医学与泛血管、代谢疾病等）进行培养，接受樊嘉院士、葛均波院士等顶尖科学家的指导，接触国际前沿研究课题，"医学生就好像站在巨人的肩膀上"。

三、顶尖临床医生"上海方案"

近年来，复旦上医把握教育部、国家卫健委与上海市"三方共建"历史机遇，新医科人才工作"换挡提速"，全面驶入快车道。

在《医学界》每年发布的中国医学院校人才培养排行榜上，复旦上医连续五年位居榜首。

"培养引领未来的医学顶尖人才，需要医、教、研三结合。"吴凡认为，顶尖的临床医生要能在临床实践中发现真正的科学问题，同时，通过科学方法、科学技术去研究和解决这些临床问题。在此基础上，顶尖临床医生还要有成果转化意识，把临床实践中凝练出的科学方法、成果转化为专利或产品，最终再推广应用到临床治疗上，服务更广泛的患者。

"形成一个发现问题、解决问题、科技成果转化并回到临床治疗的过程，通过这样的良性循环，顶尖的医学人才不仅能为国家科技创新作贡献，也能够为更多老百姓提供优质的医疗服务。"她说，这也是复旦上医这些年持续探索实践的。

近年来，中国医疗卫生服务体系暴露出一些短板和弱项，其中，麻醉、重症、感染、儿科、公共卫生、全科医学等学科人才紧缺，成为一个突出而紧迫的问题。

对此，吴凡认为，培养高质量的医学人才，也必须着力优化人才培养结构，"服务需求"。比如，上海市重大传染病和生物安全研究院 2020 年 11 月在复旦成立后，每年设置超过 60 个感染传染病领域的博士名额，加大培养该领域顶尖医学人才的力度。在"5 + 3 + X"临床专博培养中，"X"突出了全科医学、儿科、麻醉等紧缺人才的培养。

此次，复旦上医的《服务需求 提高质量：医学研究生教育改革研究与创新实践》获评国家级教学成果一等奖。一方面，"这是复旦上医在2014年'5+3模式'获评特等奖基础上所做的进一步探索。"吴凡说，另一方面，更显示了教育部、国家卫健委与上海市三方共建托管复旦上医及其直属附属医院以来，该校探索医学教育体制机制改革所取得的成效。

目前，这项教学成果在全国已成功推广到数百所医学院校，特别是在综合性大学医学研究生教育改革和临床医学博士专业学位培养改革方面成效显著，预期应用前景深远，将为中国顶尖临床医生培养提供一套"上海方案"。

谈到复旦上医接下来的人才培养计划，吴凡说，到2030年，复旦上医将努力建成具有中国特色、世界一流临床医学人才培养体系，支撑引领卫生健康事业发展的能力显著增强。

（来源：2023年12月18日《澎湃新闻》浦江头条）

第二章

医学院校人才培养质量和学术影响力研究报告

　　党的二十大将建成健康中国和教育强国列入 2035 年我国发展的总体目标。推进健康中国建设，需要促进优质医疗资源扩容，发展壮大医疗卫生队伍。坚持教育优先发展，需要全面提高人才自主培养质量，着力造就拔尖创新人才。这些都对新时代中国医学教育提出了新要求。

　　2019 年，教育部、国家卫生健康委员会、上海市人民政府签约共建托管复旦大学上海医学院及其直属附属医院以来，复旦大学上海医学院以习近平新时代中国特色社会主义思想为指导，落实"立德树人"根本任务，以服务需求为导向，以新医科建设为抓手，努力优化培养结构和培养模式，充分利用综合性大学高质量学科齐全的优势，持续提高人才自主培养质量和学术影响力。

　　本文参考医学门类一级学科评估结果（https：//mp. weixin. qq. com/s/Az3-Q6DceuMhCagbRPADrw），选取北京大学、北京协和医学院、上海交通大学、四川大学、浙江大学和中山大学等顶尖医学院校，以复旦大学为切入点，比较分析研究我国顶尖医学院校的医学人才培养质量和学术影响力。

一、人才培养和"双一流"学科

1. 国家级教学成果奖

高等教育国家级教学成果奖每四年评选一次，代表着我国高等教育教学工作的最高水平，是衡量一所大学人才培养、教书育人和改革创新能力的重要标志。

2023 年 7 月 24 日，教育部发布《关于批准 2022 年国家级教学成果奖获奖项目的决定》（教师〔2023〕4 号），其中，高等教育（本科）国家级教学成果奖 572 项，高等教育（研究生）国家级教学成果奖 284 项。其中，复旦大学获得高等教育（本科）国家级教学成果奖一等奖 2 项、二等奖 9 项，高等教育（研究生）国家级教学奖一等奖 3 项、二等奖 2 项。

复旦大学上海医学院主持 2022 年高等教育国家级教学成果奖项目 3 项，参与成果奖项目 3 项（表 2‑1）。2014 年，复旦大学牵头申报的"我国临床医学教育综合改革的探索和创新——'5＋3'模式的构建与实践"获高等教育国家级教学成果奖特等奖。此奖项是我国医学院校近十年获评的唯一特等奖项目，也是上海市所有高校迄今唯一的特等奖项目。

表 2‑1　复旦大学上海医学院 2022 年高等教育国家级教学成果奖

获奖等级	成果名称	主要完成人
一等奖 （研究生）	构建分类培养体系　践行"四个面向"使命——复旦一流研究生培养的创新实践	金力、张人禾、陈焱、楚永全、先梦涵、胡安宁、周鲁卫、顾云深、陆昉、汪玲、杨长江、高帆、储以微、陈玉刚
一等奖* （研究生）	服务需求　提高质量：医学研究生教育改革研究与创新实践	吴凡、汪玲、樊嘉、束金龙、胡鸿毅、葛均波、毛颖、江孙芳
二等奖* （研究生）	支部建在最基层学术组织上：卫生健康领域研究生思政教育创新实践	史慧静、汪玲、吴晓晖、蒋泓、包涵、尤小芳、何珂、江培翎、许晓茵、包江波、陆柳、姜友芬、陈兆君、谭晖、钱序
一等奖 （本科）	三全育人共同体探索的"复旦实践"：聚焦六度育人空间　构建本科教育全链条	焦扬、许征、徐雷、尹冬梅、陈玉刚、徐珂、徐阳、赵强、李冉、陈洁、黄洁、吴晓晖、潘孝楠、李菲菲、夏璐

（续表）

获奖等级	成果名称	主要完成人
二等奖 （本科）	以"本科荣誉项目"为载体的拔尖创新人才培养新范式的探索与实践	徐雷、陈力奋、张力群、楼红卫、徐红、吴晓晖、蒋最敏、袁正宏、杨中芹、孙兴文、陈雁、程训佳
二等奖* （本科）	双轮驱动 顶天立地：公共卫生人才培养体系二十年创新实践	何纳、汪玲、吴凡、何更生、姜庆五、陈文、刘岱淞、刘星、贾英男、陈晓敏

﹡上海医学院主持项目。

2023 年 8 月 3 日，全国医学教育发展中心发布了医药类获奖名单，本文选择的 7 家顶尖医学院校获奖项目达 19 项，占比 22.6%；其中，研究生一等奖项目占比 100%（表 2-2）。

表 2-2 顶尖医学院校 2022 年高等教育国家级教学成果奖

高等院校	获奖总数/项	本科教学成果/项		研究生教学成果/项	
		一等奖	二等奖	一等奖	二等奖
复旦大学上海医学院	3	0	1	1	1
北京大学医学部	3	1	0	1	1
北京协和医学院	1	0	0	1	0
上海交通大学医学院	3	1	1	0	1
浙江大学医学院	2	0	1	0	1
中山大学中山医学院	3	0	1	0	2
四川大学华西医学中心	4	0	4	0	0
医学类获奖合计	84	8	46	3	27

2. 国家"双一流"建设学科

建设世界一流大学和一流学科（以下简称"'双一流'建设"）是党中央、国务院在新的历史时期，为提升我国教育发展水平、增强国家核心竞争力、奠定长远发展基础作出的重大战略决策。 2022 年 2 月 14 日，教育部、财政部、国家发展改革委公布了第二轮"双一流"建设高校及建设学科名单。北京大学医学部"双一流"建设学科最多，复旦大学上海医学院其次（表 2 - 3）。

表 2 - 3　顶尖医学院校"双一流"建设学科

高等院校	合计	基础医学	临床医学	口腔医学	公共卫生与预防医学	药学	护理	中西医结合
复旦大学上海医学院	5	1	1	0	1	1	0	1
北京大学医学部	6	1	1	1	1	1	1	0
北京协和医学院	3	0	1	0	1	1	0	0
上海交通大学医学院	4	1	1	1	0	1	0	0
浙江大学医学院	3	1	1	0	0	1	0	0
中山大学中山医学院	3	1	1	0	0	1	0	0
四川大学华西医学中心	3	1	0	1	0	0	1	0

此外， 2023 年 QS 世界大学"生命科学与医学学科"学科排名，复旦大学有 6 个学科居于全球前 150 名，分别是药学与药理学 25、生物科学 32、医学 38、心理学 49、解剖与生理学 50、护理学 51～100。

3. 医学院校人才培养排行榜

近年来，"医学界"（www. yxj. org. cn）连续发布中国医学院校人才培养排行榜，主要评价指标是医学院校新生质量、教育状况和毕业生表现。如 2023 年评价指标具体如下：新生质量采用的是医学院校在江苏、广东、四川、辽宁、河南（分别代表东、南、西、北、中）五省， 2022 年临床医学专业高考平均录取分的平均数；教育状况是医学院校在 2022 年度研究生招生简章的二级学科硕士点、博士点（包含目录内二级学科、目录外二级学科、交叉学科、不分设二级学科的一级学科、专业学位）、在校硕博研究生数量，首个医学类博士点设立时间以及医学院校建校

（院）时间；毕业生表现是医学院校临床医学专业毕业生 5 年平均收入和本科毕业生当选两院院士数量。复旦大学上海医学院在中国医学院校人才培养排行榜上连续 5 年位居榜首（表 2-4）。

表 2-4 顶尖医学院校人才培养排行榜

高等院校	2019 年	2020 年	2021 年	2022 年	2023 年
复旦大学上海医学院	1	1	1	1	1
北京大学医学部	2	2	2	2	2
北京协和医学院	3	3	3	3	3
上海交通大学医学院	5	6	6	4	4
浙江大学医学院	16	7	10	6	5
中山大学中山医学院	11	9	7	5	6
四川大学华西医学中心	14	15	16	10	9

中国科学院院士和中国工程院院士是我国学术界最高荣誉称号。根据中国科学院"生命科学和医学学部"（http：//casad. cas. cn/ysxx2022/ysmd/smkx/）和中国工程院"医药与卫生学部"（https：//www. cae. cn/cae/html/main/col53/column _ 53 _ xb8. html）公开信息，我国现有中国科学院生命科学和医学学部院士 146 名，中国工程院医药卫生学部院士 125 名，合计 271 位。其中， 39 位院士曾就读或工作于复旦大学上海医学院，占比 14.4%，在全国医学院校位居前列。

二、科研产出和学术影响力

本文依据 Scopus 数据库（http：//www. scopus. com），进行医学院校科研产出和学术影响力分析。 Scopus 与 EI 同为 Elsevier 旗下数据库，于 2004 年推出，收录来自全球 220 多个国家和地区， 7 000 多家出版商的科技出版内容，覆盖自然科学与工程、社会与人文科学、健康科学和生命科学各个领域。

1. 高被引论文

2013—2022 年，本文所选 7 所医学院校共发表论文 348 419 篇。其中，复旦大学上海医学院从 2013 年的不到 4 000 篇，增加到 2022 年的 10 409 篇，总计发文 59 778 篇。

2013—2022 年，复旦大学上海医学院共发表 1 272 篇全球前 1% 高被引论文，有 267 篇学术论文在 *Cell*、 *Nature*、 *Science*、 *The Lancet*、 *The New England Journal of Medicine*、 *The British Medical Journal*、 *Journal of American Medical Association* 等顶级期刊发表，在全国医学院校名列第二。

2022 年，我国医学领域共有 556 位科学家上榜"Elsevier 中国高被引学者"（表 2‑5），其中，复旦大学"高被引学者"人数为 38 人，比 2021 年增加 4 位，在全国医学院校名列第一。

表 2‑5　Elsevier 中国高被引学者（医学领域）人数

医学院校	2021 年	2022 年
复旦大学上海医学院	34	38
北京大学医学部	31	30
北京协和医学院	22	26
上海交通大学医学院	25	27
浙江大学医学院	20	22
中山大学中山医学院	30	30
四川大学华西医学中心	20	24

2. 学科归一化引用因子数值

学科归一化引用因子（field weighted citation impact， FWCI），在一定程度上反映了被评估主体发表文章的学术影响力，相比于总被引次数，FWCI 能够更好的规避不同规模的论文发表量、不同学科论文被引特征、不同论文发表年份带来的被引数量差异。

FWCI 为 1 意味着被评估主体的文章被引次数正好等于整个 Scopus 数据库同类型文章的平均水平。2013—2022 年，我国顶尖医学院校学术论文影响力 FWCI 数值为 1.33，高于全国 FWCI 平均数值 0.99。按不同期间比较，复旦大学上海医学院学术发文 FWCI 值由 2013—2017 年的 1.31 提高到 2018—2022 年的 1.42；按不同领域比较，复旦大学上海医学院在以下领域具有较高的 FWCI 值。这些领域是药理学、毒理学和药剂学（2.89），寄生虫学（2.47），病毒学（2.03），生物材料（2.03），内科（1.98）、生物化学、遗传学和分子生物学（1.92），流行病学（1.90），生物技术（1.77），重症监护和重症监护医学（1.75），应用微生物学和生物技术（1.73）。

进一步比较不同学术合作类型发表学术论文的 FWCI 数值，发现我国顶尖医学院校具有较高国际化水平。2013—2022 年，此类合作发表文章的 FWCI 值为 2.11～2.70，显著高于其他合作类型的 FWCI 数值，也高于医学院校各自发文的平均 FWCI 数值（表 2-6）。

表 2-6　2013—2022 年顶尖医学院校不同合作类型的 FWCI 数值

医学院校	平均	国际合作	国内合作	研究机构内合作
复旦大学上海医学院	1.38	2.47	1.22	0.81
北京大学医学部	1.29	2.23	1.18	0.66
北京协和医学院	1.35	2.70	1.22	0.64
上海交通大学医学院	1.31	2.24	1.21	0.77
浙江大学医学院	1.32	2.31	1.14	0.88
中山大学中山医学院	1.45	2.40	1.20	0.96
四川大学华西医学中心	1.18	2.11	1.08	0.82

注：跨境合作（国际合作）指多位作者中至少有一位隶属于境外研究机构；国内合作指多位作者中没有隶属于境外研究机构，但至少有一位隶属于境内其他研究机构；研究机构内合作指多位作者全部隶属于本机构。

复旦大学上海医学院 2013—2022 年共发表国际合作论文 13 920 篇，占比 23.3%。哈佛大学是复旦大学医学领域国际合作发文最多的伙伴机构，且双方合作成果学术影响力大，FWCI 值高达 8.6，位居全国医学院校第一。

3. 政策文件引用

政策文件引用是指来自政府、智库、NGO 等组织的公开政策文件对学术成果的参考引用。2013—2022 年，复旦大学上海医学院学术研究成果被全球政策文件引用 5 245 次，平均引用率为 87.7‰，在全国医学院校名列前茅。

表 2-7　2013—2022 年顶尖医学院校成果被全球政策文件引用次数

医学院校	总引用次数	每引用千篇次数/次
复旦大学上海医学院	5 245	87.7
北京大学医学部	4 511	95.9
北京协和医学院	5 189	82.8
上海交通大学医学院	5 163	72.9
浙江大学医学院	3 640	79.4
中山大学中山医学院	3 004	66.9
四川大学华西医学中心	2 891	61.9

4. 产学合作成果

产学合作指多位作者隶属单位至少有一位属于学术机构，且至少有一位隶属于企业，表明该类文章源于产学合作成果。

2013—2022 年，复旦大学上海医学院产学合作 FWCI 值平均为 6.2。发文总数 1 648 篇，占比 2.8%，发文总数和占比在全国医学院校均名列第一。

从发表论文数量看，合作发文最多的企业有中芯国际集成电路制造（上海）有限公司和美国纽约血液中心，2013—2022 年与复旦大学上海医学院合作发文分别为 230 篇和 170 篇。

从 FWCI 数值来看，与复旦大学上海医学院合作发文的美国基因泰克公司、阿斯利康、拜耳公司和莱多斯等公司 FWCI 较高，分别为 45.5、11.4、8.8 和 8.0。

此外，按照世界五大专利局 ［世界知识产权组织国际局（WIPO）、美国专利商标局（USPTO）、欧洲专利局（EPO）、英国专利局和日本特许厅（JPO）］ 公布的数据分析， 2013—2022 年，复旦大学上海医学院共有 1 079 篇学术成果被国际专利组织至少引用过一次，仅次于上海交通大学医学院的 1 171 篇，其他顶尖医学院校被国际专利引用数在 556～880 篇。

综上，过去 10 年期间我国顶尖医学院校的人才培养质量和学术影响力均得到很大提升，发挥了引领示范作用。今后要进一步主动服务全球大健康领域需求，在战略性新兴产业和前沿关键技术方向开展学术研究，培养出医德高尚医术精湛的人民健康守护者，以及能够解决重大科学问题、应对重大疾病防控挑战的未来医学领军人才。

（来源：《中国卫生资源》2023 年第 26 卷第 6 期）

第三章

高等教育国家级教学成果奖获奖项目和关键要素分析

为推动本科教学改革、提高人才培养质量，1988 年国家教育委员会发布《关于加强普通高等学校本科教育工作的意见》，确定于 1989 年召开全国高等学校教学工作奖励大会，以后每四年进行一次，高等教育教学成果奖奖励制度自此建立。1994 年 3 月 14 日国务院令第 151 号《教学成果奖励条例》发布，国家级教学成果奖成为与国家科技三大奖（国家自然科学奖、国家技术发明奖、国家科技进步奖）并列的国家级奖励。此后，教育部下发《关于开展 2014 年国家级教学成果奖评审工作的通知》（教师〔2013〕14 号），明确国家级教学成果奖包括基础教育、职业教育、高等教育 3 个大类。

目前，国家级教学成果奖是我国教育教学领域的最高奖项。高等教育国家级教学成果奖反映了我国高等教育教学改革发展成就，也代表了我国高等教育教学成果的最高水平。

2023 年 7 月 24 日，教育部发布《关于批准 2022 年国家级教学成果奖获奖项目的决定》（教师〔2023〕4 号），其中，高等教育（本科）国家级教学成果奖 572 项，高等教育（研究生）国家级教学成果奖 284 项。

本文以高等教育国家级教学成果奖获奖项目为主要研究对象，从获奖数量、获奖地区、获奖主体等方面，重点分析医药类获奖项目的基本情况，总结获奖成果关键要素，为教学成果有效培育提供启示。

一、获奖项目分析

1. 基本情况

高等教育国家级教学成果奖分为特等奖、一等奖和二等奖，表 3 - 1 汇总了历届高等教育国家级教学成果奖基本情况。从 1989 年第一届到 1997 年第三届，总获奖数分别为 433、 368 和 421；从 2001 年第四届到 2009 年第六届，一等奖、二等奖以及总获奖数都有所增加，总获奖数分别为 495、 599 和 651； 2014 年将高等职业教育归入职业教育， 2014 年第七届和 2018 年第八届各等级获奖数有所减少（特等 2，一等 50，二等 400 ），总获奖数均为 452 项。

表 3‑1　历届高等教育国家级教学成果奖基本情况　　　　　单位：项

获奖时间	成果分类	获奖总数	特等奖	一等奖	二等奖
2022 第九届	本科生合计	572	2	70	500
	医药类本科	54	0	8	46
	研究生合计	284	1	35	248
	医药类研究生	30	0	3	27
2018 第八届	合计	452	2	50	400
	医药类	44	0	6	38
2014 第七届	合计	452	2	50	400
	医药类	45	1	4	40
2009 第六届	合计	651	2	64	585
	医药类	55	1	6	48
2005 第五届	合计	599	3	59	537
	医药类	48	0	4	44
2001 第四届	合计	495	2	59	434
	医药类	43	1	4	38
1997 第三届	合计	421	1	53	367

获奖时间	成果分类	获奖总数	特等奖	一等奖	二等奖
	医药类	31	0	5	26
1993 第二届	合计	368	4	51	313
	医药类	35	0	6	29
1989 第一届*	合计	433	0	52	381
	医药类	41	0	3	38

* 1989 年，教学成果奖励等级分为"特等奖"与"优秀奖"，其中"特等奖"相当于 1993 年以后的"一等奖"，"优秀奖"按照"二等奖"统计。

2022 年，国家级教学成果奖评选做了进一步调整与优化，评选名额由 2018 年的 1 356 项调整为 2 000 项，评选范围包括基础教育、职业教育、高等教育（本科、研究生）三大类。在高等教育领域，单列研究生教学成果奖，回应了全社会对研究生教育在培养创新人才、服务经济社会等方面的重要关切。

2022 年高等教育（本科）国家级教学成果奖 572 项，其中特等奖 2 项、一等奖 70 项、二等奖 500 项；高等教育（研究生）国家级教学成果奖 284 项，其中特等奖 1 项、一等奖 35 项、二等奖 248 项。

（1）医药类获奖数占比 1/10

1989 年第一届至 2022 年第九届教学成果共 4 727 项，医药类成果 426 项。

1989 年第一届至 2018 年第八届医药类成果获奖占所有学科的比例分别是 9.47％、9.51％、7.36％、8.69％、8.01％、8.45％、9.96％、9.73％。

2022 年第九届医药类本科和研究生成果获奖占比有所增加，分别是 9.44％和 10.56％，合并占比接近 1/10（84/856）。

（2）医药类特等奖占比 1/5

表 3-2 为 1994 年《教学成果奖励条例》发布以来的国家级教学成果特等奖 15 个获奖项目的基本情况，明确理工农医学科属性的有

11 项（工科 4 项、医科 3 项、理科 2 项、农科 2 项），医科 3 项成果主题均是临床医学人才培养体系。

表 3-2　1994 年以来高等教育国家级教学成果特等奖基本情况

时间	成果名称	第一完成人
1997	面向国民经济建设主战场，培养高质量电工学科高层次人才	高景德，清华大学校长，院士
2001	数学基础研究与人才培养基地建设	姜伯驹，北京大学数学学院院长，院士
	创建临床医学专业本科教育新体系	苏博，第四军医大学校长
	工程硕士专业学位教育机制的创新与实践	王大中，清华大学校长，院士，国家最高科学技术奖得主
2005	大学生电子设计竞赛的开展与学生创新能力的培养	王越，北京理工大学校长，院士
	开拓创新建设一流的物理演示与探索实验室	王玉凤，北京交通大学教授，全国教学名师、宝钢特等奖得主
2009	首都农村医学人才培养体系建设与农村医学人才培养的研究与实践	吕兆丰，首都医科大学校长
	草业科学学科设计与人才培养体系建设	任继周，兰州大学教授，院士
2014	我国临床医学教育综合改革的探索和创新——"5+3"模式的构建与实践	汪玲，复旦大学上海医学院副院长
	以学生发展为中心的"三三制"本科人才培养体系构建与实施	陈骏，南京大学校长，院士
2018	以课堂教学改革为突破口的一流本科教育川大实践	谢和平，四川大学校长，院士
	深度融合信息技术的高校人才培养体系重构与探索实践	杨宗凯，华中师范大学校长（西安电子科大/武汉理工大学校长）
	践行"三位一体"教育理念，培养肩负使命、追求卓越的创新人才	邱勇，清华大学党委书记，院士
2022	新工科教育	金东寒，天津大学校长，院士
	面向农业绿色发展的知农爱农新型人才培养体系构建与实践	张福锁，中国农业大学教授，院士

2. 分布特征

（1）天津大学获奖数最多

在教育部公布的《2022年国家级教学成果奖获奖项目名单》中，天津大学作为第一完成单位共有26项成果入选，居全国首位。其中本科特等1项，一等2项，二等12项，研究生二等11项。天津大学医学部获本科研究生成果各1项（表3–3）。

表3–3 天津大学医学部获奖成果

成果名称（等级）	完成人	第一完成人
面向新医科的智能医学工程专业人才培养体系构建与实践（本科二等奖）	顾晓松、明东、何峰、李振宇、杨佳佳、刘秀云、李伟锋、刘爽、倪广健、万亮、庞博、朱华、郑晨光、徐瑞、刘哲、范秋筠、王坤、张鑫、孟佳圆、王玲	顾晓松，天津大学医学部主任，院士
面向医工融合特色学科群的复合型拔尖创新人才培养体系探索与实践（研究生二等奖）	明东、顾晓松、刘爽、李振宇、侯世科、冯远明、倪广健、何峰、朱华、庞博、余辉、李伟锋、万亮、孟琳、王仲朋	明东，天津大学副校长，医学部执行主任

（2）卸任校领导贡献突出

2022年高等教育国家教学成果奖申报明确要求，推荐现任校领导（以申报时间为准）作为成果第一完成人的成果，其数量不得超过所在单位推荐成果总数的20％。在此规定下，曾主持各校教育教学改革发展的卸任校领导的贡献更为突出。2022年高等教育国家教学成果奖（本科/研究生）获奖项目首次出现5位卸任校领导同时主持2个成果项目（表3–4）。

表3–4 卸任校领导主持成果项目基本情况

成果名称（等级）	完成人	第一完成人
厚植情怀、科教融通，把科研势能转化为人才培养动能的北航探索与实践（本科二等奖）	房建成、黄海军、王华明、曹庆华、刘红、蔡国飙、黄海、宋晓东、董卓宁、杜洋、刘洋、马齐爽、赵海云、王耀坤	房建成，北京航空航天大学原常务副校长，院士

（续表）

成果名称（等级）	完成人	第一完成人
传承永恒的陀螺精神，培养惯性技术与导航领域高层次创新人才的探索与实践（研究生二等奖）	房建成、樊尚春、张春熹、刘刚、李建利、韩邦成、钱政、宋凝芳、全伟、宁晓琳、王新龙、张京娟	
新文科建设理论创新与山大实践（本科一等奖）	樊丽明、曹现强、仝兴华、王学典、申树欣、宁继鸣、王俊菊、方辉、肖金明、孙淑琴	樊丽明，山东大学原校长
"一体两翼"：以《公共财政概论》教材为核心的课程建设研究与实践（本科二等奖）	樊丽明、石绍宾、杨志勇、李齐云、马海涛、朱青、孙开、陈东、李华、毛捷、姜爱华	
以人民为中心——高等艺术教育"同轴双向"育人体系建构与实践（本科二等奖）	许江、高世名、封治国、何红舟、邬大勇、班陵生、杨奇瑞、盛天晔、黄骏、刘智海、张春艳、郭健濂、付帆、杨晨曦	许江，中国美术学院原院长
"中国美术学"高层次创新人才培养体系建设与实践（研究生一等奖）	许江、余旭红、张捷、何红舟、沈浩、封治国、班陵生、管怀宾、刘海勇、闵罕、韩亮、沈乐平、高世强、郑靖	
师生四同："大思政课"实现路径的探索与实践（本科二等奖）	王新生、付洪、刘凤义、刘一博、余一凡、孙寿涛、刘明明、马梦菲、孙海东、任铃、陈弘、李洁、姬丽萍、徐曼、韦幼苏、张健	王新生，南开大学原副校长
用新思想铸魂育人 推动马克思主义理论类研究生教育高质量发展（研究生二等奖）	王新生、刘凤义、付洪、余一凡、孙寿涛、刘一博、马梦菲、陈永刚、王雪杨、王友江	
师范性、学术性、高阶性——综合性大学英语师范专业教学卓越框架构建与实践（本科二等奖）	俞洪亮、王金铨、何山华、秦旭、缪海涛、田德新、丁晓丽、张强、张清、唐慧玲、李斌	俞洪亮，扬州大学原副校长
转型·契合·重塑：地方高校本科教学卓越框架的创建与实践（本科二等奖）	俞洪亮、焦新安、王承堂、叶柏森、杨国庆、严长杰、张清、刘拥军、黄金林、史宏灿、林刚、李庆钧、李斌、彭大新、胡立法、黄强联	

（3）医药类奖项协同申报特征显著

2023年8月3日，全国医学教育发展中心发布，对本科及研究生阶段共计856项国家级教学成果奖进行统计整理，医药类获奖项目共有84

项，其中，本科成果一等奖 8 项，二等奖 46 项；研究生成果一等奖 3 项，二等奖 27 项。对这 84 个医药类成果项目进行分析，2 家单位以上联合协同申报的有 17 家，占比超 20％。其中，天津中医药大学张伯礼院士牵头，14 家单位共同申报的"新时代中医药本科课堂教学设计的创新与实践"获本科成果一等奖；温州医科大学吕帆牵头，5 家单位共同申报的"中国特色基层全科医学人才培养体系的二十年探索与实践"获本科成果二等奖；南京医科大学陈峰牵头，5 家单位共同申报的"医教协同背景下'联盟＋'临床专硕课程建设的创新与实践"获研究生成果二等奖。这也在一定程度上弥补了医药类获奖成果第一完成单位空白地区（河北、海南、云南、甘肃、内蒙古、广西、西藏、新疆）的缺憾。

（4）长三角地区医药类奖成果突出

根据 2023 年 1 月教育部网站公示的 2022 年高等教育国家级教学成果奖候选项目，以及 2023 年 7 月教育部发布的《关于批准 2022 年国家级教学成果奖获奖项目的决定》，2022 年高等教育（本科）国家教学成果奖申报项目共 1 716 项，获奖 572 项，申报获奖率 33.33％；高等教育（研究生）国家教学成果奖申报项目共 570 项，获奖 284 项，申报获奖率 49.82％。

长三角地区 13 所高校医药类申报数 31 项，获奖 28 项，申报获奖率高达 90％以上，获奖数占所有医药类获奖数的 1/3（表 3 - 5）。

表 3 - 5　长三角地区国家级高等教育医药类获奖情况　　　　单位：项

第一完成单位	获奖总数/项	本科教学成果/项		研究生教学成果/项	
		一等奖	二等奖	一等奖	二等奖
复旦大学上海医学院	3	0	1	1	1
上海交通大学医学院	3	1	1	0	1
上海中医药大学	3	1	1	0	1
同济大学	1	0	0	0	1
上海健康医学院	1	0	1	0	0

（续表）

第一完成单位	获奖总数/项	本科教学成果/项		研究生教学成果/项	
		一等奖	二等奖	一等奖	二等奖
温州医科大学	4	0	3	0	1
浙江大学医学院	2	0	1	0	1
浙江中医药大学	2	0	2	0	0
中国药科大学	3	0	2	0	1
南京医科大学	2	1	0	0	1
东南大学	2	0	1	0	1
南京中医药大学	1	0	1	0	0
安徽医科大学	1	0	1	0	0
长三角地区小计	28	3	15	1	9
医药类成果合计	84	8	46	3	27
占比/%	33.3	37.5	32.6	33.3	33.3

注：复旦大学上海医学院申报 4 项，获奖 3 项；南京中医药大学和安徽医科大学均申报 2 项，获奖 1 项；其他 10 所高校医药类成果获奖率均为 100%。

其他如西安交通大学和吉林大学申报的医药类本科和研究生成果均获得二等奖；四川大学医药类本科成果 4 项（4/4）；中山大学医药类本科成果 1 项（1/2）、研究生成果 2 项（2/2）；华中科技大学医药类本科成果 3 项（3/5）；中国医科大学本科成果 1 项（1/7）、研究生成果 1 项（1/1）；哈尔滨医科大学本科成果 1 项（1/6）、研究生成果 1 项（1/2）；潍坊医学院本科申报 3 项均未获奖，管英俊牵头的"服务国家急需，公共卫生应急管理博士人才培养体系构建与实践"获研究生成果二等奖。

二、评审关键要素

1. 国家级教学成果奖评审关键要素

国家级教学成果奖是国家在教学研究和实践领域中颁授的最高奖项，在全国开展教学成果奖励活动是加快建设教育强国、落实立德树人根本任务的重要举措，是对高校人才培养工作和教育教学改革成果的检阅和展示。它既体现了各领域当下的教学水平与改革进展情况，同时也对教育教学改革具有很强的引领和示范作用。表 3 - 6 列出了 2022 年高等教育国家级教学成果奖评审的关键要素。

表 3 - 6 2022 年高等教育国家级教学成果奖评审关键要素

	本科成果	研究生成果
奖励范围	1. 成果奖应贯彻落实习近平总书记关于教育的重要论述，坚持正确政治方向，反映新时代推进高等教育高质量发展、全面提高高校人才培养能力取得的新成果，代表建设高质量本科教育、深化本科教育教学改革的方向 2. 成果内容主要包括构建"大思政"育人格局、加强卓越拔尖人才培养、深化新工科新医科新农科新文科建设、深化创新创业教育改革、推进高等教育教学数字化、加强教师教育、提高教师教学能力、深化教育教学评价改革等方面	1. 成果奖应反映党的十九大以来，深入贯彻落实习近平总书记关于研究生教育工作重要指示精神，在研究生教育教学改革方面取得的重大突破和重要成果，在人才培养的实践、改革、研究中发挥示范引领和激励作用 2. 成果内容主要包括加强思想政治教育、深化评价机制改革、优化学科专业结构、推进科教融合、深化产教融合、加强急需高层次人才培养、加强课程建设、提升导师队伍水平、强化培养过程管理等方面
分类和代码	主要领域："大思政"教育-01，基础学科人才培养-02，新工科-03，新医科-04，新农科-05，新文科-06，创新创业教育-07，教育教学数字化-08，教师教育-09，教学质量评价改革-10，教学综合改革-11，其他-12	所属门类：哲学-01，经济学-02，法学-03，教育学-04，文学-05，历史学-06，理学-07，工学-08，农学-09，医学-10，军事学-11，管理学-12，艺术学-13，交叉学科-14，其他-15
申报书	1. 成果简介及主要解决的教学问题（不超过 1000 字，以文本格式为主，图表不超过 3 张） 2. 成果解决教学问题的方法（不超过 1000 字） 3. 成果的创新点（不超过 800 字） 4. 成果的推广应用效果（不超过 1000 字）	1. 成果简介及主要解决的教学问题（不超过 1000 字，仅限文本格式） 2. 成果解决教学问题的方法（不超过 1000 字） 3. 成果的创新点（不超过 800 字） 4. 成果的推广应用效果（不超过 1000 字）
附件	1. 教学成果总结报告（不超过 5 000 字，报告名称、格式自定） 2. 教学成果应用及效果证明材料	1. 教学成果总结报告（不超过 5 000 字，报告名称、格式自定） 2. 教学成果应用及效果证明材料

（续表）

	本科成果	研究生成果
评审原则/推荐原则	1. 注重导向。坚持为党育人、为国育才，坚持正确的育人导向，深化高等教育教学改革，构建高水平人才培养体系，全面提高高等教育质量 2. 注重创新。服务国家战略和区域经济社会发展需要，适应高等教育普及化阶段特点，深入探索，在理论和实践上取得新突破 3. 注重一线。优先奖励教育教学一线成果，加强专业、课程、教材、实践等核心要素建设。成果应经得起教育教学实践检验，具有较强的可操作性、可推广性 4. 注重公平。向一线教师、尤其是中青年教师倾斜，激励教师潜心教书育人。在同等水平情况下，向中西部地区高校倾斜	1. 坚持立德树人。把正确政治方向和价值导向贯穿研究生教育全过程，以研究生德智体美劳全面发展为中心，突出思想政治教育关键作用，扎根中国大地培养研究生 2. 坚持服务需求。服务国家重大战略需求和经济社会高质量发展，特别是在服务党和国家重大决策、突破关键核心技术、探索前沿科学问题和解决重大社会现实问题等方面作出重要贡献 3. 坚持质量导向。全面贯彻新发展理念，以提高人才培养质量为核心，有利于加强学科专业建设，有利于推动研究生教育高质量发展 4. 坚持追求卓越。在培养机制上有重大改革，在科教融合、产教融合培养模式上有重大创新，取得重大原始创新成果，有利于全面提升知识创新和实践创新能力 5. 坚持一线规则。优先奖励长期从事研究生教育教学的一线教师、研究生导师，尤其是中青年教师以及西部地区、少数民族地区教师，激励思想政治教育教学创新
其他	一般应获得省级或部级教学成果一等及以上奖励	从已获得省级、部级教学成果奖的成果中择优申报

2. 2022 年全国医药类成果要素分析

（1）成果领域和奖励范围高度契合

按照国务院办公厅《关于加快医学教育创新发展的指导意见》，表3-7 分析了 2022 年全国医药类 84 项成果的主要领域，涉及思政教育、卓越医生培养、中医药传承创新、"医学＋X"复合型人才、基础学科、药学、公共卫生、全科等。本科成果一等奖涵盖了医学教育创新发展的主要领域，研究生成果一等奖则重点关注临床医学人才培养体系和培养模式（表 3-8）。

表3‑7　2022年高等教育国家级教学成果奖（医药类）　　　　单位：项

主要领域	获奖数	本科成果		研究生成果	
		一等	二等	一等	二等
加强思政教育/教师教育	5	1	3	0	1
推进卓越医生教育培养计划	18	1	7	3	7
传承创新发展中医药教育	13	2	7	0	4
推进医学+X复合型人才培养	11	1	6	0	4
生命科学/基础医学拔尖学生培养	10	1	6	0	3
强化药学/临床药学人才培养	7	0	4	0	3
加快公共卫生人才培养	6	1	4	0	1
加大全科医学人才培养	4	1	2	0	1
口腔	3	0	2	0	1
眼科	2	0	1	0	1
影像	2	0	2	0	0
护理	2	0	1	0	1
儿科	1	0	1	0	0
合计	84	8	46	3	27

表3‑8　2022年高等教育国家级教学成果一等奖（医药类）

成果名称	第一完成人
本科一等奖	
医心师道——新医科高素质师资培养体系的探索与实践	乔杰，北京大学常务副校长，院士
新时代中医药本科课堂教学设计的创新与实践	张伯礼，天津中医药大学原校长，院士
新时代复合型医学人才培养的探索与实践	范先群，上海交通大学副校长，院士
中医药文化教育资源贯通大中小学的创新与实践	陈凯先，上海中医药大学原校长，院士
医防融合、理实贯通、学研一体的复合型公共卫生人才培养体系创新与实践	胡志斌，南京医科大学校长
知行合一，卓越医生培养新模式的探索与实践	陈翔，中南大学常务副校长

（续表）

成果名称	第一完成人
40年坚守与创新：医理工交叉　基础临床融合现代临床应用解剖学育人实践	钟世镇，南方医科大学教授，院士
创建医教、校地、家校全科医学协同育人模式培养扎根西部医学人才十年实践	葛正龙，遵义医科大学教务处处长

研究生一等奖

基于胜任力的"8+3"一贯式高层次复合型医学人才培养体系的探索与实践	张抒扬，中国医科院北京协和医院院长
健康中国战略背景下医学高层次应用型人才培养体系构建与探索实践	段丽萍，北京大学医学部副主任
服务需求、提高质量——医学研究生教育改革研究与创新实践	吴凡，复旦大学上海医学院副院长

（2）成果内容和评审原则保持一致

2014年以来，本文作者作为主要完成人共计获10项国家级教学成果奖和中国研究生教育成果奖（表3-9）。主要体会：一是在成果主题方面，要需求导向，着力热点，把握重点、难点、要点；二是在成果内容方面，要突出特色，重点推进，显示第一、唯一、专一；三是在申报材料方面，要协同创新，注重凝练，提升精度、高度、广度。表3-10呈现了2022年国家级教学成果申报的一则典型案例，即在复旦大学校级成果一等奖基础上，不断持续推进，修改提炼成果主题，最终获得了2022年国家级教学成果二等奖。

表3-9　2014年以来复旦大学医科国家级教学成果奖

时间	成果名称	等级	完成人
高等教育国家级教学成果奖			
2014第七届	我国临床医学教育综合改革的探索和创新——"5+3"模式的构建与实践	特等	汪玲、桂永浩、富冀枫、黄钢、陆昉、胡鸿毅、葛均波、何珂、尹冬梅、吴鸿翔、包江波、姜北、陈红专、陈宇光、邹菁、赖雁妮、郑玉英、吴海鸣

时间	成果名称	等级	完成人
2018 第八届	中国特色全科医学人才培养体系的探索与创新	二等	祝墡珠、汪玲、杨秉辉、江孙芳、桂永浩、郑玉英、潘志刚、寿涓、王健、顾杰
	基于健康中国需求的创新人才培养机制探索与实践	二等	汪玲、桂永浩、何纳、吴海鸣、金力、葛均波、袁正宏、陆昉、包江波、何珂
2022 第九届	构建分类培养体系，践行"四个面向"使命——复旦一流研究生培养的创新实践	一等	金力、张人禾、陈焱、楚永全、先梦涵、胡安宁、周鲁卫、顾云深、陆昉、汪玲、杨长江、高帆、储以微、陈玉刚
	服务需求，提高质量——医学研究生教育改革研究与创新实践	一等	吴凡、汪玲、樊嘉、束金龙、胡鸿毅、葛均波、毛颖、江孙芳
	双轮驱动，顶天立地——公共卫生人才培养体系二十年创新实践	二等	何纳、汪玲、吴凡、何更生、姜庆五、陈文、刘岱淞、刘星、贾英男、陈晓敏
	"支部建在最基层学术组织上"——卫生健康领域研究生思政教育创新实践	二等	史慧静、汪玲、吴晓晖、蒋泓、包涵、尤小芳、何珂、江培翊、许晓茵、包江波、陆柳、姜友芬、陈兆君、谭晖、钱序
中国研究生教育成果奖			
2014 第一届	以岗位胜任力为导向的医学专业学位教育改革与实践	二等	段丽萍、贾金忠、崔爽、李立明、汪玲
2016 第二届	全球化背景下研究生培养模式的创新探索	二等	钱序、汪玲、陈文、史慧静、谭晖
2018 第三届	以健康为中心的公共卫生硕士培养模式的创新探索	二等	何纳、汪玲、何更生、陈文、姜庆五

表 3‐10　国家级教学成果奖申报案例分析

成果	复旦大学校级	上海市级	国家级
名称	以立德树人为根本的儿少卫生与妇幼保健学科研究生培养创新机制	"一加强　二联动　三融合"思政融入儿少妇幼卫生人才培养的创新探索	"支部建在最基层学术组织上"——卫生健康领域研究生思政教育创新实践
等级	2020 年复旦大学研究生教学成果一等奖	2022 年上海市高等教育优秀教学成果二等	2022 年国家级教学成果二等奖（研究生）

综上，在新一轮国家级教学成果奖培育过程中，必须要坚持以习近平新时代中国特色社会主义思想为指导，深入贯彻党的二十大精神。坚持立德树人，培养德智体美劳全面发展的社会主义建设者和接班人；深化人才培养体系培养模式改革，推进科教融汇，产教融合和医教协同；加强师德师风建设，构建高素质创新型教师队伍。

（来源：《中国卫生资源》2023 年第 26 卷第 5 期）

第二篇

以新理念谋划
医学发展

面向人民生命健康 培育卓越医学人才

2020 年 9 月 17 日，《国务院办公厅关于加快医学教育创新发展的指导意见》（国办发 〔2020〕 34 号），对加快推进医学教育创新发展，全面提高医学人才培养质量作出系统部署。

2020 年 11 月 26 日，《教育部办公厅关于贯彻落实加快医学教育创新发展的指导意见有关工作的通知》（教高厅函 〔2020〕 25 号）印发，要求部属有关高校深刻把握文件精神，加快医学教育创新发展；制定实施方案，系统规划医学教育创新发展；先行先试，示范引领医学教育创新发展。

2020 年 12 月 18 日，以"面向人民生命健康 培育卓越医学人才"为主题的东方医学教育论坛在复旦大学上海医学院举行，上海市医学会会长徐建光认为，这次大会是上海全面贯彻落实《国务院办公厅关于加快医学教育创新发展的指导意见》精神，不断推动医学教育思想创新、理念创新、方法创新和模式创新的有益探索。复旦大学作为《上海市关于加快医学教育创新发展的实施意见》起草小组组长单位，从"健康中国新要求、医教协同新路径、人才培养新探索、教育改革新成果，时代之需新医科、医学教育新发展"等方面进行了阐述。

2020 年 12 月 21 日，上海市市委副书记、市长龚正主持召开市政府常务会议，原则同意《上海市关于加快医学教育创新发展的实施意见》，并指出要努力打造国际一流的医学教育，进一步提升本市医学教育和医技诊疗能力，在对外开放合作中办好医学教育；要大力建设全球顶级的医学人才高地，吸引最优秀的学生，为医学生学习和职业发展创造更好的条件和环境。

现结合《上海市关于加快医学教育创新发展的实施意见》，以复旦大学为例，阐述新时代医学教育创新发展之路，面向人民生命健康，以新理念谋划医学发展、以新定位推进医学教育发展、以新内涵强化医学生培养、以新医科统领医学教育创新，以服务"健康中国"规划人才培养，加快医学教育创新发展。

一、以习近平新时代中国特色社会主义思想为指导，引领医学教育改革创新

党的十八大以来，复旦大学医学教育肩负着培育高素质创新人才、打造一流导师队伍、构建一流学科专业、产出一流研究成果、提供一流社会服务的使命与任务，为卫生健康事业输送了大批高素质医学人才。在新型冠状病毒肺炎疫情防控中，复旦大学医学教育培养的医务工作者发挥了重要作用。但同时，面对疫情提出的新挑战、实施健康中国战略的新任务、世界医学发展的新要求，医学教育还存在人才培养结构亟需优化、培养质量亟待提高、医药创新能力有待提升等问题。

复旦大学在全面总结"十三五"建设成效的基础上，结合"十四五"发展目标和各项建设目标，以习近平新时代中国特色社会主义思想为指导，全面贯彻党的十九大和十九届二中、三中、四中、五中全会精神，按照党中央、国务院的决策部署，落实立德树人根本任务，把医学教育摆在关系教育和卫生健康事业优先发展的重要地位，立足基本国情，弘扬上医文化，以服务需求为导向，以新医科建设为抓手，加强学校、医学院以及附属医院之间的协调配合和统筹谋划，着力创新体制机制，不断优化人才培养结构和人才培养模式，提高人才培养质量，提升医药创新能力。

到 2030 年，建成具有中国特色、复旦特点的医学人才培养体系，培养质量进一步提升，医学科研创新能力显著提高，建成一批能充分支撑医学前沿领域重大突破和跨越式发展的高水平科研平台和基地，医科与多学科深度交叉融合。产出更多对推动医学进步和国家经济社会发展具有重大意义和贡献的原创突破性学术成果，形成若干在国际有显著影响力的学科或学科领域，切实支撑推动医疗卫生服务和人民健康水平提升，成为上海建成全球科创中心和亚洲医学中心的核心力量，成为具有重要国际影响力的医学教育、科研和临床医疗中心，全面建设成为世界一流顶尖医学院。

二、以服务健康中国重大战略需求为目标，优化医学人才培养结构

1. 加快复旦高水平公共卫生学院建设

依托复旦大学综合性优势布局建设高水平公共卫生学院，在复旦大学获批的教育部、国家卫生健康委员会"高层次应用型公共卫生人才培养创新项目"中，将公共卫生硕士专业学位作为公共卫生研究生教育的主体培养计划，发展公共卫生博士专业学位教育，开展多学科背景下的公共卫生高层次人才培养改革试点，支持和鼓励跨学科的公共卫生硕士（MPH）和公共卫生博士（DrPH）人才培养，推进公共卫生医师规范化培训和公共卫生硕士专业学位研究生培养有机衔接项目。加大高层次专业人才供给，将公共卫生与预防医学相关学科专业纳入"国家关键领域急需高层次人才培养专项招生计划"支持范围，在"十四五"期间持续扩大培养规模。

加强公共卫生人才培养体系建设，推进医学院与上海市公共卫生临床中心和上海市各级疾病预防控制中心的医教研合作，建设若干个上海市级和国家级公共卫生实训示范基地。推进公共卫生学科与基础医学、临床医学、生命科学、信息科学、大数据、环境科学等学科的交叉融合创新，深化社会医学与卫生事业管理学科与政治学、经济学、管理学、社会学、新

闻学、法学等人文社会科学相结合的集公共政策、应急管理与全球卫生治理为一体的智库建设，面向上海、长三角、全国、全球，引领既有家国情怀又有国际视野的高水平复合型公共卫生人才培养。

2. 推进复合型"新医科"创新人才培养

在"双一流"建设项目中，加大医学及相关学科的建设布局和支持力度。发挥复旦大学综合性大学的学科优势，促进医工、医理、医文学科交叉融合，强化医教协同、科教结合和产教融合，促进学科交叉和科技创新，推进"医学＋X"多学科背景的复合型"新医科"创新人才培养，推进医学和生物医药、人工智能的深度融合，加大扶持全链条创新人才联合培养机制。

在"基础学科拔尖学生培养计划2.0"中，强化高端基础医学人才和药学人才培养。推进基础与临床融通的整合式八年制临床医学教育改革，争取进一步加大国家政策支撑力度，探索复旦特色的临床医学八年制"2＋4＋2"培养新模式和管理体制机制改革，提高八年制学位论文质量，培养医师科学家。健全八年制临床医学教育与住院医师规范化培训的衔接，支持八年制医学毕业生进入临床医学博士后流动站。深化中西医结合、临床药学高层次人才培养改革，在复旦大学医学一级学科全面开展"卓博计划"，扩大学术型医学博士研究生培养规模。

3. 探索全科医学专业博士培养新模式

依托复旦大学拥有的全国首个"国家级区域性全科师资培训示范基地"，结合医疗联合体建设，加强大学、医院、社区联动机制，建设若干个市级和国家级全科医学实践教学示范基地，扩大临床医学（全科医学）硕士专业学位研究生招生规模。根据全国医学专业学位研究生教育指导委员会《关于调整优化临床医学专业学位领域设置的通知》要求，2021年起，启动临床医学（全科医学）博士专业学位研究生的招生、培养和学位授予工作。复旦大学率先创新临床医学（全科医学）博士专业学位研究生的培养模式，在附属中山医院临床医学（全科医学）专业学位硕士研究生中选拔优秀生源，在当前专科医师规范化培训尚无全科医学专科的特殊历史时期，探索临床医学（全科医学）专业学位博士培养新模式。

4. 深化临床医学博士专业学位研究生培养改革

坚持"医教协同"育人机制，结合胜任力为导向的医学教育理论，有效区分临床医学学术型博士和专业型博士。修订临床医学博士研究生培养方案，加强课程教学管理和学位论文质量监督，强化临床医学博士研究生的实践能力、临床研究能力和科研思维能力培养。在上海市临床医学博士专业学位研究生教育与专科医师规范化培训相结合改革试点项目的基础上，扩大麻醉、感染、重症、儿科、老年、精神卫生、康复等紧缺领域博士研究生招生规模。

依托上海市"5＋3"模式先试先行优势，结合国际认证标准，引领建立对接国际的中国特色专业学位研究生和住院医师规范化培训基地认证体系及规范化培训体系，探索临床医学专业博士学位授予新标准和人才培养新模式。

5. 实施基础医学拔尖学生培养计划 2.0

依托"强基计划"深化基础医学人才培养模式改革。在复旦大学"基础学科拔尖学生培养计划 2.0"中，强化高端基础医学人才培养。着重于科学选才、精心育才，厚植英才成长土壤，打造拔尖人才培养的绿色通道。构建本研一体化的课程体系和本硕博贯通的培养体系，建立符合基础医学学科特点的优质生源遴选机制，实施科学化、多阶段的动态进出机制。以创新型科研实践为导向，建立"早期接触科研"和"实验室轮转"机制；在导师指导下开展课题研究，接受科研思维和实践能力训练；鼓励学生积极参加学术会议、大学生实践创新论坛；招募优秀的临床科研指导教师，加强与临床的结合；加强与世界顶尖大学的合作，构建国内外导师双向互动、合作共赢的长效机制，为学生提供国际一流的课程和实验室资源。

三、以医教研协同培育卓越医学创新人才为导向，提升医学人才培养质量

1. 加强医学教育内涵建设

复旦大学以培养具有"国家意识、人文情怀、科学精神、专业素养、国际视野"的卓越医学创新人才为目标，推进"三全育人"综合改革，加强医学教育内涵建设，强化医学生职业素养教育，弘扬仁心仁术精神。促进医学教育从"以疾病为中心"向"以健康为中心"转变，将中医药课程列为本科临床医学类专业必修课和毕业实习内容，建设有温度的人文医学课程体系和实践基地，打造全国人文医学教育高地。推进医学教育课堂教学改革，着力提高教学水平；强化现代信息技术与医学教育教学的深度融合，探索智能医学教育新形态；推进新一轮"金课"建设，支持建设若干门上海市级和国家级医学类一流课程；强化临床实习过程管理，加快以能力为导向的学生考试评价改革；设立教材出版资助基金等，鼓励教师积极参与高质量教材编写工作。

2. 推进医学管理体制改革

2018 年 12 月 21 日，教育部、国家卫生健康委员会和上海市人民政府签署共建托管复旦大学上海医学院及其直属附属医院的协议，复旦大学成为首批综合性大学医学教育管理体制改革试点单位。在"十四五"期间，进一步加快构建具有复旦特色的综合性大学医学院治理体系，遵循医学教育规律，完善大学、医学院、附属医院管理运行机制。系统推进部委市"三方共建"复旦大学上海医学院模式创新，增强推进复旦大学上海医学院科学发展的决策力和执行力，建立健全学术治理架构，促进学术发展。深入推进医学院系统内二级单位管理改革，以及教学、科研、人事、学生管理、教师队伍建设、国际交流等方面的综合改革。进一步优化各项管理制度、政策措施和评价机制，更加科学、合理地配置办学资源和创新要素，切实提升复旦大学上海医学院的办学活力和办学水平，提高医学人

才培养质量。

3. 加快建立研究创新基地

以服务需求为主线，建设临床诊疗、生命科学、药物研发高度融合，医学与人工智能、材料工程、医疗器械等医、理、工学科交叉，产学研医融通创新，基础研究与临床研究共同支撑，具有复旦优势、中国特色、世界水平的基础临床研究创新基地。建立以高校、附属医院、医学研究机构为支撑的临床研究创新中心，探索设立临床研究或转化医学等临床研究类专业学科，开设专门课程，推动建立从本科到博士全链条临床研究类人才培养体系，大力培养临床研究创新人才。在医学领域新建一批教育部重点实验室和上海市重点实验室。

2020年11月30日，上海市重大传染病和生物安全研究院在复旦大学揭牌成立。上海市人民政府与复旦大学签署协议，依托复旦大学上海医学院系统建设上海市重大传染病和生物安全研究院，按照需求导向、共建共享、开放合作、创新驱动、军民融合的原则，形成"全链式"无缝衔接共享技术平台，在病原、疫苗、药物、检测和生物安全风险评估方面成为国内领先的技术平台和研发中心，成为重大传染病和生物安全领域创新型人才培养基地，逐步建设成为世界顶尖的传染病和生物安全综合研究机构和世界卫生组织应对全球重大传染病的重要战略合作伙伴。

4. 拓展国际合作优化生源

依托上海国际化大都市的地理和人才发展的生态优势，持续吸引各层次优秀生源，保持现阶段高质量的生源水平，为培养卓越医学创新人才提供优质生源保障。探索建立研究生招生计划分配与培养质量挂钩的动态调整机制，招生计划向在人才培养上投入师资力量多、培养学生质量高的学科专业倾斜。通过机制优化、资源倾斜，吸引有志于从事学术研究的优秀本科毕业生直接攻读博士学位，完善博士研究生"申请-考核制"选拔办法。

拓展医学生海外交流，设立若干与海外知名高校或顶尖专业的联合培养和双学位项目，开展医学生国际化课程体系建设项目，引进培育国际化高水平师资和教学资源。针对人才交流和成果转化平台，加强与国际高水平科研机构的交流合作，培养具有国际视野的高层次拔尖创新医学人才。

四、以深化住院医师规范化培训和继续教育改革为抓手，完善终身医学教育体系

1. 加强附属医院能力建设

夯实附属医院医学人才培养主阵地，根据人才培养规模、科学研究和医学生临床实践教学需求，实化复旦大学上海医学院对附属医院的管理运行，强化附属医院临床教学主体职能，增加对附属医院教学工作的经费投入。发挥已建的国家级临床教学示范中心和临床技能实验教学中心的辐射引领作用，推进临床教学基地的内涵建设，在本科生临床实践教学、研究生培养、住院医师规范化培训及临床带教师资培训等方面不断取得新成效。加强附属医院教学师资和科研队伍建设，启动临床系列教授职称评审。加强附属医院教学组织运行管理，健全临床教学组织机构、稳定教学管理队伍，设立专门的教学门诊和教学病床，着力推进医学生早临床、多临床和反复临床。

2. 健全住院医师规范化规培制度

保持住院医师规范化培训管理标准化、过程规范化、出口同质化。夯实住院医师医学理论基础，强化临床思维、临床实践、临床研究能力培养，将医德医风相关课程作为必修课程，提高外语文献阅读与应用能力。住院医师规范化培训招录每年增量主要向全科、麻醉、急诊、儿科、康复等紧缺专业倾斜。保障住院医师合理待遇，继续落实好"两个同等对待"，即：面向社会招收的普通高校应届毕业生培训对象培训合格当年在医疗卫生机构就业者，在招聘、派遣、落户等方面按当年应届毕业生同等对待；经住院医师规范化培训合格的本科学历临床医师，在人员招聘、职称晋升、岗位聘用、薪酬待遇等方面与临床医学、中医专业学位硕士研究

生同等对待。

3. 创新继续医学教育方式

建立复旦大学继续医学教育平台，改变目前以项目为主的继续教育方式，丰富网络课程资源，改进在线教学方式，建立健全评估体系，完善评估考核制度。将医德医风、法律法规、急诊和重症抢救、临床研究与医学伦理、临床数据处理、感染和自我防护，以及传染病防控、健康教育等公共卫生知识与技能作为医务人员的必修课。

五、以加强组织领导和统筹各方资金资源为保障，落实国家重大战略工程

加强领导、周密部署、统筹资源、落实责任，把医学教育创新发展纳入复旦大学"十四五"发展规划、新一轮国家教育综合改革项目和重点工作计划，制定配套政策措施，协调解决医学教育创新发展有关问题。

复旦大学统筹各方资金资源，加强对医学教育的投入保障，对于"高水平公共卫生学院建设""高层次应用型公共卫生人才培养创新项目""卓越医生教育培养计划2.0""基础学科拔尖学生培养计划2.0"等重大改革加大支持力度，落实国家重大战略工程。

（来源：《中国卫生资源》2021年第24卷第1期）

第四章　面向人民生命健康　培育卓越医学人才

才

第五章

我国医学教育 70 年成就与新时代改革路径思考

2015 年，党的十八届五中全会首次提出要推进健康中国建设。在 2016 年 8 月召开的全国卫生与健康大会上，习近平总书记强调没有全民健康，就没有全面小康，要把人民健康放在优先发展的战略地位。 2016 年 10 月 25 日，中共中央、国务院发布《"健康中国 2030"规划纲要》。

健康是促进人的全面发展的必然要求，是经济社会发展的基础条件，是民族昌盛和国家富强的重要标志，也是广大人民群众的共同追求。医学人才是推进健康中国建设的关键生产力，也是办好人民满意医药卫生事业的基础。

面对新时代健康中国建设对医学人才培养的新要求，本文聚焦培养模式、学制和学位等医学教育关键问题，在回顾 70 年取得成就的基础上，分析"5＋3"培养体系下医学教育面临的新问题，提出相应的改革路径。

一、70 年成就

1949 年中华人民共和国成立以来，经过 70 年光辉历程的新中国在社会主义建设的各个方面取得了伟大成就，作为教育事业和卫生健康事业的重要组成部分，我国的医学教育事业也同样蓬勃发展，成就显著。建立了具有中国特色的医学院校教育学制和学位制度，构建了符合国际惯例，具有中国特色的标准化、规范化"5 + 3"临床医学人才培养体系。

新中国成立初至改革开放的 30 年（1949—1978 年），是我国医学教育体制的确立和起步时期。为了建立和发展医学教育事业，党和人民政府迅速接管各类医学院校，进行了领导体制和教育学制改革，明确了医学教育方针、改革了教育制度、教育内容和教学方法，建立了新的教育体制，确立了专业设置，制定了教学计划和教学大纲，编写了适合我国国情的教材，初步形成了我国自己的医学教育体系。

改革开放 40 年（1978—2018 年）来，我国教育与卫生部门解放思想、坚持改革，医学教育事业在调整整顿的基础上稳步发展，高等医学院校办学条件有所改善，教育质量有所提高，学生和学校数量有一定增长，教学管理、教学模式、教学方法的改革逐步推进，近 200 所医学院校实施"卓越医生教育培养计划"，连续 9 年开展大学生临床技能竞赛，积极探索创新型、复合型、实用型人才培养模式。

目前，我国已经基本确立医学院校教育、毕业后医学教育、继续医学教育三阶段连续统一的临床医学人才培养制度，建立了适应行业特点的"5 + 3"临床医学人才培养体系（5 年临床医学本科教育 + 3 年临床医学硕士专业学位研究生教育或 3 年住院医师规范化培训），有力地提升了临床医师队伍的整体水平。

1. 我国院校医学教育的学制和学位制度逐步健全

1981 年 1 月 1 日，新中国成立后颁布的首部《中华人民共和国学位条例》正式实施，标志着我国具有法治保障意义的学位制度正式建立。我国临床医学教育目前存在有 3 年制（无学位）、 5 年制（医学学士）、"5 + 3"一体化（临床医学硕士）和八年制（临床医学博士）等多种医学学制。我国学位制度是按学士、硕士、博士三级学位授予。 1997 年 4 月，国务院学位委员会第 15 次会议审议通过了《关于调整医学学位类型和设置医学专业学位的几点意见》和《临床医学专业学位试行办法》，医学学士学位不设专业学位，医学硕士、博士学位则分设为科学学位和专业学位。因此，我国临床医学学位制度存在学士（5年制本科）、硕士（研究生、"5+3"一体化）和博士（研究生、8年制）三个层次，以及科学学位（硕士/博士）和专业学位（硕士/博士）两种类型。

2. 我国毕业后医学教育制度日臻完善

2014年2月，国家卫生和计划生育委员会、教育部等7部委在上海召开"建立国家住院医师规范化培训制度"工作会议，明确2015年起，各省（区、市）全面启动住院医师规范化培训工作，到2020年，基本建立住院医师规范化培训制度，所有新进医疗岗位的本科及以上学历临床医师全部经过住院医师规范化培训。2014年6月30日，教育部等6部委颁发《关于医教协同深化临床医学人才培养改革的意见》，要求积极探索临床医学博士专业学位人才培养模式改革，推进临床医学博士专业学位研究生教育与专科医师规范化培训有机衔接，在具备条件的地区或高等医学院校，组织开展"5+3+X"（X为专科医师规范化培训或临床医学博士专业学位研究生教育所需年限）临床医学人才培养模式改革试点。2015年12月，国家卫生和计划生育委员会、国务院深化医药卫生体制改革领导小组办公室、国家发展和改革委员会等8部委联合印发《关于开展专科医师规范化培训制度试点的指导意见》，明确提出：2016年遴选有条件的专科启动专科医师培训试点工作，推进与医学博士专业学位研究生教育有机衔接，即推进"5+3+X"改革试点工作。

3. 医学教育整合改革的实践与创新凸显成效

在基础和临床整合方面，全国各医学院校进行了大量探索和实践。以复旦大学为例，2005年开始引入学科整合式"基于问题的学习"（PBL）教学模式，构建基于疾病的多学科整合式PBL课程新体系，由不同学科的教师合作编写以器官系统为基础的病例，整合基础知识和临床知识，集体备课，结合临床案例和国际前沿组织教学。采取小班讨论方式，医学生围绕案例进行分析，有效地提高了学生自主学习、发现与解决问题能力和临床思维能力。

在临床和预防整合方面，复旦大学强调临床医学专业学生要学习预防医学理论知识和参与公共卫生现场实践，在建设医患沟通情景模拟教学实验室的基础上，不同的社区卫生服务中心突出各自特色，分别围绕糖尿病、高血压、心理、全科和三级保健网络特点展开，通过信息化平台建设和整合信息，形成个体-家庭-社区评价系统，以培养掌握疾病预防、治疗、康复、保健、健康教育与健康促进等综合卫生服务能力的新医师。

在医学和人文整合方面，2014年，复旦大学上海医学院闻玉梅院士、彭裕文教授和哲学系俞吾金教授共同开设了"人文与医学"课程，从哲学、艺术、文学、法学、伦理学、心理学等不同学科角度解读医学在发展中出现的社会问题，正确理解医患关系和医疗改革等问题。目前，"人文与医学"课程已面向全国开放，覆盖新疆、云南、内蒙古和黑龙江等边远地区高校，实现了同步收视互动，已有400多所学校数十万名学生选修这门课学习。

在培养多学科背景复合型高层次医学人才方面，复旦大学开通了多学科、多途径进入临床医学专业学习的通道。大学文理专业1~2年级学生可以通过转专业进入5年制临床医学卓越医生计划（表5-1），大学文理专业4年制本科毕业生可以通过推荐免试（包括直升博士）进入临床医学专业攻读科学学位硕士或博士。

表5-1 2013—2019年复旦大学转专业进入临床医学 卓越医生计划概况

年份	年级	录取/报名	合计	原专业
2013	大一	2/3	18	技术科学试验班1+ 德语1；基础医学5+ 预防医学6+ 药学5
	大二	16/18		
2014	大一	28/56	35	软件工程1+ 技术科学试验班2+ 英语1+ 公共事业管理1；基础医学10+ 法医学1+ 预防16+ 药学3
	大二	7/24		

（续表）

年份	年级	录取/报名	合计	原专业
2015	大一	16/35	22	自然科学试验班 1+ 公共事业管理 3；基础医学 4+ 预防医学 9+ 药学 5
	大二	6/11		
2016	大一	19/51	22	生物科学 1+ 旅游管理 1+ 公共事业管理 1；基础医学 2+ 法医学 1+ 预防医学 10+ 药学 6
	大二	3/5		
2017	大一	27/55	31	技术科学试验班 3+ 自然科学试验班 2+ 公共事业管理 1；基础医学 3+ 预防医学 14+ 药学 8
	大二	4/12		
2018	大一	29/60	34	技术科学试验班 1+ 自然科学试验班 2+ 材料物理 1+ 德语 1+ 公共事业管理 1；基础医学 4+ 预防医学 13+ 药学 11
	大二	5/15		
2019	大一	30/73	32	技术科学试验班 1+ 自然科学试验班 2+ 历史学类 1+ 公共事业管理 3；基础医学 1+ 预防医学 18+ 药学 6
	大二	2/15		

二、新时代改革思考

当前，中国特色社会主义进入新时代，医学教育也站在了新的历史起点上。2018 年，教育部、国家卫生健康委员会、国家中医药管理局发布《关于加强医教协同实施卓越医生教育培养计划 2.0 的意见》，明确了我国医学教育的改革任务和重点措施，要求将思想政治教育和职业素养教育贯穿教育教学全过程，并加强学生职业能力培养。推进"5＋3"一体化人才培养改革，推动本科教育、专业学位研究生教育、住院医师规范化培训的有效衔接，以及临床医学、口腔医学、中医硕士专业学位研究生教育与住院医师规范化培训有机衔接。推进八年制医学教育改革，培养少而精、高层次、高水平、国际化的医学未来领军人才，开展"医学＋X"复合型高层次医学人才培养改革试点，培养多学科背景的复合型高层次医学人才。

1. 临床医学"5+3"模式

（1）面临挑战

在 5 年本科教育阶段，医学生人文素养教育欠缺，基础临床整合案例教学不足，第 5 年临床实习效果受到研究生入学考试影响。在 3 年研究生教育阶段，研究生教育和规范化培训体系的双向路径有待打通， 33 个月规范化培训下研究生课程教学和学位论文质量难以保障。在本科生临床实践教学、专业学位研究生教育、住院医师规范化培训，以及临床带教教师培训等方面，亟需依托高校附属医院建设临床教育培训示范中心，开展共享课程案例库建设和临床能力训练。

（2）对策建议

对于本科生教育：一是构建全员、全程、全方位的"三全育人"综合体系，加强医学生人文医学教育；二是加强全国医学院校共享的基础临床案例库建设，开展 PBL 和"以案例为基础的学习"（CBL）等多种教学方式的整合式教学；三是创新招生考试制度，推进临床医学专业学位研究生入学考试制度改革。

对于研究生教育：一是要加强研究生学位课和规范化培训公共科目/专业课的共享课程案例库建设和学分互认；二是要全面推进医教协同，开辟"5＋3"同等学力申请学位绿色通道。

在创新招生考试制度方面，建议在我国正式立法分阶段医师资格考试以后，临床医学专业硕士研究生入学初试（临床医学综合）与其并轨。2015 年，国家卫生和计划生育委员会启动"分阶段医师资格考试改革实证研究"。同年，教育部提出全面实施临床医学类专业学位硕士研究生考试招生改革，以"临床医学综合"考试科目替代"西医综合"。由于执业医师资格分阶段考试和临床医学综合考试的试卷结构和考试方式高度相似（表 5－2），建议两者并轨，将英语和政治考试放在复试时进行。具体来说，凡是执业医师资格第一阶段考试通过者，在第 10 学期（每年 5 月份）到所报考医院申请参加与住院医师规范化培训招录相结合的研究生复试。

表 5-2　执业医师资格分阶段考试和临床医学专业学位研究生入学考试

执业医师资格分阶段考试 （第一阶段）	专业学位研究生入学考试 （临床医学综合）
1）医学基本知识考试： 基础医学 40～45% 临床医学 40～45% 预防医学 5～10% 医学人文 5～10% 2）临床基本技能考试：病史采集口试（SP）、体格检查和基本操作技能，对沟通交流能力与人文关怀进行评价	1）医学基础理论（38%）：考查基本医学理论知识以及运用医学概念和原理解决临床实际问题、理论联系实际的能力 2）临床综合能力（56%）：考查临床思维、诊断与鉴别诊断、制定和执行诊疗计划、临床操作、急诊处理等临床综合能力 3）临床人文精神（6%）：考查医学职业责任意识、医患沟通能力、医学伦理及法律法规等基本职业素养

在"5 + 3"同等学力申请学位方面，国家政策已经明确，5 年临床医学本科生被招录为国家级规范化培训基地的住院医师，同时也被教育行业（高校）认定为是具有研究生同等学力的在职人员，这也是推进临床医学硕士专业学位研究生教育与住院医师规范化培训有机衔接的重要组成部分，需要在操作层面落实到位。2015 年，教育部印发《关于授予具有研究生毕业同等学力人员临床医学、口腔医学和中医硕士专业学位的试行办法》，明确将"申请人为本科毕业后从事临床医疗工作至少 3 年"，修改为"正在接受住院医师规范化培训的住院医师或已获得住院医师规范化培训合格证书的临床医师"。考试内容以临床专业知识及其实际运用为重点。申请人完成住院医师规范化培训取得医师资格证书和培训合格证书，学位授予单位则认定其通过临床能力考核。

2. 临床医学八年制教育

我国的八年制医学教育最早源于 1917 年的协和医学院。2001 年起，教育部批准北京大学等 10 余所高校试办八年制医学教育，授予医学博士学位。"5 + 3"临床医学人才培养主体的确定，促进了七年制的"5 + 3"一体化转型，也引发了八年制在校培养模式和毕业后医学教育（住院医师规培）的衔接问题。

（1）面临挑战

学位名称：八年制临床医学专业创办之初建议授予"医学博士"学位，是有别于科学学位和专业学位的"第三种学位"，但在后来注册时，因未能在国家政策和制度层面达成共识，只能授予"临床医学专业学位博士"，导致学位授予标准不一致问题。

论文质量：八年制医学生由于科研能力训练时间不足，学位论文质量不高。在近年来的教育部博士论文抽检中，北京大学、复旦大学和上海交通大学等八年制论文均有"问题论文"出现。

行业衔接：既往大多数院校八年制的二级学科轮转可被认定为所在省份住院医师规范化培训的一部分，个别院校的八年制学生省外就业被要求重新参加当地住院医师规范化培训。伴随着2015年国家住院医师规范化培训制度的建立，八年制医学生在经过2～3年的临床轮转（类似规培）后，毕业后仍然需要参加1～2年的住院医师规范化培训。如上海市规定，2020年起专业学位毕业研究生可由本人提出申请，参加临床能力测评，通过者培训年限可以为2年，未通过者培训年限为3年。

（2）对策建议

在临床医学专业设立"医学博士"（Medical Doctor）学位；或者临床医学博士专业学位（Doctor of Medicine）为八年制设立特殊类型"医学博士"（Medical Doctor）。

对于现有八年制医学生（北大"5＋3"、协和"4＋4"、复旦"2＋6"），学位论文单列抽检标准，不纳入教育部博士论文抽检系列。

改革八年制培养模式，培养少而精、高层次、高水平、国际化的医学未来领军人才，将二级学科轮转重点放在临床问题科研能力训练上，避免与毕业以后的规范化培训内容重复；或者按照协和"4＋4"八年制医学生培养要求，毕业后全部进入3年住院医师规范化培训（临床博士后）。

在八年制培养模式改革方面：一是要修订培养方案，2年通识教育（＋医学科技史、医学科学方法论早期接触临床，全程导师制）＋4年基础临床整合课程（包括临床轮转）＋2年博士论文科研训练（国外一流大学联合培养）；二是要加强全程科研训练，培养医学生科学探究能力，包括发现问题、收集相关数据提出假说、设计实验验证假说、开展与组织临床研究科研论文写作、学术报告与交流的能力；三是要毕业后进入2年临床博士后（住院医师规范化培训），在参加2年住院医师规范化培训期间，住宿、工龄、收入方面享受"博士后"待遇，科研教学能力培养方面也按照"博士后"的高标准严要求。

综上所述，回顾70年历程，面对新时代要求，为了中华民族的全民健康和伟大复兴，医学教育改革一直在路上。

（来源：《中国卫生资源》2019年第22卷第4期）

第六章

健康中国背景下"新医科"发展战略研究

一、前言

　　健康是人全面发展的基础，对保障国家安全、社会安定团结和经济发展具有十分重要的意义。 2015 年，党的十八届五中全会首次提出要推进健康中国建设。 2016 年 8 月，全国卫生与健康大会，习近平总书记指出没有全民健康，就没有全面小康，强调要把人民健康放在优先发展的战略地位。 2016 年 10 月，中共中央国务院发布《"健康中国 2030"规划纲要》，指出健康是促进人的全面发展的必然要求，是经济社会发展的基础条件，是国家富强、民族振兴的重要标志，也是全国各族人民的共同愿望。党的"十九大"作出"实施健康中国战略"的重大决策，将维护人民健康提升到国家战略的高度。长久以来，医学发展已经历了受农业革命深刻影响的经验医学（或传统医学）时代，以及受工业革命深刻影响的科学医学（或生物医学）时代，当前，在健康中国背景下，特别是随着以人工智能为代表的新科技革命的到来，医学正进入受信息革命深刻影响的整合医学（或新医学）时代。新医学时代需要发展"新医科"，新医科是指从人的整体出发，将医学及相关学科领域最先进的知识理论和临床各专科最有效的实践经验分别加以有机整合，并根据环境、社会、心理、工程等方面进行修正、调整，使之成为更加符合、更加适合人体健康和疾病诊疗的新的医学体系。（注：本文侧重于发展"新医科"体系中的人才培养体系。）

2001年以来，特别是在中国工程院2016年重大咨询项目"医学院校教育规模布局及人才培养发展战略研究"的支持下，本项目组在成功创新和深度实践"5＋3"模式培养合格临床医师，以健康为中心培养复合型公共卫生"健康卫士"的同时，聚焦"服务需求"和"提高质量"两大核心任务，积极推进体制机制创新和教育教学改革，率先探索基于"学科交叉、融合创新"的"新医科"人才培养模式，并形成了一系列具有引领示范作用的国家级教学成果，取得了十分显著的人才培养效益。在总结国际相关经验和上述改革实践的基础上，结合全国教育大会、全国卫生与健康大会以及全国高校思想政治工作会议精神，就我国"新医科"发展战略进行深入论述，并提出当前我国推进"新医科"发展的政策建议，以期为健康中国建设培养高层次医学人才队伍提供有益参考。

二、发展"新医科"的需求分析

长期以来，高层次医学人才在保护人民健康、维护社会稳定、促进经济发展等方面发挥着重要的支撑作用。但随着整合医学（或新医学）时代的到来，迫切需要建立与健康中国建设要求相匹配的"新医科"人才培养体系，体现整体观（服务国家重大战略）、整合观（强化学科交叉融合）和医学观（构建大医学格局）。

1. 服务健康中国建设的战略新要求

党和国家历来高度重视人民健康，而医学教育事业关联着教育和卫生健康两大民生工程，担负着为党育人、为国育才的历史使命，为健康中国建设提供坚实的人才保障。中国特色社会主义已进入新时代，习近平总书记等党和国家领导人出席全国教育大会、全国卫生与健康大会以及全国高校思想政治工作会议，并发表重要讲话，提出一系列新理念、新思想、新观点，为我国教育和卫生健康事业指明了前进的方向，也为医学教育改革发展提供了根本的遵循原则。近年来，除《"健康中国 2030"规划纲要》外，我国在高等教育和卫生健康领域印发一系列重要文件，将加强医学人才培养、发展新医科提升到国家战略层面。特别是 2018 年 8 月中办、国办印发关于新时代教育改革发展的重要文件，正式提出高等教育要发展新工科、新医科、新农科、新文科。因此，发展"新医科"，这是新时代党和国家对医学教育发展的最新要求，也是直接服务于健康中国对医学人才队伍建设提出的新要求。

2. 满足国家转型发展的外部新需求

新中国成立以来，特别是改革开放 40 年来，我国综合国力显著提升，经济社会各项事业蓬勃发展，人民生活水平极大改善。尤其是，第四次科技革命浪潮的到来，改变部分产业的形态、分工和组织方式，重构着人们的生活、学习和思维方式。人工智能、大数据、生命科学的重大进展以及高分辨影像学诊断、生物新材料等快速发展将会对医学领域产生重大变革，创新已成为新时代医学教育改革发展的重要生命线，迫切需要科技创新引领和高层次创新人才支撑。 2015 年 10 月，国务院印发了《统筹推进世界一流大学和一流学科建设总体方案》（国发 〔2015〕 64 号），将加快推进"双一流"建设作为当前和今后一段时期我国高等教育的主要任务，要着力培养具有历史使命感和社会责任心，富有创新精神和实践能力的各类创新型、应用型、复合型优秀人才。因此，发展"新医科"，必须紧跟时代、与时俱进，超前谋划、超前行动，始终立足一流建设，加大学科交叉融合，满足经济社会发展，尤其是科技革命带来的医学发展新需求。

3. 符合医科自身改革的内在新诉求

我国人民疾病谱、生态环境和生活方式发生了深刻变化，医学模式也已转变为环境-社会-心理-工程-生物模式，我国面临多重疾病威胁并存、多种健康影响因素交织的复杂局面，医学人才培养的重点也从以治病为中心转变为以人民健康为中心，医学不等同于临床医学，仅仅依靠临床医师队伍，无法完全解决健康领域重大科学问题和应对重大疾病防控挑战，需要基础医学、临床医学、公共卫生、药学、护理等医学学科协调发展、齐头并进，这也是传统医科自身发展改革的内在新诉求。2017年7月，国务院办公厅印发《关于深化医教协同进一步推进医学教育改革与发展的意见》（国办发〔2017〕63号），在强调以"5＋3"为主体的临床医学人才培养体系基本建立的同时，也明确将"公共卫生、药学、护理、康复、医学技术等人才培养协调发展"作为医学教育改革发展的主要目标之一。因此，发展"新医科"，必须改变传统医科"重临床，轻基础""重临床，轻预防"等专业建设和学科发展现状，构建医科未来整体发展的"大医学"格局。

三、发展"新医科"的基本策略

1. 坚持"一个中心"的"新理念"

发展"新医科"，要主动对接健康中国战略，始终坚持以人民健康为中心的"新理念"，将"大健康"融入医学教育各个环节（招生、培养、就业等）和各个阶段（院校医学教育、毕业后医学教育和继续医学教育），将人才培养的重点从治疗扩展到预防、治疗、康养，也就是要服务生命全周期、健康全过程，为"健康融入所有政策，加快转变健康领域发展方式"提供各类人才保障和智力支撑。

2. 建立"两类平衡"的"新质量"

发展"新医科"，需要聚焦人才培养"新质量"，建立医学教育内外部两类平衡。一方面，是政府部门要建立健全医学人才培养供需平衡机制。统筹卫生与健康事业各类医学人才需求，制定卫生与健康人才培养规划，教育、卫生健康行政部门要探索建立招生、人才培养与就业联动机制，根据办学类型层次和培养质量，完善医学院校招生规模，确保医学人才生源质量；另一方面，是医学院校要建立健全内部师生动态平衡机制，借鉴国内外有益经验，根据办学类型层次和师生比例，选择适合本校的教育教学方法，深入推进教学改革，狠抓医学人才培养的过程质量。

3. 推动"三大协同"的"新体系"

发展"新医科"，需要推动医教协同、科教协同、科卫协同的"新体系"发展，最终建成医教研协同型健康服务体系。一是深化医教协同体系，以需求为导向，以基层为重点，以质量为核心，完善医学人才培养体系和人才使用激励机制，加快培养大批合格的医学人才。二是推动科教协同体系，统筹推进教育综合改革、"双一流"建设，变革教育理念和培养方式，促进教学与科研相互结合、相互促进，培养科学精神和创新人才。三是创新科卫协同体系，重点加强国家临床医学研究中心的规划与建设，加大临床转化研究、医研企协同创新、技术应用推广和技术创新人才培养，落实成果转移转化与适宜技术推广。

4. 强化"四种交叉"的"新模式"

发展新医科，需要强化医科内部学科、医科和人文学科、医科和理工学科、传统医科和新兴医学专业"四种交叉"的人才培养"新模式"，其核心是学科交叉、融合创新。一是强化医科内部的交叉融合，推动基础与临床融合、临床与预防融合、临床与护理融合、临床与药学融合，有利于保障医学的完整性。二是强化医科和人文学科的交叉融合，坚持立德树人根本任务，推动人文教育和专业教育有机结合，有利于将思想政治教育和医德培养贯穿教育教学全过程，培养"有温度"的医学人才。三是强化医科和理科、工科的交叉融合，要完善学科交叉机制，探索医工、医理融合创新，高起点、高水平建设若干医学学科交叉研究机构，有利于推动"双一流"建设。四是强化传统医科和新兴医学专业交叉，主动适应全球工业革命 4.0 和生命科学革命 3.0，根据我国经济社会发展和科技变革需要，批准开办智能医学工程等新的医学专业，并将传统医科优势融入其中，有利于精准服务国家需求，引领全球医学教育改革发展方向。

四、发展"新医科"的政策建议

1. 积极争取政府部门大力支持

实践证明，医学院校和医学学科本身建设发展有其独特的需求，需要足够资金投入和政策支持，而"新医科"涉及更多个政府部门参与、更多个学科交叉和更多种高新技术应用，因此，"新医科"发展更离不开政府部门的大力支持。建议教育部、国家卫生健康委员会及相关政府部门加强政策协同，对"新医科"建设给予重点支持，在人才培养、科学研究、基地建设、经费投入等相关方面给予政策倾斜，加快我国"新医科"的建设层次和发展步伐，更好地服务国家和地方医学教育和卫生健康事业发展。开展"新医科"建设改革试点单位遴选工作，在世界一流大学和一流学科建设、国家改革建设重大项目上对上述单位予以支持。

2. 全面推动医科人才整体发展

对于我国开展研究生教育的综合性大学医学院和单独设置医科院校，建议以学科为主体设计，针对基础医学、临床医学、公共卫生及临床药学等医学学科，从培养目标、培养模式、课程体系、师资队伍、管理机制、国际交流合作、招生就业等方面进行系统探索和创新本研一体化人才培养模式改革。一是推进基础学科未来科学家培育计划，以一流的师资和教学资源为依托，以重大科研项目和重点实验室为载体，建立医学科研能力培养体系和国际化培养方案，推动基础医学本研贯通人才培养。二是创新型医师科学家培养计划，以临床医学八年制专业为试点，紧密依托和充分利用综合性大学的人文学科优势、雄厚的基础医学师资和附属医院的临床教学资源优势，培养科学基础宽厚、专业技能扎实、创新能力强、发展潜力大、综合素质高的人才。三是公共卫生"4＋2"本硕贯通多语优才计划，完善国际课程和海外交流机制，扩展国际组织实习项目，建立第二外语测评体系等，联合学科优势，实施开设"4＋2"本硕长学制项目和学程项目，有计划地培养和选拔人才到国际组织任职。四是临床药学本研一体化高层次人才培养计划，完善高层次药学服务应用型人才培养的课程体系和示范教材建设，进一步规范我国临床药学高层次人才的培养，进而实现我国对药学博士专业学位的设置。

3. 加快推进学科交叉融合创新

建议我国综合性大学医学院和单独设置医科院校应结合本校实际，充分发挥综合性大学或单独设置医科院校合作大学的多学科优势，以服务需求为主线，积极支持探索构建医工结合、医理交叉和医文融合的大健康学科体系，建设若干个符合自身特色的"Med-X"医学交叉研究机构，创新体制机制，探索"Med-X"学科交叉人才培养模式创新计划。特别是国家"双一流"建设有关高校和学科，应积极对接"Med-X"学科交叉研究机构建设任务，主动遴选设置若干个学科交叉人才培养项目，启动学科交叉人才培养项目的招生和培养，立项资助交叉学科优秀博士生开展创新性研究，建设若干门适应学科交叉需要的课程，逐步完善学科交叉人才培养的体制机制，建立起一整套适应学科交叉人才培养的规章制度，涵盖招生准入标准、培养方案、学位授予标准及质量保障机制等内容。上述学科交叉融合不仅指知识体系的相互补充、相融相合，也是价值体系的相互促进、相得益彰，更是创新体系的相互转化、相与有成。

综上所述，在健康中国背景下，发展"新医科"是我国医学教育改革发展的一次重大机遇和挑战。要紧紧把握时机，加强顶层设计，通过运用政策、资金、项目等多种手段，积极支持"新医科"发展，大力推进医科内部以及医文、医理、医工等多学科交叉融合创新，培养出一大批符合时代需求的卓越医学人才，为满足人民日益增长的美好生活需要做出新的更大贡献。

（来源：《中国工程科学》2019 年第 21 卷第 2 期）

第七章

人工智能时代新医科人才培养面临挑战和发展策略

　　人工智能（artificial intelligence，AI）正越来越多、越来越深地走进医学领域，带来了医学发展和医学教育范式的不断革新，智能医学已成为医学未来发展的重大趋势之一。2022 年 ChatGPT 的发布在全球引起强烈冲击，使人工智能的发展受到空前瞩目。首当其冲，全球教育领域正在开始经历一场由人工智能引发的深刻革新，医学人才培养也面临着新的挑战。党的二十大报告将教育、科技、人才三位一体进行统筹部署，指出"教育、科技、人才是全面建设社会主义现代化国家的基础性、战略性支撑"，要坚持教育优先发展、科技自立自强、人才引领驱动，推动教育强国、科技强国、人才强国建设。同时也深刻指出，人民健康是民族昌盛和国家富强的重要标志，要推进健康中国建设，把保障人民健康放在优先发展的战略位置，从而为新时代医学教育的创新跨越发展指明了目标和方向。本文就人工智能时代的新医科人才培养展开论述，分析面临挑战，提出发展思路，以期为医学院校深入推进新医科人才培养提供参考。

一、人工智能

　　人工智能是研究、开发用于模拟、延伸和扩展人的智能的理论、方法、技术及应用系统的一门新技术，属于自然科学、社会科学、技术科学的交叉学科。自 1950 年"人工智能"被首次提出，发展至今已有 70 多年的历史，经历了推理和专家系统（20 世纪 50—70 年代）、机器学习和神经网络（20 世纪 80—90 年代）、深度学习和大数据时代（2000 年以来）三个阶段。

2011 年以来，随着大数据、云计算、互联网、物联网等信息技术的发展，科学与应用之间的"技术鸿沟"得以大幅跨越，诸如图像分类、语音识别、知识问答、人机对弈等人工智能技术实现了从"不能用、不好用"到"可以用"的突破，人工智能迎来了爆发式增长的蓬勃发展期，正越来越深刻地影响着人类生活和全球教育发展。2018 年教育部印发的《高等学校人工智能创新行动计划》（教技〔2018〕3 号）中提出，要加快构建高校新一代人工智能领域人才培养体系和科技创新体系。

人工智能在医药卫生领域的应用正飞速发展、日益广泛，包括医学影像、辅助诊断、药物研发、健康管理和疾病预测。越来越多的人工智能技术与产品在医药卫生领域的渗透应用，对医学生的知识储备与能力培养提出了新要求，迫切需要在医学人才培养体系中增加人工智能内涵要素，在教育教学内容中融入人工智能知识与技术，提升教学效果和人才培养质量，让学生能够通过多渠道学习掌握人工智能相关的基础知识和必备技能，练就对人工智能技术与产品的良好驾驭能力，更好地开展医学工作的专业能力。

二、新医科

2018 年 8 月，中共中央办公厅、国务院办公厅印发关于新时代教育改革发展的重要文件，首次正式提出"新医科"概念。2019 年，教育部等相关部门发布"六卓越一拔尖计划 2.0 版"，全面部署推进新工科、新医科、新农科、新文科建设。2020 年 7 月，国务院办公厅印发了《关于加快医学教育创新发展的指导意见》，明确提出"以新理念谋划医学发展、以新定位推进医学教育发展、以新内涵强化医学生培养、以新医科统领医学教育创新"，推动新医科建设进入提档升级新阶段。

"新医科"是指依据新时代社会发展、科技革命及医学进步等方面的新情况和新需求，在传统医科基础上探索建设具有中国特色的"新医科"体系，培养能够支撑健康中国建设、引领未来医学发展的卓越医学人才。

随着我国医学模式转变，医学人才培养的重点从以治病为中心转变为以人民健康为中心，因而必须发展新医科，构建"大医学""大健康"格局。"新医科"建设的定位就是大国计、大民生、大学科、大专业，具有背景新、理念新和专业新的特点。背景新体现在以人工智能、大数据为代表的新一轮科技革命和产业变革扑面而来；理念新体现在医学教育由重治疗，向预防、康养延展，突出生命全周期、健康全过程的大健康理念；专业新体现在医工理文融通，对原有医学专业提出新要求，发展精准医学、转化医学、智能医学等医学新专业。当前，全面推动新医科建设已成为我国医学教育面向世界科技前沿、面向经济主战场、面向国家重大需求、面向人民生命健康，以及实现高水平科技自立自强和提升国际竞争力与影响力的重要引擎。

三、人工智能时代新医科人才培养面临挑战

1. 人工智能教学内涵渗透不足

当前医学教学中的课程主要包括通识教育课、医学基础课和医学专业课，人工智能教学相关内容相对缺失，医学生对人工智能在医学领域的应用认识不充分、对人工智能的基本知识和决策原理了解不深。

2. 人工智能与新医科融合不足

当前"新医科"建设与人工智能融合不足，未能充分发挥人工智能在"新医科"建设中的重要作用，并进一步带动医教研范式变革，催生新型交叉学科领域和方向，推动医学创新人才培养和科技创新能级提升，推动医教产研协同发展。

四、人工智能时代新医科人才培养发展策略

医学人才培养目标是培养医德高尚、医术精湛的人民健康守护者和能解决重大科学问题、应对重大防控挑战的未来医学领军人才，新医科人才培养应充分把握人工智能战略机遇，完善人才培养结构，加快医学教育创新发展。

1. 顺应时代多维内涵，融入智能时代新医科人才培养要素

根据人工智能时代新医科人才培养的需求变化，及时更新人才培养目标定位；顺应医学教育数字化、全球化、智能化趋势，促进人工智能、大数据等科技创新成果融入人才培养过程，探索智能时代医学人才培养新范式；改革教学模式，基于人工智能过程化数据采集、大数据分析、智能推荐等，实现教师精准化教学、学生个性化学习，不断提升人才培养质量和效益。注重新医科医学人才培养思维的革新、技能的更迭和能力的变化。

2. 把握人工智能机遇，构建跨学科交叉融合人才培养载体

紧跟科技革命和人工智能发展潮流，用好学科交叉融合的"催化剂"，着力推进基础和临床、医理、医工和医文的双向互动与紧密交叉融合，加强"医学＋X"学科建设，用先进的理工文社学科成果丰富医学研究范式和方法手段，丰富学科内涵，并催生新的人才培养专业和人才载体。

（来源：上海市医学科学技术情报研究所《医学信息》2024 年）

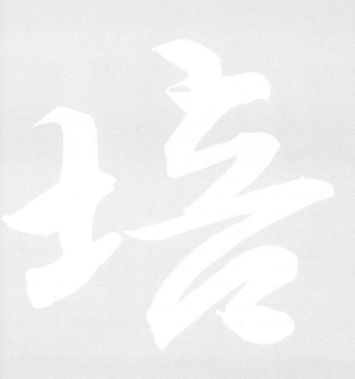

第三篇

以新定位推进
医学教育发展

"双一流"建设背景下医学研究生教育改革的思路与实践

2015 年 11 月 5 日，国务院发布《统筹推进世界一流大学和一流学科建设总体方案》，即"双一流"建设。方案明确提到，要坚持以一流为目标，推进国际交流合作，加强学科建设，深化资源整合，培养具有国际视野，具备跨学科知识基础，富有创新精神和实践能力的创新型、应用型、复合型优秀人才。"双一流"建设是国家战略，建设世界一流大学和世界一流学科，离不开建设一流的研究生教育。一流的研究生在一流导师的带领下做一流的科研，才能构成一流的学科进而建成一流的大学。

2018 年 12 月 21 日，教育部、国家卫生健康委员会和上海市人民政府签署协议，决定共建托管复旦大学上海医学院及其直属附属医院。复旦大学上海医学院要以服务健康中国为使命，以建设中国特色世界一流医学院为目标，整体水平达到世界一流；始终保持全国医学教育领头羊地位，发挥上海建设亚洲一流医学中心的主力军作用，彰显医学教育、科研和临床中心的全球影响力。目前，复旦大学上海医学院每年本科生、硕士生和博士生招生计划约为 750、950 和 850 人，2019 年 9 月本科生、硕士生和博士生在校生数分别为 4 148、2 899 和 2 731 人。一流本科教育是"双一流"建设的重要基础，一流研究生教育是"双一流"建设的突出特征，肩负着培育高素质创新人才、打造一流导师队伍、构建一流学科专业、产出一流研究成果、提供一流社会服务的使命与任务。本文重点阐述"双一流"建设背景下医学研究生教育改革的思路与实践。

一、以一流为目标的医学研究生教育改革思路

1. 研究生教育改革的总体思路

以习近平新时代中国特色社会主义思想为指导，贯彻落实《学位与研究生教育发展"十三五"规划》精神。《学位与研究生教育发展"十三五"规划》明确指出：研究生教育作为国民教育体系的顶端，是培养高层次人才和释放人才红利的主要途径，是国家人才竞争和科技竞争的重要支柱，是实施创新驱动发展战略和建设创新型国家的核心要素，是科技第一生产力、人才第一资源、创新第一动力的重要结合点。没有强大的研究生教育，就没有强大的国家创新体系。要发挥研究生教育的引领支撑作用，立足中国国情，把研究生教育作为一流大学和一流学科建设的重要内容，推动高水平大学开展各具特色的研究生教育综合改革，建立与世界一流大学、一流学科相适应的研究生教育质量标准，以提升整体质量为中心，加快完善研究生教育制度。表 8－1 列出了"一流研究生教育建设计划、未来科学家计划、研究生导师能力提升计划、课程体系及案例库建设、研究生学术交流平台建设"等重大改革项目。

表 8－1　《学位与研究生教育发展"十三五"规划》重大项目

项目名称	项目内容
一流研究生教育建设计划	按照《统筹推进世界一流大学和一流学科建设总体方案》及其实施办法的要求，坚持中国特色、世界一流，以支撑国家战略、服务发展需求为导向，以学科为基础，以研究生培养机制改革为重点，建设世界一流大学和一流学科，着力提升研究生培养水平和质量，提升科技创新水平，打造一流导师队伍，形成一批研究创新中心，使一批高校的研究生教育水平达到或接近国际一流，打造我国高水平研究生教育基地
未来科学家计划	培养国民经济和社会发展重点领域急需紧缺专门人才，充实国家未来科学家后备队伍。国家留学基金委实施未来科学家项目，面向国家急需、薄弱、空白、关键领域，聚焦现代科技尖端、前沿领域，每年选派一批科研潜质突出的博士研究生到国外顶尖、一流大学和科研机构学习、研

项目名称	项目内容
	究，有针对性地培养一批顶尖创新人才、领军人才和大师级人才；实施其他公派研究生项目，支持具有科研潜质的研究生出国留学、访学。鼓励支持部属高校统筹使用基本科研业务费等资金，自主设立未来科学家计划项目，支持品学兼优且具有较强科研潜质的在校研究生开展自主选题的创新研究工作，重点资助具有创新潜力的博士生开展基础性、战略性、前沿性科学研究和共性技术研究
研究生导师能力提升计划	国家留学基金委实施博士生导师短期出国交流项目，选派有外派学生的博士生导师赴国外进行 1 个月的短期交流，加强导师对派出学生在外学习的检查和指导；实施西部地区人才培养特别项目，每年选派西部 12 个省、市、自治区及新疆生产建设兵团地方院校的教学科研骨干（包括研究生导师）出国访学，缩小东西部地区导师水平差距，支持西部急需人才培养需要；实施其他公派教师、学者项目，大力推进研究生导师出国访学。依托"高等学校青年骨干教师国内访问学者"项目，选派研究生导师到国内高水平大学和科研机构访学。支持高校研究生导师到企业或相关行业单位交流学习，提高实践教学能力；鼓励企业导师到高校学习培训、合作开发课程，提高学术指导能力
课程体系及案例库建设	将课程体系建设纳入研究生教育综合改革。充分发挥课程体系、案例库在知识传授、技能训练、品格塑造等方面的作用。鼓励各培养单位整体建设和优化符合教学规律、突出学习成效的模块化、系统性、多元化课程体系。支持培养单位开展案例教学，整合案例资源，完善信息化支撑平台，建设专业学位案例库和教学案例推广中心，逐步建立起具有中国特色、与国际接轨的案例教学体系，实现案例资源共享、师资共享、学术成果共享和国际合作资源共享
研究生学术交流平台建设	支持学位授予单位开展研究生学术交流，拓宽学术视野，激发创新思维，提升培养质量。通过"学校自筹、政府奖补、社会参与"的多元化投入方式，建立健全研究生学术交流机制，鼓励高校与行业、学（协）会、企业合作，通过举办博士生学术论坛、开设研究生暑期学校、开设短期工作坊、建立博士生国内外访学制度，搭建多层次、多学科研究生学术交流平台

2. 医学研究生教育改革新思路

当前，我国正处于全面建成小康社会的关键时期，习近平总书记在 2016 年 8 月召开的全国卫生与健康大会上明确指出，没有全民健康，就没有全面小康。

没有强大的医学研究生教育，就没有强大的全民健康体系。医学研究生教育要坚持立德树人，突出人才培养的核心地位，分类推进培养模式改革，着力培养具有历史使命感和社会责任心、富有创新精神和实践能力的高素质人才。一方面，要加强学术学位医学研究生创新能力培养。科教结

第八章 「双一流」建设背景下医学研究生教育改革的思路与实践

合，健全完善博士研究生培养与科学研究相结合的培养机制，强化问题导向的学术训练，围绕国际学术前沿、国家重大需求和基础研究，着力提高博士研究生的原始创新能力；交叉融合，鼓励跨学科、跨机构的研究生协同培养，紧密结合国家重大科学工程或研究计划设立联合培养项目，与国际高水平大学和研究机构联合培养研究生。另一方面，要医教协同加强医学专业学位研究生实践能力培养，《国务院办公厅关于深化医教协同进一步推进医学教育改革与发展的意见》提出，到 2020 年，要基本建立以"5＋3"（5 年临床医学本科教育＋3 年住院医师规范化培训或 3 年临床医学硕士专业学位研究生教育，即"5＋3"模式）为主体、"3＋2"（3 年临床医学专科教育＋2 年助理全科医生培训）为补充的临床医学人才培养体系，公共卫生、药学、护理、康复、医学技术等人才培养协调发展的人才培养目标。要依据医科学科背景和职业领域的任职资格要求，分类改革课程体系、教学方式、实践教学，强化与医学职业相关的实践能力培养。充分发挥行业企业和专业组织的作用，健全分类评价体系，促进医学专业学位与专业技术岗位任职资格的有机衔接。

二、以一流为目标的医学博士学位授权一级学科建设

研究生科研创新和实践能力的培养，离不开一流的学科环境。经国务院学位委员会第二十八次会议审议批准，教育部颁布的《学位授予和人才培养学科目录（2011 年）》，适用于硕士、博士的学位授予、招生和培养，并用于学科建设和教育统计分类等工作。

1. 一流的科研平台建设

复旦大学上海医学院现有国家老年医学临床医学研究中心、国家放射与治疗临床医学研究中心、国家儿童医学中心、医学神经生物学国家重点实验室；57 个国家临床重点专科；5 个教育部重点实验室（医学分子病毒学、代谢分子医学、智能化递药、公共卫生安全、癌变与侵袭原理）；9 个国家卫健委重点实验室（糖复合物、抗生素临床药理、手功能重建、

卫生技术评估、医学分子病毒学、听觉医学、近视眼、病毒性心脏病、新生儿疾病）；8个上海市重点实验室（周围神经显微外科、医学图像处理与计算机辅助技术、器官移植、女性生殖内分泌相关疾病、视觉损害与重建、乳腺肿瘤、出生缺陷防治、老年医学临床）。

在上海市财政大力支撑下，复旦大学上海医学院正在建设8个与研究生培养相关的科研技术支撑与服务共享平台（表8-2）。

表8-2　研究生培养相关科研技术支撑与服务共享平台建设

建设内容	具体实施内容
系统生物医学功能性平台	功能蛋白质组学分析平台
	多维度基因组学和单细胞分析平台
	代谢组学技术分析平台
分子细胞生物学与神经科学及病理形态诊断分析研究平台	分子细胞生物学平台
	神经科学及病理形态诊断分析研究平台
结构与功能和影像研究平台	结构生物学与功能研究平台
	多功能生物医学影像分析平台
转化医学研究平台	器官芯片与微组织工程平台
	生物医药研发平台
	细胞治疗和免疫治疗平台
生物信息、智能化网络和大数据平台	多中心临床数据（"干库"）与样本（"湿库"）资源库共享协作平台及生物医学大数据及其分析决策平台
	病原微生物资源样本库平台
	大规模高通量测序平台
病原体发现、研究与临床转化研究和生物安全平台	大数据分析平台
	临床决策平台
	生物安全-公共卫生平台
	同位素实验技术、放射诊疗质控与辐射生物安全平台
药物筛选与工程化、临床GCP评价平台	现代药物筛选与工程化平台
	临床GCP评价平台
实验动物技术支撑和服务平台	实验动物净化、行为分析、影像、生化分析、辐照、代谢分析、病理、药物代谢和毒性研究平台

2. 一流的学位授权点建设

复旦大学上海医学院的临床医学、基础医学、中西医结合和药学 4 个学科入选国家"双一流"建设学科；基础医学、公共卫生与预防医学和中西医结合 3 个学科入选上海高峰学科建设计划。在第四轮全国一级学科评估中，基础医学、临床医学、公共卫生与预防医学、药学和中西医结合等 5 个学科获评 A 类；在基本科学指标数据库（Essential Science Indicators, ESI）学科领域排名中，生物学与生物化学、分子生物学与遗传学、药理学与毒理学、临床医学、神经科学与行为学、微生物学、免疫学等 7 个与医学相关的领域进入世界前 1%，其中药理学与毒理学、临床医学进入 ESI 前 1‰。

在上海市财政大力支撑下，复旦大学上海医学院正在推进基础医学、临床医学（表 8-3）、公共卫生和预防医学（表 8-4）、中西医结合和药学等一级学科学位授权点建设。

表 8-3　临床医学一级学科学位授权点建设

项目名称	项目内容
临床医学交叉特色人才培养创新计划	设置若干学科交叉人才培养项目；资助交叉学科博士生开展创新研究；建设若干门学科交叉课程；完善交叉学科人才培养体制机制
临床医学创新人才队伍建设	研究型医生队伍建设；临床专职科研队伍建设
临床医学交叉研究院建设	①癌症攻关交叉研究院；②重大脑疾病研究与转化医学研究院；③心脏医学与泛血管交叉研究院；④代谢疾病临床交叉研究院；⑤临床感染防控与耐药精准诊治研究院；⑥全生命周期健康研究院；⑦老年医学与健康研究院；⑧健康中国视角下循证护理创新研究院；⑨健康医疗大数据与智慧医疗研究院；⑩健康医疗装备制造研究院
临床研究能力提升计划	多中心临床研究项目；临床前沿新技术新方法；新药研发项目
国际化与国际合作交流	通过开展国际合作、参加国际重要学术论坛、资助青年人才国外培训等多种方式，提高临床医学学科整体的国际话语权，增强临床医学学科的国际影响力

表8-4 公共卫生与预防医学一级学科学位授权点建设

项目名称	项目内容
人才培养	1. 公共卫生卓越人才培养计划：核心课程建设，与国外高校合作开办暑期学校，建设思政课程、实训基地和示范化教学基地，建立仿真实验室教学平台 2. 长学制"4+2多语优才"公卫人才培养计划：培养具有多外语能力、跨文化交流、国际视野与合作能力的新时代全球化公共卫生人才，为"一带一路"、国别区域研究和全球卫生治理和国际卫生政策培养急需的懂外语、懂专业的卫生技术人才和管理人才，为国家和国际组织输送从事公共卫生领域的高素质国际化复合型人才
高水平师资队伍建设	加强高端师资引进培养，培育创新团队，建设战略性创新团队
高水平研究平台	1. 生命全程健康管理 2. 重大传染病及慢病防控技术与转化 3. 环境与健康：大气污染与健康、水体污染与健康、职业风险评估与防控预警、食品安全与营养干预 4. 健康风险预警防范：重大疾病、妇幼人群、老年人群、医疗服务体系等领域 5. 全球健康支撑：设立复旦与亚非国家合作的全球健康种子基金、复旦与亚非及发达国家合作的全球健康融合发展基金、全球卫生网络论坛
高水平研究院	1. 队列与精准预防研究院：家系队列、跨代队列和双生子队列 2. 疫苗与疾病预防研究院：覆盖疫苗全生命周期的研究平台、现代交通载具疾病防控技术研发平台、环境及人群抗生素耐药研究平台 3. 人群暴露组学研究院：空气污染与健康暴露组学研究平台、水与健康暴露组信息化研究平台、重点化学物暴露组学研究平台、食品安全与营养暴露组研究平台 4. 健康中国研究院：健康中国资政研究基础数据平台（对接健康生活、健康服务、健康保障、健康产业等建设版块）；健康中国管理决策精品案例库和健康中国资政平台（围绕公共卫生和医疗服务体系优化、区域卫生规划、医院管理、健康教育、健康促进、健康产业、健康保障、卫生监督等领域，形成20个精品案例和8本著作） 5. 全球健康研究院：推进建设全球健康海外教学研究基地；设立全球健康视野拓展项目与全球健康能力素养培育项目；改进全球健康培训教程，建设针对国内的全球健康培训体系
国际联合科教中心/实验室	1. 复旦大学-约翰·霍普金斯大学公共卫生联合科教中心：重大疾病防治与国际卫生政策合作研究 2. 复旦大学-范德堡大学联合实验室：肿瘤与心脑血管疾病防治合作研究

项目名称	项目内容
	3. 复旦大学-加州大学洛杉矶分校公共卫生联合科教中心：艾滋病、恶性肿瘤、生物反恐合作研究
	4. 复旦大学-加州大学洛杉矶分校公共卫生联合科教中心：艾滋病与恶性肿瘤教学培训项目

三、以一流为目标的医学研究生教育改革探索

近年来，复旦大学上海医学院围绕研究生教育改革发展战略目标，着眼于提高研究生教育质量和增强可持续发展能力，以加强关键领域和薄弱环节为重点，完善激励和引导机制。

在上海市财政大力支撑下，复旦大学上海医学院正在组织实施"一流医学研究生教育引领计划"（表8-5）。

表8-5 复旦"一流医学研究生教育引领计划"项目

《学位与研究生教育发展"十三五"规划》重大项目	复旦"一流医学研究生教育引领计划"项目
一流研究生教育建设计划	1. 以"立德树人"为根本，建立健全"三全育人"长效机制：落实"立德树人"的根本任务，以培养具有"国家意识、人文情怀、科学精神、专业素养、国际视野"的复合型人才为导向 2. 一流学科"人才培养"个性化建设：创新型基础医学人才培养体系建设、公共卫生卓越人才培养计划、高水平药学研究创新型人才培养、卓越护理学研究生培养体系建设
未来科学家计划	3. 实施"新医科"高水平人才培养创新计划：本硕博一体化贯通式课程体系建设、医学未来学者培育计划，基础学科未来科学家培育计划，公共卫生本硕贯通"多语优才"计划，本研一体化高层次临床药学人才培养模式改革，"Med-X"学科交叉人才培养模式创新
研究生导师能力提升计划	4. 构建全方位、全进程拔尖人才培养质量保障和监督体系：导师队伍建设和指导能力提升计划、构建高水平医学人才培养质量保障和监督体系
课程体系及案例库建设	5. 实施"医教协同"人才培养模式创新计划："5+3"专业学位人才培养质量保障体系建设项目、"5+3+X"专业学位人才培养模式创新计划、紧缺专业和医学急需人才培养项目

《学位与研究生教育发展"十三五"规划》重大项目	复旦"一流医学研究生教育引领计划"项目
研究生学术交流平台建设	6. 高水平拔尖医学人才培养国际化水平提升计划：医学生海外交流拓展计划、医学生国际化课程体系建设

复旦大学医学研究生教育改革探索获得多项国家级教学成果奖。《基于健康中国需求的创新人才培养机制探索与实践》获 2018 年国家级教学成果二等奖，《以健康为中心的公共卫生硕士培养模式的创新探索》获 2018 年中国研究生教育成果二等奖，《基于国际视野的高素质创新型护理人才培养模式的探索》获 2017 年全国医药学研究生教育成果一等奖。

复旦大学医学研究生教育改革也大大促进了"双一流"建设。研究生是科学研究的生力军，2017—2018 年，复旦医科共获得国家自然科学基金各类项目资助 885 项、其他各类国家重大科研攻关项目 38 项，科研经费到款总数为 13.54 亿元；累计发表 SCI 收录论文 5 438 篇，获各类科技奖项 100 项；新增申请专利 938 项、授权专利 529 项，签订专利成果转让合同 9 个，总合同金额近亿元。2019 年，获国家自然科学基金项目 461 项，其中重点项目 13 项。公共卫生学院 2015 级直升博士研究生刘聪作为阚海东团队骨干成员，2019 年以第一作者身份在《新英格兰医学杂志》上发表研究成果论文；华山医院运动医学专业 2017 级博士研究生孙亚英获 2019 年第十四届中国大学生年度人物提名奖、第五届中国"互联网＋"大学生创新创业大赛全国总决赛铜奖。

以复旦大学基础医学一级学科为例，研究生参与导师课题组，产出一流学术成果，成果转化服务需求。研制出国际上首个治疗性乙肝疫苗"乙克"；与中国疾病预防控制中心联手鉴定全球首例人感染 H7N9 毒株；在国际上首次提出"基于病毒进入抑制剂的蛋白类病毒灭活剂"的概念，并成功研制出可阻止艾滋病毒（HIV）、严重急性呼吸综合征（SARS）冠状病毒等病毒的抗体；在国际上率先发现乙酰化对代谢酶的调控机制及其在肿瘤代谢中的重要作用；在恶性肿瘤早诊和筛查方面取得重大突破，使

第八章 "双一流"建设背景下医学研究生教育改革的思路与实践

073

肝癌、肺癌等 5 种高发恶性肿瘤的诊断准确度超过 86％。获得"全国高校黄大年式教师团队"称号的病原微生物团队，成功研发出治疗高危人乳头瘤病毒（HPV）感染预防宫颈癌的产品，应用于全国数百家医院，2016 年市场终端销售额超过 3 亿， 2018 年发明专利授权转让到账金额1 345 万元，形成了良好的成果转化示范效应。"钟扬式"好党员宋志坚教授领衔的医学图像处理与计算机辅助手术团队，将古老的人体解剖学与人工智能技术相结合，成功研制出全国首个具有自主知识产权的神经手术导航系统，这套具有"中国芯"的神经手术导航系统能使肿瘤切除率提高86.7％，术后并发症降低 12.1％，成功打破了国外公司的技术垄断，为国家节省了数亿元的医疗器械购置费。拥有亚洲最大规模病理标本库的病理学系，将数字化病理技术和"互联网＋"结合，搭建了"云病理"诊断平台，为远在千里之外的云南永平、贵州毕节、新疆喀什等地病患提供精准的远程病理会诊，降低了患者的医疗成本，免除了患者求医问诊的奔波之苦。

建设世界一流大学和一流学科就是要培养出服务国家需要、推动科学进步、适应全球化竞争的高层次人才，新时代、新使命、新任务，高水平的研究生教育是建设世界一流大学的重要支撑，可以预见，随着全国研究生教育大会的召开和"双一流"建设计划的深入实施，研究生教育将会与世界一流大学建设、世界一流学科建设更加紧密地联系起来。复旦大学上海医学院将以服务国家卫生事业战略和社会需求为先导，遵循现代医学发展趋势及自身规律，进一步深化改革和发展，打造"中国特色、世界一流"的高质量医学研究生教育，培养创新型、应用型、复合型高水平拔尖医学人才，为全面建成小康社会、实现"中国梦"提供强大的人才和智力支持。

（来源：《中国卫生资源》2019 年第 22 卷第 6 期）

第九章

基于"健康中国"需求的创新人才培养机制探索与实践

随着医学模式转变为"环境-社会-心理-工程-生物模式",卫生工作也从以治病为中心转变为以人民健康为中心。研究生教育是培养创新人才的主要途径,然而却存在着与社会发展不相适应问题。一方面,传统博士招生选拔制度存在着初试权重过大、复试流于形式和导师自主权缺失,难以充分考察科研创新能力和专业学术潜质;另一方面,传统研究生培养以单一学科导师为主,多学科交叉融合和协同创新不够,研究生参加高水平科研机会不多,解决前沿科学问题能力不强,国际视野和国际竞争力不足。

近年来,复旦大学承担了20余项来自教育部和上海市的研究生教育改革创新项目,针对上述问题,经过理论研究和实践探索,试点博士生"申请-考核"制,推进招生制度改革,考察创新能力和研究潜力,提高生源选拔质量;探索创新人才"交叉融合"培养机制,以学科建设为基础,推进科教结合和医教协同,拓展国际合作和国际视野。科教结合,以一流学科、一流师资和重大科研项目支撑学术性博士研究生创新能力培养;医教协同,深化应用性博士研究生教育改革;交叉融合,发挥多学科优势培养复合型高层次人才。

一、推出"七项改革举措"

1. 以"立德树人"为根本，建设学风

2007年，复旦大学实施研究生培养机制改革，以立德树人为根本。把科学道德和学风教育纳入研究生培养各环节。加强新生入学教育，由院士和知名教授组成专家宣讲团，从科学精神、科学道德、科学伦理和科学规范等不同角度对新生开展主题教育活动；将"医学科研道德概论"列为博士生必修课； 2004年开始对所有博士论文实施双盲评审。开展社会实践和志愿者活动，临床博士医疗服务团先后赴甘肃酒泉、安徽六安、云南永平等老少边穷地区义诊；"智爱为艾"志愿者，为受艾滋病影响孩子进行远程视频青春期教育。

2. 以"申请-考核"为突破，优化生源

为提高博士研究生选拔质量， 2000年起，复旦大学试行两院院士和杰出教授自主选拔和招收博士生。 2007年，复旦医科率先开展博士生"申请-考核"制改革，将重点放在人才选拔标准、材料审查、综合考核和制度保障设计，建立科学有效的人才选拔方法，全面深入地考查申请人素质和能力，选拔出综合素质优秀、创新潜质突出、学术兴趣浓厚的博士研究生。一方面，把博士招生的关注点，从书面考试成绩转向对考生实际科研能力的考察；另一方面，把生源具体选择权下放给院系学科和导师（表9-1）。此外，还通过"引进来"（暑期夏令营）和"走出去"（招生宣讲）等方式，吸引优质生源。

表9-1 复旦大学博士生"申请-考核制"评审指标体系

一级指标	二级指标
既往学习背景	本科就读学校
	硕士就读学校
	英语水平
	海外学习/培训经历

一级指标	二级指标
获奖情况	本科/硕士期间成绩及奖学金
	参加社会实践及学术活动获得奖项
硕士论文及近3年发表论文	硕士学位论文及期刊论文
	近3年作为主要完成人承担的科研项目
	专利、论著、成果（与承担科研项目相关）
博士阶段科研计划	立题依据和科学价值、研究内容与方法
专家推荐意见	推荐专家应为本学科或相近学科副高以上职称

3. 以"学科建设"为基础，科教结合

（1）设立重点学科研究生科研资助计划

复旦医科具有3个一级国家重点学科，12个二级国家重点学科，1个国家重点实验室，5个教育部重点实验室，9个卫生部重点实验室和9个上海市重点实验室。2009年和2011年，复旦大学先后启动"211三期"和"985三期"重点学科/重点实验室优秀博士生科研资助计划，医科项目数和经费数从第一批的14个项目增加到2013年的40个项目，获得经费也从70万元增加到200万元。

（2）促进研究生参加高水平科学研究

对在岗院士、千人计划、长江特聘、国家杰青以及承担国家重大科研项目的高层次师资单列博士生招生计划。促进研究生参与国家重大基础研究、重大科技专项、重大咨询项目、国际合作专项等高水平科研项目，培养从事科学研究的志趣，学会科学研究方法，形成科学研究基本素养。在2012—2016年，复旦医科就承担了39项国家科技重大专项、57项"973计划"、17项"863计划"、8项国家科技支撑计划、9项国际科技合作专项和近2000项国家自然科学基金。

4. "协同联合"为机制，培养专博

（1）医教协同，深化"5＋3＋X"临床医学博士培养改革

2014 年，《我国临床医学教育综合改革的探索和创新——"5＋3"模式的构建与实践》获得国家级教学成果特等奖，在此基础上，上海市将"5＋3＋X"（临床医学博士专业学位教育与专科医师规范化培训结合）列为与国家卫计委"共建"重点工作之一。2014 年以来，复旦大学作为组长单位率先启动"5＋3＋X"培养改革，获上海市专项经费 220 万元，累计招生 200 余人。2017 年，复旦大学首批"5＋3＋X"研究生已完成专科培训，获得了博士毕业证书和学位证书。

（2）联合培养，开展"生物与医药领域"工程博士试点

2012 年，复旦大学作为全国 25 所首批被国务院学位委员会批准开展工程博士试点高校，在生物与医药领域招收 4 位工程博士，对接"艾滋病和病毒性肝炎等重大传染病防治"国家重大科技专项，是长三角地区首批试点高校中唯一在"生物与医药领域"开展工程博士试点的高校。2013 年，复旦大学与中国医药工业研究总院联合招收工程博士，对接新药创制国家重大科技专项，每年单列招生计划 12 人。

（3）本科-博士连读，探索"临床药学"博士生培养模式改革

2009 年起，复旦大学在药学一级学科下自主设置临床药学方向，探索将临床药学本科和研究生教育贯通的临床药学人才培养模式。迄今已有 7 届学生共 78 人从药学专业转入临床药学专业学习，其中 10 余人通过直升博士生方式攻读"临床药学"博士学位（4＋4 本科-博士连读）。这样的培养方式类似美国 Pharm. D. 培养，但又弥补了其重实践轻科研的不足，得到了教育部和国务院学位办的肯定。

5. 以"FIST 课程"为补充，夯实基础

复旦大学通过修订研究生培养方案，完善课程体系，改革教学方式，不断增强学术学位研究生课程内容前沿性。作为现行课程体系的重要补充，2013—2016 年，复旦大学开设了 259 门 FIST（Fudan Intensive

Summer Teaching，复旦大学夏季集中式授课）前沿课程，如医学实验研究及论文的撰写与发表、生物医学研究伦理学、医学表观遗传学、肝脏生物学病理学及免疫学前沿。

FIST 课程采取"集中授课、夏季为主、聘请名师、对外开放、计算学分"的方式，突破学科壁垒，注重专家授课与学术讨论相结合，不仅邀请国内外优秀专家开设学术前沿课程，还设立与之配套的研讨课程。如"新发与再现传染病的研究前沿与展望"，从新型病原体发现与检测、新发与再现传染病发病机制、特异性抗感染药物和疫苗研发等角度，系统深入讲授该领域研究进展和国际前沿，要求研究生完成研究计划和参加模拟答辩。

6. 以"学科交叉"为抓手，融合发展

复旦大学以"学科交叉"为抓手，创新学科组织模式，建立了生物医学研究院（2005 年）和脑科学研究院（2006 年）两个多学科交叉实体平台，并分别于 2012 和 2013 年获得上海市交叉学科研究生拔尖人才培养专项资助（各 50 万元）。

生物医学研究院在基础医学下自设二级学科"医学系统生物学"，注重在学科交叉融合环境中培养研究生原始创新能力。导师团队和任课教师中既有葛均波院士等来自附属医院的专家，也有闻玉梅院士等来自基础医学、生物学和化学等学科的教授，还有施扬、熊跃和管坤良等名家（表9 - 2）。

表 9 - 2　2017 年复旦大学医学系统生物学研究方向及导师

研究方向	招生导师
01 微生物、病毒持续感染的组学基础及分子诊断	张晓燕、徐建青、袁正宏、陆豪杰
02 缺血性心脏病的分子发病机制及防治	邹云增
03 表观遗传医学	于文强、马端、石雨江、蓝斐、施扬
04 代谢通路调控和分子与细胞生物学	刘杰、雷群英、叶丹、管坤良、余发星、熊跃

（续表）

研究方向	招生导师
05 干细胞定向分化的分子机制及临床应用	孙凤艳、文波、汤其群
06 肿瘤和肿瘤转移的分子机制及其组学研究	胡维国、李大强
07 疾病蛋白质组学和糖组学	杨芃原、陆豪杰、顾建新
08 生物信息学	杨芃原、刘雷

脑科学研究院在神经生物学、生物物理学、药理学、中西医结合、神经病学、眼科学、外科学等多学科专业联合招收培养研究生。课程设置涵盖脑科学领域内的基础知识、学术前沿和先进实验技术，由来自神经生物学、分子生物学、药理学、神经病学、精神病学、基因组学、遗传学、生物工程技术等教师团队授课。

7. 以"国际合作"为途径，拓展视野

（1）联合培养

鼓励通过国际合作科研项目与境外高水平大学联合培养博士研究生，2007年是国家建设高水平大学公派出国研究生项目设立的第一年，复旦医科就选拔了40余名博士生去国外著名大学进行联合培养。

（2）国际访学

2009年起复旦大学设立博士生国际访学计划，2012—2016年，复旦医科150余名博士生赴美国哈佛大学、耶鲁大学、哥伦比亚大学、斯坦福大学、霍普金斯大学、加州大学洛杉矶分校、杜克大学、美国国立卫生研究院、梅奥医学中心等进行了3—6个月的短期国际访学。

（3）来华留学

2012—2016年，复旦医科接受了来自美国、加拿大、英国、澳大利亚、日本等40多个国家的200余名留学生攻读学位。

二、彰显"四个一流成效"

高水平的研究生教育是建设世界一流大学的重要支撑，研究生教育质

量不仅关系到高层次创新人才培养，也关系到大学科学研究的水平和潜力。一流的研究生在一流导师的带领下做一流的科研，才能构成一流的学科进而建成一流的大学。

1. 提升质量，培养一流创新人才

2001 年以来，复旦大学已为社会培养输送了 1 万余名医学研究生。毕业生中有的已成长为教授、博导、长江特聘、国家杰青、各级学会主委；有的担任国家科技重大专项首席科学家、重大科研项目负责人；有的成为医学院校领导、二级学院和附属医院领导、临床科主任；有的在海外获得如哈佛大学、卡罗琳斯卡学院等一流大学教职；有的研究成果卓著，获得各级科技进步奖，在 *Nature*、*Cell* 顶尖期刊发表论文；有的成为企业家，如盟科医药公司、富兰迪公司董事长，南京先声药业副总裁等；多位获评"优秀援疆干部"。

在 1999—2013 年的全国百篇优秀博士学位论文评选中，复旦医科共获评 17 篇全国优博论文和 20 篇全国优博论文提名，名列前茅（表 9-3）。

表 9-3　1999—2013 年复旦大学医学类全国优博论文名单

年份	博士论文题目	博士生	导师
1999	不同粒径的柴油机排除颗粒物的潜在致癌性及其机制的研究	宋健	叶舜华
1999	谷氨酸载体在脑缺血及针刺抗脑缺血中的作用	晏义平	张安中
2000	肝癌细胞因子基因治疗的研究	贺平	汤钊猷
2001	臂丛神经根机能解剖的实验研究	陈亮	顾玉东
2001	针刺的抗脑缺血作用与氨基酸类递质及一氧化氮的关系	赵鹏	程介士
2001	福建省胃癌高发现场分子流行病学研究	蔡琳	俞顺章
2002	α 干扰素及其它制剂干预肝癌转移复发和肿瘤生长的实验研究	王鲁	汤钊猷
2002	G 蛋白偶联受体激酶介导的 δ 阿片受体磷酸化及脱敏的研究	郭骏	马兰
2003	乙型肝炎病毒复制性增强的机理研究	林旭	闻玉梅
2004	转移性人肝癌细胞模型的优化及转移机理探讨	李雁	汤钊猷

（续表）

年份	博士论文题目	博士生	导师
2005	肝细胞癌转移预测模型的建立及其转移相关基因的筛选	叶青海	汤钊猷
2007	胶质细胞源性神经营养因子在大鼠神经痛及电针镇痛中的作用及其机制研究	董志强	吴根诚
2007	阳离子白蛋白结合聚乙二醇-聚乳酸纳米粒的脑内递药研究	陆伟	蒋新国
2010	免疫微环境与肝细胞癌复发转移及"免疫微环境分子预测模型"的建立与验证	高强	樊嘉
2010	湖沼地区血吸虫病高风险区域的空间分析及重点钉螺孳生地的探测	张志杰	姜庆五
2012	多肽介导的神经胶质瘤靶向给药系统研究	占昌友	陆伟跃
2013	抑制 p53 与 MDM2 结合的抗肿瘤多肽设计与靶向递送	李翀	陆伟跃

2. 原始创新，发表一流学术成果

迄今，复旦大学医科获得 4 项国家科技进步奖一等奖， 3 项国家自然科学二等奖， 2 项国家技术发明二等奖， 10 余项国家科技进步奖二等奖。 2012—2016 年，复旦大学医科获得国家技术发明奖和进步奖 6 项，教育部高校科学成果奖 22 项，上海市科学技术进步奖、自然科学奖等 50 项。博士生是科学研究的主力军， 2010—2016 年复旦医科博士生发表影响因子 5 以上的 SCI 收录论文就有 139 篇。

（1） 参与导师学术前沿课题，作为共同第一作者发表论文于国际顶尖期刊

生物医学研究院 2008 级博士生贾旭、 2009 级博士生张静参与国家自然科学基金重点项目，首次发现一种由氨基糖苷类抗生素药物调控的新型"核糖开关"。成果 2013 年发表于 Cell （影响因子 33.2）上。 2008 级华山医院八年制博士生王天，提出并证实极体移植可有效阻断线粒体遗传病的传递，成果 2014 年发表于 Cell （影响因子 31.96），并入选"2014 年度中国科学十大进展"。 2009 级生物医学研究院博士生胡璐璐和程净东，首次成功解析了 TET2 的三维结构，报道了 TET 蛋白对三种 DNA 甲基化衍生物不同催化活性的分子机制。成果分别在 2013 年和 2015 年发表

于 *Cell*（影响因子 33.2）和 *Nature*（影响因子 41.5）。 2014 级生物医学研究院博士生冯睿芝，首次发现人类基因 *TUBB8* 的突变导致卵子减数分裂阻滞，成果 2016 年发表于 *New England Journal of Medicine*（影响因子 55.873）。

（2）参与国家科技重大项目，作为主要完成人获国家和教育部科技进步奖

2008 级基础医学博上生陈捷亮作为第三完成人，"乙型肝炎病毒与 I 型干扰素系统相互作用的新机制"获 2014 年度教育部自然科学一等奖。2012 级临床医学博士生朱侗明参与导师朱剑虹团队的国家重大研究计划项目"组织修复重建和细胞示踪技术及转化应用"，作为第十完成人获 2014 年度国家科技进步奖二等奖。

3. 同步发展，促进一流学科建设

（1）一流导师队伍

复旦大学医科现有博士研究生导师 629 人，硕士研究生导师 849 人，其中两院院士（中国科学院和中国工程院）9 人，国家千人计划 31 人，长江特聘 24 人，国家杰青 36 人。

（2）一流科学研究

2016 年，复旦大学附属华山医院被认定为国家老年疾病临床医学研究中心； 2017 年，复旦大学获批国家儿童医学中心，复旦医科获得 8 个国家重点研发计划项目和 409 项国家自然科学基金项目资助（表 9-4）。

表 9-4 2017 年复旦大学医科获批国家重点研发计划项目

项目名称	负责人	所在单位
华东区域自然人群队列研究	赵根明	公共卫生学院
数字诊疗辐射生物效应及其评估新技术研究	邵春林	放射医学研究所
基于临床生物信息学研发慢性阻塞性肺病的个体化治疗靶标和新技术	王向东	附属中山医院
国产溶栓药物治疗急性缺血性卒中安全性、有效性及卫生经济学研究	董强	附属华山医院

（续表）

项目名称	负责人	所在单位
PET－CT综合评价体系及培训体系的研究与实践	刘兴党	附属华山医院
追踪调控神经感觉器干细胞促进听觉和前庭觉器官再生	李华伟	附属眼耳鼻喉科医院
光学相干层析成像手术导航显微镜及青光眼手术应用	姜春晖	附属眼耳鼻喉科医院
质子重离子新型放射治疗技术精准、实时评价技术研发	傅深	附属肿瘤医院（上海质子重离子医院）

（3） 一流学科建设

在复旦大学进入 ESI 前 1% 排名的 17 个学科中，医科相关学科有临床医学、药理学与毒理学、生物与生物化学、神经科学与行为学、分子生物学与遗传学、环境与生态、免疫学、微生物学等。复旦医科参评 2012 年第三轮一级学科评估排名均位列前八（基础医学第二，临床医学并列第二，中西医结合第二，公共卫生与预防医学并列第三，药学并列第五，护理学并列第八）； 2014 年，复旦大学基础医学、公共卫生与预防医学和中西医结合入选上海市高峰学科 I 类和 II 类建设； 2017 年，复旦大学基础医学、临床医学、药学、中西医结合入选国家"双一流"学科建设；公共卫生与预防医学、生物医学工程与精准医疗技术入选学校自主建设学科。

4. 服务需求，提供一流社会服务

（1） 服务"一带一路"，对口援疆

该项目获评"上海对口援疆建设崭新喀什"重点实事工程。 2013 年，复旦大学首创"喀什二院定向培养单考研究生班"，至今共招录 52 人，已毕业 30 余名，以临床医学为主，覆盖公卫、护理和药学。 2017 年 6 月 22 日，文汇报刊发题为《留下一支带不走的卫生队伍》，引用喀什二院研究生玛丽亚·玉苏甫（导师为中科院院士葛均波）的话来说是"如果我们以前是开汽车，那现在就是坐飞机"；用卫生领域科研的实践

成果来说是"从走不出喀什到走向世界"。

（2）服务"重大需求"，本研贯通

该项目获批 2014 年上海市生物医学工程硕士（医学物理）研究生培养实践基地（50 万元）。上海市质子重离子医院是国内首家、全球少数同时拥有质子和重离子两种治疗技术的医疗机构。 2013 年，复旦大学首创生物医学工程硕士（医学物理方向）项目，面向物理学系和核科学与技术系本科生，采取推荐免试方式，本研阶段课程学分互认转换，每年单列招生计划 10 名，为上海市质子重离子医院定向培养具有医学、物理学和信息学交叉学科背景的应用型复合型高层次人才，目前已有三届毕业研究生。 2016 年 4 月 7 日，《中国科学报》刊发《复合型人才是怎么炼成的——复旦医科与非医学科交叉复合型人才培养改革侧记》一文予以报道。

（3）服务"全面二孩"，创医联体

该项目获批 2012 年上海市儿科学学位点建设与人才培养（150 万元）。 2014 年以来，复旦大学率先创建儿科妇产科医疗联合体，获得上海市儿科妇产科紧缺人才培养项目，单列招生计划并配套专项经费。2016 年 3 月，教育部网站报道了复旦大学通过儿科医联体助力儿科人才培养的具体实践。

综上所述，复旦大学在按照"5＋3"模式培养合格临床医师的同时，培养目标聚焦"健康中国"和"双一流建设"重大战略需求；培养思路明确"服务需求"和"提高质量"两大核心任务；培养过程推进"科教结合"和"交叉融合"培养机制改革，协同人才培养、科学研究和学科建设发展，推进校内校外资源整合，对于实现"健康中国"和"双一流"建设均具有重要意义。

（来源：《中国卫生资源》2019 年第 22 卷第 6 期）

第十章

大健康视域下的医学人才培养"组合拳"

当前，中国特色社会主义进入新时代，我国社会的主要矛盾已经转化为人民日益增长的美好生活需要和不平衡、不充分的发展之间的矛盾。中共中央、国务院颁布的《"健康中国 2030"规划纲要》及十九大报告提出的《实施健康中国战略》，明确要坚持以人民为中心的发展思想，将健康中国上升至国家战略。

面向新时代新要求，医学教育如何服务国家重大战略需求，如何培养多学科背景的高层次医学拔尖创新人才？如何面对未来医学挑战、提高我国在医学科学领域的核心竞争力？本文分析了大健康视域下医学人才培养的"三大转变"，总结了近年来复旦医学培养模式改革产出的"三个一流"，提出了当前医学拔尖创新人才培养"组合拳"的"三种模式"。

一、大健康视域下医学人才培养的"三大转变"

1. 医学教育培养目标从"治病为中心"到"健康为中心"

伴随经济社会的快速发展，医学模式转变为"环境-社会-心理-工程-生物"模式。当前，我国面临多重疾病威胁并存、多种健康影响因素交织的复杂局面，全球化背景下新发和输入传染病不断出现，疾病谱和群众主要健康问题发生转变。基于"健康融入万策"，全方位、全周期维护人群健康需要医学教育变革，健康服务业快速发展催生医学教育变革，健康领域科技进步孕育医学教育变革。新时代医学教育发展必须融入大健康理念，主动适应新要求，以创新促改革，以改革促发展，加快医学人才培养目标由"以疾病治疗为中心"向"以促进健康为中心"转变，着力培养未来解决健康领域重大科学问题和应对重大疾病防控挑战的医学拔尖创新人才。

2. 卓越医生培养计划从"1.0 版"到"2.0 版"

（1）世界医学教育改革的发展历程

医学教育起源于欧洲，发展于美国。回顾近百年来医学教育历程，世界医学教育经历了三代改革，完成了从单一学科为基础（基础和临床医学）到以卫生系统为基础（大健康）的演变。第一代以课程设置为核心，以学科为基础（Science-based）；第二代以教学创新为突破，以问题为基础（Problem-based）；第三代转变为整个教育系统的改革，以卫生系统为基础（Systems-based）。在以学科为基础阶段，1910 年卡耐基教学促进基金会发布 Flexner Report，首次将医学教育课程分为基础医学和临床医学；1915 年洛克菲勒基金会发布 Welch-Rose Report，呼吁设立公共卫生机构和建立公共卫生人才培养体系，1918 年霍普金斯大学公共卫生学院成立；1923 年洛克菲勒基金会发布 Goldmark Report，主张设立护理学院，1924 年耶鲁大学护理学院成立；1926 年卡耐基教学促进基金会发布 Gies Report，促进了口腔医学发展。

（2）我国医学教育改革的发展方向

我国卓越医生教育培养计划从 2012 年临床医学"1.0 版"到 2018 年全类型推进医学人才培养模式改革的"2.0 版"，表明了近期医学教育改革的发展方向。

2012 年，教育部和卫生部发布《教育部 卫生部关于实施卓越医生教育培养计划的意见》（教高 〔2012〕 7 号），明确要开展五年制临床医学人才、临床医学硕士专业学位研究生、拔尖创新医学人才、面向农村基层的全科医生等四类人才培养模式改革试点。

2018年，教育部、国家卫生健康委员会、国家中医药管理局发布《关于加强医教协同实施卓越医生教育培养计划2.0的意见》（教高〔2018〕4号），明确提出要全类型推进医学人才培养模式改革，围绕全周期全过程维护群众健康需要，深化临床医学类、口腔医学类、公共卫生与预防医学类、中医学类、中西医结合类、医学技术类、护理学类专业人才培养模式改革。 2017年，在《国务院办公厅印发关于深化医教协同进一步推进医学教育改革与发展的意见》（国办发〔2017〕63号）中也强调，在以"5＋3"为主体的临床医学人才培养体系基本建立的同时，要将"公共卫生、药学、护理、康复、医学技术等人才培养协调发展"作为医学教育改革发展的主要目标之一。

3. 医学拔尖创新人才培养从"医学"到"医学+X"

《国务院办公厅印发关于深化医教协同进一步推进医学教育改革与发展的意见》要求，医学教育要完善学科交叉机制，推动医工结合、医理结合、医文结合，培养"医学＋X"高层次复合型医学人才。

（1）北京协和医学院的"八年制新模式"

1917年，北京协和医学院首先开办临床医学（八年制）专业，北京大学医学部于2001年开始举办八年制医学教育。目前，全国只有北京协和医学院、北京大学、复旦大学、上海交通大学、浙江大学、中山大学、四川大学、华中科技大学、中南大学等14所高校获得教育部批准举办八年制教育（表10-1）。在《教育部 国务院学位委员会关于增加八年制医学教育试办学校的通知》（教高函〔2004〕9号）中，将培养模式确定为"八年一贯、整体优化、强化基础、注重临床、培养能力、提高素质"。

表 10–1 我国八年制医学教育基本情况

高校	开设时间	招生代码	招生规模
北京协和	1917	清华大学代码	90
北京大学	2001	北京大学医学分代码	100以上

高校	开设时间	招生代码	招生规模
复旦大学		复旦大学医学分代码	
中山大学		未设医学分代码	
四川大学	2004	未设医学分代码	100 左右
华中科大		未设医学分代码	
中南大学		未设医学分代码	
浙江大学	2005	浙江大学代码	60
上海交大		上海交大医学分代码	100 左右
北京协和	2018（临床医学专业培养模式改革试点班 4+ 4）	不涉及高考招生代码 2018 报录比为 16/31	30

2018 年，北京协和医学院推出八年制"临床医学专业培养模式改革试点班"，面向国内外高水平大学（QS、Times 或 USNEWS 世界大学排名任一排行榜中排名前 50 的大学，或 USNEWS 排名前 10 的文理学院），招收优秀非医学专业本科毕业生直接攻读博士学位，以培养多学科背景的高层次拔尖创新医学人才。

（2）中国科学技术大学的"新医科"

面对人类对健康医疗的新需求和对疾病谱的新认识，以及对人类生命信息的解读、生命奥妙及人脑奥秘的揭示等，越来越需要数、理、文、工等知识的综合应用，越来越依赖于信息科学、人工智能等的进展，计算机技术、移动通信技术、医疗大数据等将在疾病的预防、诊疗过程中发挥更加重要的作用。"新医科"概念应运而生，注重医学内部以及医学与其他学科之间交叉融合，培养医、工、理、文融通的高层次医学拔尖创新人才。

2015 年 10 月，国务院发布《国务院关于印发统筹推进世界一流大学和一流学科建设总体方案的通知》（国发〔2015〕64 号）。在双一流建设背景下，目前国内 42 所"世界一流大学建设"高校中，已有 30 所通过合并或其他共建方式举办医学教育。以中国科学技术大学为例，2017 年成立生命科学与医学部，2018年获教育部批准新增临床医学专业五年制（同期获批的还有西北大学、天津大学、南方科技大学、华南理工大学等），2019年依据"学位授权自主审核单位"权限，自主审核增列"临床医学"一级学科博士学位授权点（学科代码：1002）以及"临床医学"专业学位博士授权点（专业类别代码：1051），为加快医学拔尖创新人才培养，服务国家发展"新医科"战略进行学科布局。

值得指出的是，近年来举办医学教育的"双一流"高校主要是理工科比较强的高校（表10-2），在医工结合的背景下，人才培养定位应当更偏向于发展"新医科"培养医学科学家而非招收五年制本科生培养临床医生。

表10-2 我国一流大学建设高校举办医学教育概况

一流大学建设高校	合并医学院校时间	举办医学教育时间	是否学位授权自主审核单位
北京大学医学部	2000		
复旦大学上海医学院	2000		
上海交通大学医学院	2005		
浙江大学医学院	1998		
中山大学中山医学院	2001		
四川大学华西医学中心	2000		
中南大学湘雅医学院	2000		
华中科技大学同济医学院	2000		是
西安交通大学医学部	2001		
山东大学齐鲁医学院	2000		
武汉大学医学部	2000		
吉林大学白求恩医学部	2000		
同济大学医学院	2000		
东南大学医学院	2000		
兰州大学医学院	2004		
郑州大学医学院	2000		否

一流大学建设高校	合并医学院校时间	举办医学教育时间	是否学位授权自主审核单位
南京大学医学院		1987	
南开大学医学院		1993	
厦门大学医学院		1996	
清华大学医学部		2001	
北京航空航天大学生物与医学工程学院		2008	是
中国科学技术大学生命科学与医学部		2017	
西北工业大学医学研究院		2017	
天津大学医学部		2018	
重庆大学医学院		2018	
哈尔滨工业大学医学与健康学院		2018	
云南大学医学院		2011	
电子科技大学医学院		2013	否
华南理工大学医学院		2014	
东北大学医学与生物信息工程学院		2018	

二、复旦大学医学培养模式改革产出"三个一流"

我国医学门类学科专业目录是学士、硕士和博士学位授予与人才培养的基本依据，复旦大学医学人才培养覆盖面较广，在医学门类具有6个一级学科授权点和6个本科专业（表10-3）。

表10-3　我国医学门类学科专业目录

学位授予和人才培养学科目录（2011）	复旦	普通高校本科专业目录（2012）		复旦
1001基础医学（医学/理学）	有	1001	基础医学类	有
1002临床医学	有	1002	临床医学类	有
1003口腔医学	无	1003	口腔医学类	无

（续表）

学位授予和人才培养学科目录（2011）	复旦	普通高校本科专业目录（2012）	复旦
1004 公共卫生与预防医学（医学/理学）	有	1004 公共卫生与预防医学类	有
1005 中医学	无	1005 中医学类	无
1006 中西医结合	有	1006 中西医结合类	无
1007 药学（医学/理学）	有	1007 药学类	有
1008 中药学（医学/理学）	无	1008 中药学类	无
1009 特种医学	无	1009 法医学类	有
1010 医学技术（医学/理学）	无	1010 医学技术类	无
1011 护理学（医学/理学）	有	1011 护理学类	有

1. 一流学科建设

2020 年 1 月，复旦大学在 ESI 学科榜单上位列全球第 151 位，有 19 个学科进入 1%，包括临床医学、药理学与毒理学、生物与生物化学、神经科学与行为学、分子生物学与遗传学、环境与生态、免疫学、微生物学等 8 个医类学科；有 4 个学科进入 1‰，包括临床医学、药理学与毒理学等 2 个医类学科。

2017 年 12 月，教育部公布全国第四轮学科评估结果，复旦大学医科 6 个一级学科参评，基础医学、临床医学、公共卫生与预防医学、药学和中西医结合等 5 个学科获评 A 类。

2017 年，复旦大学基础医学、临床医学、药学、中西医结合入选国家"双一流"学科建设；公共卫生与预防医学、生物医学工程与精准医疗技术入选复旦大学自主"双一流"学科建设。

2014 年，复旦大学基础医学、公共卫生与预防医学和中西医结合 3 个学科入选上海市高峰学科 I 类和 II 类建设。

2. 一流本科专业

2019 年，教育部决定全面实施"六卓越一拔尖"计划 2.0，启动一流本科专业建设"双万计划"。对于一流专业要求是"专业定位明确、管理规范、改革成效突出、师资力量雄厚和培养质量一流"。复旦大学医类 6 个本科专业中，基础医学、临床医学、预防医学和药学 4 个专业获批国家首批"一流本科专业"。

3. 一流教学成果

高等教育国家级和上海市级教学成果奖的评选时间均为每 4 年评选 1 次。中国研究生教育成果奖是我国研究生教育领域的最高奖项，在全国第四轮学科评估中等同为国家级教学成果奖，每 2 年评选 1 次。

2014 年 9 月 9 日，笔者作为 1 320 项国家级教学成果奖获得者的唯一代表，也是全国高校教师的唯一代表，在庆祝第 30 个教师节暨全国教育系统先进集体和先进个人表彰大会上发言，介绍了复旦近年推出的一系列医学教育改革"组合拳"。复旦大学医科于 2014 和 2018 年连续两届获得国家级教学成果特等奖 1 项和二等奖 2 项，于 2016 和 2018 年连续两届获得中国研究生教育成果二等奖，在全国医学院校位列榜首（表 10-4）。

表 10-4　复旦大学医科近年获国家级教学成果奖项目

获奖等级	成果名称
2014 年国家级教学成果特等奖	我国临床医学教育综合改革的探索和创新
2014 年国家级教学成果二等奖	中国特色全科医学人才培养体系的探索与创新
2018 年国家级教学成果二等奖	基于健康中国需求的创新人才培养机制探索与实践
2016 年中国研究生教育成果二等奖	全球化背景下研究生培养模式的创新探索
2018 年中国研究生教育成果二等奖	以健康为中心的公共卫生硕士培养模式的创新探索

特等奖项目"我国临床医学教育综合改革的探索和创新"，通过培养体系、教育制度、协同机制和实践教学创新，形成了中国特色的"5＋3"临床医学人才培养模式。

"基于健康中国需求的创新人才培养机制探索与实践"项目，率先试点博士"申请-考核"制，提高生源选拔质量；探索医学拔尖创新人才培养机制改革，推进科教结合和医教协同，加强学科交叉和融合发展，拓展国际合作和国际视野。

"全球化背景下研究生培养模式的创新探索"项目，创新了面向"全球健康"发展，交叉融合培养具有全球化视野、跨学科知识和创新能力的医学拔尖创新人才模式。

"以健康为中心的公共卫生硕士培养模式的创新探索"项目，首创"以健康为中心"的公共卫生硕士专业学位研究生（MPH）培养体系，为实现全民健康培养了一批复合型公共卫生"健康卫士"。

复旦大学医科近两届（2013 年、2017 年）获得上海市教学成果特等奖 3 项、一等奖和二等奖各 11 项，位列上海医学院校榜首（表 10‑5）。

表 10‑5　复旦大学医科近年获上海市教学成果奖项目

获奖等级	成 果 名 称
2013 年特等奖	临床医学专业学位教育综合改革的探索和创新
	全科医学教学体系和人才培养模式的探索与创新
	多学科、国际化研究生培养模式的创新探索
2013 年一等奖	学教相长研创并举——基于疾病多学科整合式 PBL 课程体系构建与实施
	医学生职业素质培养和评估新模式创建与实施
	以能力培养为导向的"立体化"儿科学课程体系建设与实践
	药学专业创新性实验体系的建立与实施
	药学专业学位硕士研究生培养新模式的探索
2013 年二等奖	以培养学生能力为导向的创新型内科学教学体系
	以实践为向导与国际接轨眼科 Wetlab 实训室教学体系的构建与应用
	组织胚胎学全英语课程国际化建设
2017 年特等奖	基于健康中国需求的创新人才培养机制探索与实践
	创新医学实验教学体系，构筑多功能示范基地
2017 年一等奖	全日制公共卫生硕士培养模式的创新与实践
	基于国际视野的高层次护理人才培养的创新与实践
	强化医学人文，构建新时期医学职业素养教育体系

获奖等级	成 果 名 称
2017 年 二等奖	夯实基础，全面提升教学质量——基础医学主干课程体系建设
	以临床应用能力为导向的循证医学教学体系的创建和实践
	推进医学遗传学课程的数字化建设：教学共享与实践
	基于国家重大需求的优秀儿科医学人才培养体系的创新与实践
	立足"卓越医师"的专科医生培养模式探索与创新
	老年医学教育体系的构建与实践
	临床药学人才培养模式的探索与创新
	强化妇产科特色人文教育与临床胜任力，构建新型妇产科学教学体系
	《医学免疫学》教学课程体系改革的创新实践

由表 10-5 可见，上海市教学成果获奖项目涵盖基础医学、临床医学、公共卫生和预防医学、药学、护理学等学科专业；在临床医学一级学科，包括内科学、外科学、妇产科学、儿科学、眼科学、老年医学等二级学科。在课程体系改革方面，兼顾教学内容、教学方式和评价考核；在实践创新力培养方面，以胜任职业岗位为导向；在国际化教学拓展方面，设多学科、全英文课程；在医学生素质教育方面，重医学人文和职业精神教育。

三、医学拔尖创新人才培养"组合拳"的"三种模式"

2014 年，教育部等六部门联合发布《教育部等六部门关于医教协同深化临床医学人才培养改革的意见》（教研 〔2014〕 2 号），确立了以"5＋3"（5 年临床医学本科教育＋3 年住院医师规范化培训或 3 年临床医学硕士专业学位研究生教育）为主体、以"3＋2"（3 年临床医学专科教育＋2 年助理全科医生培训）为补充的临床医学人才培养体系。迄今，已经基本建成院校教育、毕业后教育、继续教育三阶段有机衔接的具有中国特色的标准化、规范化临床医学人才培养体系，为我国医疗卫生服务提供了基本同质化的合格临床医生人才保障。

中国特色社会主义进入新时代，在当前全球化背景下，拔尖创新人才的培养成为提升我国综合实力与国际竞争力的关键因素。如何培养能够参与国际医学竞争、具有创新思维、能够解决如新型冠状病毒感染防控等复杂问题、推进未来医学发展的复合型高层次人才，已经成为迫在眉睫的重要课题，需要我们打出中国特色医学拔尖创新人才多学科培养"组合拳"（表10-6），为实现健康中国梦提供关键人才支撑。

表10-6　医学拔尖创新人才培养组合拳的"强医计划"和"萃青计划"

	强医计划（八年制）	萃青计划	
		学术医博	专业临博
面向生源	全国参加高考优秀高中生源	本校所有专业优秀本科生源	国内外非医专业优秀本科生源
博士计划	八年制	直博生	直博生
学位类型	MD	PhD	MD
分流学位	医学学士 学术型医学硕博	学术型医学硕士	学术型医学硕博
适用院校	八年制医学院校	具有学术型医学博士授权点的医学院校	顶尖八年制医学院校
备注说明	1. 入口筛选、过程各表、核心趋同、出口一致 2. 毕业后进入2年住院医师规范化培训（临床博士后）		1. 突破MD前置学位要求（临床本科，规培证书） 2. 上海沪卫规（2019）14号明确非临床本科MD需规培3年（临床博士后）

1. 强医计划（八年制）

培养方案：2年通识教育（+医学科技史、医学科学方法论，早期接触临床，生物基础课程，全程导师）+4年基础临床整合课程和案例库建设（包括临床实习）+2年博士论文科研训练和临床轮转。

临床能力：二级学科轮转达到住院医师规范化培训第1年水平，避免和住院医师规范化培训内容重复。

科研训练：基础科研知识和基本技能，二级学科轮转中培养通过临床研究解决临床问题的能力，科研论文写作和学术交流能力。

学位论文：选题从临床实际出发，紧密结合临床需求，体现临床医学特点，研究成果服务于疾病诊治，所有学位论文全部盲审。

分段管理：研究生院第五年第二学期参照直博生"申请-考核"，审查博士资格，包括学位课程认定、科研能力考核等，引入分流机制。

计划冠名：在复旦大学可称"谈家桢-颜福庆计划"。谈家桢院士是我国现代遗传学奠基人，在复旦大学建立了我国第一个生命科学学院；著名医学教育家颜福庆创建了复旦大学上海医学院，这也是中国人创办的第一所国立大学医学院。

2. 萃青计划

（1）萃青计划（学术型医学博士）

招生：面向本校所有专业正常毕业年限前一年级的在读优秀学生，经过选拔通过推免直博生进入医学院学习。培养：按照基础/临床/公共卫生/中西医结合/药学等一级学科直博生培养，目标是培养医学拔尖创新人才和未来医学科学家。学位：可在研究生第4学年提前申请毕业，获相应学术型医学博士学位。特点：提前选拔，本博贯通。冠名：在复旦大学可称"明道计划"（上海医学院院训为"正谊明道"）。

（2）萃青计划（专业型临床博士）

招生：面向全球顶尖大学非医本科四年制学生，经过选拔，通过推免直博生进入医学院学习4年。培养：按照全新模式交叉融合方案，培养思想品德高尚，具备社会担当、国际视野、创新精神和实践能力的多学科背景的高层次临床医生和未来临床科学家。学位：临床医学博士专业学位。特点：招生规模小，基本留在本校附属医院，毕业后规培3年有待遇保障（临床博士后）。冠名：在复旦大学可称"克卿计划"（上海医学院创办者颜福庆，字"克卿"）。

（3）"MD＋PhD"双学位计划

在以上"强医计划（八年制）"和"萃青计划（专业型临床博士）"中，允许少数特别优秀者选择适当延长学习年限2年左右，进入旨在培养精英临床医学专家和医学科学家的"MD＋PhD"双学位计划。

在美国，每年 MD 招生 21 000 人左右，"MD＋PhD"双学位计划招生 600 人左右。如哈佛大学"MD＋PhD"双学位计划（MSTP Medical Scientist Training Programs）每年大约有 400 人申请，面试约 75 人，最后录取 10 余人。其博士学位论文研究既可以在哈佛大学物理、化学、生物学、生物化学、细胞生物学、遗传学、微生物学、分子药理学、分子遗传学、病理学、免疫学、神经科学、病毒学等学科进行，也可以选择在麻省理工学院的生物学、生物医学工程、脑和认知科学、化学工程、电子工程和计算机科学等学科进行。

在我国，北京大学设立"MD＋PhD"双学位计划。北京大学医学部八年制专业修满 5 年，在自愿报名与选拔的原则下，允许一定比例的学生进入"双博士学位"项目，在国外/境外知名大学基础医学方向学习研究 3～5 年，符合毕业和学位授予条件者，准予毕业，授予 PhD 博士学位。归国后学生继续临床二级学科阶段的培养，完成学业，通过论文答辩和考核，准予毕业，授予医学博士 MD 学位。

在复旦大学，拟与国外一流大学联合培养，在基础医学院和临床医学院试点"MD＋PhD"双学位计划。复旦大学基础医学院包括基础医学、中西医结合、药学、生物学、生物医学工程等一级学科博士点，临床医学院正在建设癌症攻关、重大脑疾病、心脏医学与泛血管、代谢疾病、临床感染防控与耐药精准诊治、全生命周期健康、老年医学与健康、健康中国视角下循证护理、健康医疗装备制造、健康医疗大数据与智慧医疗共 10 个临床医学交叉研究院。

综上所述，健康中国战略对医学人才培养提出了新的要求，医学教育也必须坚持以人民健康为中心，与时代发展同频共振，在大健康视域下，多学科深度交叉融合，打出医学拔尖创新人才培养"组合拳"，为人民群众提供全方位、全生命周期的健康服务。

（来源：《中国卫生资源》2020 年第 23 卷第 1 期）

第十一章

加强培养体系建设 创新协同育人机制

2017 年，中共中央办公厅、国务院办公厅印发《关于深化教育体制机制改革的意见》，指出要探索建立"书院制"、住宿学院制等有利于师生开展交流研讨的学习生活平台。 2019 年，《教育部印发关于深化本科教育教学改革全面提高人才培养质量的意见》（教高 〔2019〕 6 号）提出：要积极推动高校建立书院制学生管理模式，开展"一站式"学生社区综合管理模式建设试点工作，配齐配强学业导师、心理辅导教师、校医等，建设师生交流活动专门场所。 2020 年，《教育部等八部门印发关于加快构建高校思想政治工作体系的意见》（教思政 〔2020〕 1 号）提到：要依托书院、宿舍等学生生活园区，探索学生组织形式、管理模式和服务机制改革。 2023 年 3 月，教育部党组书记、部长怀进鹏在上海市调研教育工作时强调，上海市教育系统和在沪直属高校要持续深化党的二十大精神学习宣传，坚定不移用习近平新时代中国特色社会主义思想铸魂育人，全面实施"时代新人铸魂工程"，深化"一站式"学生社区和书院建设。本文回顾复旦大学在书院体系建设和功能定位方面的发展历程，重点阐述书院在医学教育创新发展中的协同育人机制和实践探索。

一、加强书院体系建设

1. 发展历程

2005 年，复旦大学在全国率先启动通识教育改革，弘扬中国书院传统，借鉴西方住宿书院经验，突出复旦精神文化特色，以校史上德高望重的老校长名字命名，成立志德、腾飞、克卿、任重四大书院，此后又成立了希德书院，开创了内地高校探索现代书院制度的先河。 2012 年，学校在全国率先推行贯穿本科教育全过程的通识教育培养体系和住宿书院制度，每个书院遵照文理结合、大类专业相对集中的原则进行组建，书院生活覆盖学生的完整本科阶段。 2017 年，学校制定实施《2020 一流本科教育提升行动计划》，完善通识教育与多元选择有机结合的 "2 + X" 培养体系，有效贯通教室、书院、科研与创新创业、社会实践、海外学习、网络新媒体等 6 个维度的育人空间。

书院教育以 "德才兼备、全面发展" 为目标，以 "全面发展的第二课堂、文化育人的生活园区、师生共享的公共空间、学生自我管理的教育平台" 为功能定位，按 1∶10 左右的师生比为本科生配置书院导师，导师通过面对面个性化交流促进学生成长。书院配有党团活动室、阅览室、健身房等各具功能的公共活动空间。每年开设 50 余门研讨和服务学习课程，举办各类教育活动 100 多场。每年聘任 100 多名专任教师兼任书院导师，通过经典研习、读书小组、科创实践、学术训练营、书院课程、讲座论坛等形式，构建了贯通课堂内外的师生 "学术-生活" 共同体。

2. 建设原则

书院是落实立德树人根本任务的重要阵地，是学校推进 "五维育德"（德、智、体、美、劳）的重要平台，是深化 "三全育人" 综合改革的重要抓手。书院体系建设必须要注重思想引领、文化育人、师生共享和学生自我教育，形成融贯第一课堂与第二课堂的育人体系；要坚持立德修身、学生为本和协同育人。

坚持立德修身：将德育为先、全面发展理念贯穿始终，加强政治引领和思想引领，注重能力培养和行为养成，弘扬中华优秀传统文化和社会主义先进文化，坚持以文化人、以文育人。

坚持学生为本：结合学生成长规律，激发学生潜能，全面提升学生综合素养。坚持跨学科交流、跨院系合作、跨部门合力、跨平台融合，为学生全面发展提供多元选择，提供一流校园成长体验。

坚持协同育人：整合育人资源，构建第一课堂和第二课堂协同育人体系，增强导师和学工两支队伍协同育人效应，实现课程育人、实践育人和环境育人，形成师生共建共享的学术、文化、生活共同体。

3. 六大计划

复旦大学克卿书院以上海医学院创办者颜福庆老校长名字命名，以蓝色为标志性颜色，门匾字体为魏碑，书院楹联是"读书面对圣贤，当知所学何事；立志胸存社稷，但求无愧于心"。书院一直重视学生的人文、科学精神的培养，在培养跨学科思维能力的同时，传递积极向上的人文观与价值观，为国家培养全方位发展的优秀医学领军人才。围绕"立德修身"，实施"思想引领、学术拓展、身心健康、文化涵养、创新实践、领袖人才"六大计划，发挥导师育人作用，全面提升学生综合素养。

思想引领计划以社会主义核心价值观为引领，将德育融入智、体、美、劳诸育，将理想信念教育、爱国主义教育、品德修养教育融入日常学习、生活和实践。积极传承红色基因，以党建带团建，开展理论学习、党团组织活动和服务社会实践。

学术拓展计划促进师生互动，让导师在学识上指导学生、在生活上熏陶学生、在人格上引领学生。

身心健康计划举办趣味运动会、荧光夜跑以及"走进心理世界"讲座，激发学生积极参与体育锻炼，关注心理健康。

文化涵养计划以体验营、研习营、工作坊为载体，以经典阅读、书画、篆刻、京剧、昆曲为重点，开展书院人文艺术教育，提高学生艺术审美和文化涵养。

创新实践计划开展"卿年仁行"实践系列志愿服务，克卿-振华素养发展基金读书活动，克卿-德济基金寒假返乡社会实践项目，着力增强医学生社会责任感和实践创新能力。

领袖人才计划重点培养学生自我管理、自我服务、自我教育和自我监督意识，提升学生领导能力和团队合作能力。

二、创新协同育人机制

1. 以导师队伍为抓手

复旦大学调动全校资源，建立了一支由专业教师兼任的书院兼职导师、专职导师和特邀导师组成的书院导师队伍。

导师主要职责：①关心学生德、智、体、美、劳全面发展，引导学生树立崇高的人生观和价值观，指导学生掌握专业认知和科学思维方法，助力学生寻找人生发展方向，培养学生成为掌握未来的有用之才；②学习掌握本专业和相近专业的培养方案，指导性修读计划及教学管理各项规定，根据不同特点为学生制定个性化修读计划，建立师生有效联系渠道；③引导新生适应大学教育体系，介绍通识教育特点，了解课程设置，完成选课计划，尝试学术文化交流活动与课题入门研究，在实践中提升对于知识的理解和思维方法运用，为高年级学业计划打好基础。

导师基本要求：①完成培训学习，参加各类典礼，出席首次班会，公开个人接待时间与地点等基本信息；②完成下午茶、午餐会、素拓活动、咨询答疑、走寝谈心等师生小组见面活动；③结合自身专业背景完成讲座沙龙、读书小组、科创训练、社会实践等任务；④协同辅导员做好学生学业生活指导，及时反馈学生状况以及对书院教育工作的建议等。

2. 以实践育人为路径

近3年，克卿书院兼职导师们除了关心指导自己小组的学生生活之外，还开展了多种形式的师生交流实践活动，既面向本小组学生，也辐射到全书院。

2020 年，新冠疫情期间"停课不停学"，依托"克卿-振华"项目基金，组织开展"生命、医者、病情"主题读书活动，共有 49 名导师、600 余名学生参与，形成了 488 篇 80 余万字的读书报告。

2021 年，依托"克卿-德济"项目基金，开展"赓续建党红色百年，争做医学时代新人"主题社会实践活动，书院共有 43 位导师、 240 位本科生参与，实践地点遍布全国 15 个省份 27 个城市。

2022 年，以书院导师、仲英青年学者茅善华为例，全年度主要开展了如下活动：①通过"医护初体验"让学生走进临床（门急诊、胰腺外科和胸心外科病房、门诊手术室、泌尿外科和胸外科护理部、病理科等）；②组织学生开展动物实验，外科切开缝合和心肺复苏技能培训；③进行医学生宣誓，参观复旦抗疫专题展，走进人体科学馆和病理博物馆；④举办医学生心理健康讲座。

3. 以学术活动为重点

书院秉承"正谊明道"的上医院训和"为人群服务、为强国奋斗"的上医精神，定期开展"正谊论坛""克卿峰会""明道讲堂"等学术活动，践行为党育人、为国育才使命。

"正谊论坛"聚焦科学创新前沿。在 2020 年 11 月 21 日第六届正谊论坛上，中国科学院杨雄里院士做"脑科学面临的挑战与展望"主题报告，复旦大学类脑智能研究院冯建峰院长作"人工脑 VS 生物脑"学术报告。在 2021 年 12 月 11 日第七届正谊论坛上，中国科学院王正敏院士等三位嘉宾围绕"当代听觉医学"作主题报告。

"克卿峰会"关注社会热点问题。在 2021 年 4 月 15 日"克卿峰会"上，复旦大学公共卫生安全教育部重点实验室主任、国家杰出青年科学基金获得者余宏杰教授作"关于新冠疫苗 你了解多少"的专题报告，就新型冠状病毒的人群易感性，疫苗在减少重症、危重症的发生和人群免疫保护方面的作用等进行了答疑解惑。

"明道讲堂"强化医学人文教育。以学术为本，结合专业知识和文化传承，提供与名师面对面交流机会，从讲者独特的人格魅力中收获感悟。在 2021 年 5 月 14 日第十届"明道讲堂"，中国工程院闻玉梅院士讲授"一个步行者的追求和实践——献给中国共产党成立 100 周年"专题党课。她回顾了自己听从党的召唤，参与抗击血吸虫病、霍乱、急性细菌性结膜炎（红眼病），奋战在抗击严重急性呼吸综合征（severe acute respiratory syndrome，SARS）和新冠病毒科研前线的体验，那就是："上医文化教育我们一生都要为解除人民疾苦献身。献身不仅需要高超的业务和精湛的技术，更重要的是心中有人民的生命，有人民的疾苦，有人民的健康，有人民的幸福。""我们要培养德才兼备、创新型的人才，这样才可以在长期竞争中胜出。""培养人不仅要做蜡烛，更要做火炬，就是要传得下去。"人才培养关键是"释放每个学生的内在潜力"。复旦大学附属华山医院第四批援鄂医疗队队长李圣青教授也以"践行医者初心使命弘扬伟大抗疫精神"为题，分享了自己在武汉的经历体会。

三、总结

综上，加强书院体系建设，要强化立德树人思想引领，提升育人能级，坚持以文化人、以文育人，将理想信念教育、爱国主义教育、品德修养等润物无声融入学生日常学习、生活和实践；创新协同育人机制，要落实五维育德，以导师队伍为抓手，以实践育人为路径，以学术活动为重点，助力"三全育人"综合改革，帮助学生健全人格，实现德智体美劳全面发展。

（来源：《中国卫生资源》2023 年第 26 卷第 2 期）

第四篇

以新内涵强化
医学生培养

医科院系"三全育人"评价指标体系研究

为深入贯彻习近平总书记在全国高校思想政治工作会议上的讲话精神，2018 年 5 月，教育部启动"三全育人"综合改革试点，其中一项重要任务就是改进高校思想政治工作评价管理规范，研究制定内容全面、指标合理、方法科学的评价体系，推动高校思想政治工作制度化。教育部在下发《关于开展"三全育人"综合改革试点工作的通知》（教思政厅函〔2018〕15 号）同时也颁布了《"三全育人"综合改革试点工作建设要求和管理办法（试行）》，从省（区、市）、普通高等学校、普通高等学校院（系）三个层面明确了"三全育人"综合改革试点建设标准，具有很强的操作性，成为全国高校推进"三全育人"的工作指南。

高校是人才培养的主阵地，院系是育人工作的主力军。教育部公布的两批"三全育人"综合改革试点单位中，25 家试点高校中有 15 家设有医学院（部），92 家试点院系中医科院系有 10 家。各医科院系紧紧围绕立德树人根本任务，充分发挥中国特色社会主义教育特别是医学教育的育人优势，构建微观的一体化育人体系，努力回答好培养什么样的人、如何培养人以及为谁培养人这个根本问题。2020 年 9 月，面对疫情提出的新挑战、实施健康中国战略的新任务、世界医学发展的新要求，国务院办公厅发布《关于加快医学教育创新发展的指导意见》（国办发〔2020〕34

号），提出加强救死扶伤的道术、心中有爱的仁术、知识扎实的学术、本领过硬的技术、方法科学的艺术的教育，以新内涵强化医学生培养。三年来，各医科院系发挥专长，服务人民生命健康，助力抗击新冠疫情取得决定性胜利，在公共卫生事件中展现出更为丰富的育人形式、更为广阔的育人平台和更为鲜明的育人特色。探索符合学科特点的"三全育人"评价指标体系，与医学教育创新发展深度融合，成为医科院系的共同思考。

一、对象与方法

1. 研究对象

作为"三全育人"综合改革全国试点高校，复旦大学扎实推进综合改革，构建"五维育德"思想政治工作体系。复旦大学上海医学院全面响应，按照"以德育德""以智育德""以美育德""以体育德""以劳育德"架构，不断完善育人机制创新和育人评价体系，把立德树人根本任务贯穿办学治学、育德育才全过程。

在调研复旦大学上海医学院教师与学生对"三全育人"工作满意度的基础上，尝试构建有医科特点的评价规范和考核量表，将"三全育人"工作融入医学教育整体设计之中。上海医学院现有院所平台 14 家、直属附属医院 6 家。由于院系层面"三全育人"综合改革主要由分党委牵头，本文定义的医科院系是指已独立设置二级分党委且同时承担本科生与研究生培养的教学科研单位，主要包括基础医学院、公共卫生学院、药学院和护理学院等，暂不含附属医院和其他研究平台。各二级院系的共同特点之一就是根据学科分支或特定需要设置了更细一级的教学科研单元，学系或教研室成为育人的基本载体。

2. 研究方法

推进"三全育人"综合改革需要坚持以师生为中心，把握教师与学生思想特点和发展需求。本研究对上海医学院 221 名医学生和 159 名医科教师开展了问卷调查，了解受访者对所在院系"三全育人"工作的认知与看法。问卷结合院系具体工作描绘了"五维育德",其中:"以德育德"包括形势政策课、医学人文课程及课程思政等;"以智育德"包括医学学术讲座与报告、课题研究与科研创新、国内及海外学术交流等;"以美育德"包括高雅艺术进枫林校园、"一二九歌会""医学大师剧",学生艺术团、研究生会及学生会各项艺术活动等;"以体育德"包括军训、体育课教学、体育社团活动、医学第二课堂、运动会及心理健康教育等;"以劳育德"包括助教、助管等勤工助学活动,实验室及公共平台的助研工作,创新创业教育,医学科普及抗疫志愿者等社会实践活动等。教师问卷和学生问卷在设计上相互对照、方便比较。涉及满意度或考核量表指标构建的均请受访师生按重要性进行 5 级评分, 1~5 分别代表不满意、不太满意、基本满意、满意和非常满意,或不重要、不太重要、较重要、重要和非常重要,并在问卷最后设置权威度与把握度自评。

在教师与学生对院系"三全育人"工作满意度评价的基础上,采用层次分析法构建以"三全育人"总体评价为目标层、"全员""全程""全方位"为准则层、具体实践举措为方案层的层次结构模型。通过邀请长期工作在医学教育一线的资深专家对"全员""全程""全方位"准则层重要性进行评价,构建判断矩阵,结合具体实践举措重要性评价均值计算权重,进而形成医科院系"三全育人"评价指标体系。

二、结果

1. 受调查者基本情况

共调查学生 221 人、教师 159 人,受调查者基本情况见表 12-1。

表 12-1 受调查者的基本情况

学生(n= 221)				教师(n= 159)			
	项目	人数/人	构成比/%		项目	人数/人	构成比/%
性别	男	103	46.61	性别	男	48	30.19
	女	118	53.39		女	111	69.81

（续表）

	学生（n= 221）				教师（n= 159）		
	项目	人数/人	构成比/%		项目	人数/人	构成比/%
政治面貌	中共党员	36	16.29	政治面貌	中共党员	107	67.30
	共青团员	171	77.38		民主党派、无党派	17	10.69
	群众	14	6.33		群众	35	22.01
年级	本科生（新生）	57	25.79	职称	正高级	22	13.84
	本科生（老生）	97	43.89		副高级	58	36.48
	研究生（新生）	44	19.91		中级	61	38.36
	研究生（老生）	23	10.41		初级	18	11.32

2. 对"三全育人"的总体评价

从总体评价看，受访教师与学生对"三全育人"工作的整体满意度较高。 95.48％的学生和94.97％的教师对所在院系的"三全育人"工作评价良好。在"五维育德"上，教师与学生评价基本一致，学生最满意的维度是"以智育德"和"以劳育德"，教师最满意的维度是"以德育德"和"以智育德"，见表12‑2。

表 12‑2　教师学生对推进"五维育德"的满意度情况

项目	满意度（$\bar{x} \pm s$）	
	学生（n= 221）	教师（n= 159）
以德育德（形势政策课、医学人文课程及课程思政等）	4.35±0.849	4.40±0.746
以智育德（学术讲座与报告、课题研究与科研创新、国内及海外学术交流等）	4.43±0.763	4.40±0.739
以美育德（高雅艺术进校园、"一二九"歌会、学生艺术团、学生会及研究生会各项艺术活动"医学大师剧"等）	4.41±0.784	4.30±0.792

项目	满意度（x±s）	
	学生（n= 221）	教师（n= 159）
以体育德（军训、体育课教学、体育社团活动、第二课堂、运动会及心理健康教育等）	4.38 ± 0.769	4.26 ± 0.797
以劳育德（助教、助管等勤工助学活动，实验室及公共平台的助研工作，创新创业教育，医学科普及抗疫志愿者等社会实践活动）	4.43 ± 0.758	4.30 ± 0.786

本研究将"全员""全程""全方位"作了具体描绘。数据显示：学生对"教师能认真上好每一堂课""实验课教师指导医学实验很细致""辅导员关心学生并能定期走访寝室"三项评分最高（均数分别为4.47、4.45和4.43）；对"在课堂之外身边也总有老师给予我各类指导"评价略低（均数4.16）。同时，对不同年级学生对于"十大育人"满意度的方差分析可发现，本科生新生对于"教师能认真上好每一堂课"的满意度（均值4.61）显著高于其他组别；本科生老生在"党政管理教师能热情服务师生""辅导员关心学生并能定期走访寝室"以及"在课堂之外身边也总有老师给予我各类指导"上的满意度（均值分别为4.09、4.15和4.02）显著低于其他组别。可见，随着对校园熟悉度的提升，学生对"全员""全程""全方位"育人工作的要求也随之上升。关于感受最深的育人环节，超过80.00％的学生认为自己特别感受到了新生入学教育、医学专业课学习中的课程育人和实验室科研工作的科研育人感受颇深。受过去3年疫情影响，学生对创新创业活动、寒暑假社会实践等环节感受度不深。关于"十大育人"体系中最需要加强的板块，师生均对"心理育人"提出了强烈期待，认为医学生学业压力较重，在临床过程中面对生死场景较多，容易产生心理问题。二级院系受过专业心理咨询培训的教师比例较低，"心理育人"从保障及供给能力上还不够充分。

三、基于"全员全程全方位"的评价框架

坚持把立德树人作为中心环节，把思想政治工作贯穿教育教学全过

程，实现全程、全方位育人，是习近平总书记关于高等教育思想的核心要义，是新形势下做好高校思想政治工作的新目标、新要求。在推进综合改革试点过程中，不少医科院系根据自身特点，在落实"三全育人"机制创新和科学评价上作了大胆实践。在评价内容上，提出要让教学科研管理"三位一体"，科室层面"系科合一""室科合一"；要实施"岗位思政"，系统梳理各岗位的育人要素，将"三全育人"综合改革任务落实情况纳入学校每年度对各院系及直属附院综合绩效目标考核；要强化"临床育人"，针对不同年级医学生的特点，构建"学校-实习基地-实习科室-德育导师-医学实习生"一体化模式；要注重医药特色，充分利用和发挥医科院校科研育人资源，培养学生创新意识，探索医药专业特色的科研育人体系；要用好资助育人，关心家庭贫困医学生的心理健康，把传统资助模式转向发展型资助育人等。在评价手段上，提出要将"三全育人"工作落实情况纳入二级党组织书记抓基层党建述职评议、从严治党主体责任检查、意识形态工作督查、文明校园创建的重要内容。

1. 关于"三全"的维度划分

教育部对于试点院（系）的考核指标非常明确，涵盖组织领导、"十大育人"、条件保障，共计 12 个一级指标，是一个涉及面广、贯通性强，适用各学科院系的评价体系。通常，医科院系都设有下一级学系或教研室，对院系的评价需要向下延伸，而系室作为育人的微观载体不一定是条件保障的支撑主体，也不一定在"十大育人"上都发挥功效。由此，可先根据"三全育人"基本内涵，从"全员""全程""全方位"维度设立 3 个一级指标，再把教育部的子指标作为基准指标按医科实际设置二级指标。教育部在建设要求和管理办法中共设置了 31 个二级指标和 47 个三级指标，本研究将这些指标作为医科院系育人工作评价的备选指标，从育人主体、育人过程和育人环境角度融入，确定二级指标 15 个。最后，通过问卷方式征询师生意见，对二级指标进行赋权，从而形成完整的考核量表。

2. 层次分析法及其权重测定

第一步，建立层次结构模型。层次分析法（analytic hierarchy process，

AHP）是一种通过区分层次、计算权重进行决策的分析方法。随着思想政治工作制度化，基于 AHP 的绩效评价体系逐步应用到高校"三全育人"之中。本研究将医科院系"三全育人"评价作为目标层，将"全员""全程""全方位"作为 3 个准则层，结合二级院系在综合改革中的具体实践分别设置 5 个方案层（表 12 - 3），其中："全员"育人用于考察教学、科研、实验技术、党政管理等各类别教师按照岗位特性教书育人的情况；"全程"育人用于考察学生从进校到毕业，从接受课堂教学到参与社会实践再到进入临床实习实践，每一个成长过程感受学校与教师的育人情况；"全方位"育人用于考察充分利用各种育人载体，从综合测评到奖勤补贷，每一个成长空间与环境感受学校与教师的育人情况。

表 12 - 3　医科院系"三全育人"评价指标体系

目标层	准则层	方案层	重要性评价均数
医科院系"三全育人"评价（H）	全员育人（P_1）	1.1　教师积极参与医学教育改革、授课比赛和课程思政案例及指南撰写，教授为学生授课比例达到 100%（P_{11}）	4.20
		1.2　导师悉心指导医学生科研，项目负责人注重学术诚信教育，每年至少开设 1 次学术规范专题讲座（P_{12}）	4.43
		1.3　实验技术教师细致指导医学实验，帮助学生树立严谨求实的治学态度，保证实验数据真实可靠（P_{13}）	4.48
		1.4　党政管理人员热情服务师生，努力建设上下协同的高效服务网络（P_{14}）	4.50
		1.5　党政班子注重教师队伍及思政队伍建设，在奖励或绩效上给予专兼职辅导员及班导师倾斜（P_{15}）	4.35
	全程育人（P_2）	2.1　结合开学和毕业典礼、传统节庆日、重大事件等开展爱国荣校主题教育及医学发展史教育（P_{21}）	4.40
		2.2　对教案严格把关，对未包含课程育人内容"一票否决"，把课程质量作为教学督导的重要方面（P_{22}）	4.13
		2.3　关心学生学业进步与心理健康，有心理危机干预预案，对学业和经济贫困医学生能及时帮扶（P_{23}）	4.54

（续表）

目标层	准则层	方 案 层	重要性评价均数
		2.4 建立相对稳定的实践育人基地和 1～2 个医学社会实践精品项目，支持和带领学生参与义诊等志愿服务（P_{24}）	4.38
		2.5 关心学生毕业与就业，积极引导医学生服务健康中国战略，到祖国最需要的地方去（P_{25}）	4.40
		3.1 "三全育人"明确纳入发展规划、工作计划和医学人才培养方案，理想信念教育很有效（P_{31}）	4.36
		3.2 选优配强党支部书记，充分调动工会、退教协、关工委等群团组织育人合力，引导医学生政治进步（P_{32}）	4.28
	全方位育人（P_3）	3.3 积极开展系室文化建设，选树宣传教书育人和优秀医护典型，获得校级及以上教书育人相关荣誉（P_{33}）	4.31
		3.4 积极开展医学人文教育，拓展网络育人平台与形式，开发医学教学软件或拍摄教学微视频（P_{34}）	4.38
		3.5 把思想政治素质考核作为选聘教师的重要依据，对违反师德医德和学术不端行为严格查处（P_{35}）	4.47

第二步，构造判断矩阵。本研究邀请了上海医学院所属院系的部分分党委书记、分管学生副书记、双带头人党支部书记，医学学工部、教务处和研究生院等 10 名教师作为专家，定性描述各层评价指标的重要性。专家组对同层次各指标的重要性进行比较，得出一级指标判断矩阵 H。假设准则层元素为 P_i，判断矩阵元素为 α_{ij}，$\alpha_{ij} = P_i / P_j$。 则：

$$H = \begin{pmatrix} 1 & \dfrac{6}{5} & \dfrac{3}{2} \\ \dfrac{5}{6} & 1 & \dfrac{5}{4} \\ \dfrac{2}{3} & \dfrac{4}{5} & 1 \end{pmatrix} = \begin{pmatrix} 1.0000 & 1.2000 & 1.5000 \\ 0.8333 & 1.0000 & 1.2500 \\ 0.6667 & 0.8000 & 1.0000 \end{pmatrix}$$

按照和积法计算各指标权重，可得最大特征值 $\lambda_{max} = 3.000$，

$W_A = (0.4000, 0.3333, 0.2667)^T$。 做一致性检验，$CI = \dfrac{\lambda_{max} - n}{n - 1} = 0.000$，可得 $RI = 0.58$，$CR = \dfrac{CI}{RI} = \dfrac{0.000}{0.58} = 0.000 \leqslant 0.1$，检验通过。

第三步，确定方案层各指标 P_{ij} 的排序向量。问卷邀请 159 名教师对每一个指标按重要性进行 5 档评价（5 表示最重要），根据教师重要性评价赋值。同理，可和积法计算出各级指标权重（表 12 - 4），并做一致性检验，检验通过。最后，为方便院系及下设系室实操，转化为百分制考核量表（表 12 - 5）。

表 12 - 4　医科院系"三全育人"评价各层级指标权重

目标层	准则层	权重	方案层	权重	综合权重
医科院系"三全育人"评价（H）	全员育人（P_1）	0.4000	P_{11}	0.1913	0.0765
			P_{12}	0.2017	0.0807
			P_{13}	0.2040	0.0816
			P_{14}	0.2049	0.0820
			P_{15}	0.1981	0.0792
	全程育人（P_2）	0.3333	P_{21}	0.2013	0.0671
			P_{22}	0.1890	0.0630
			P_{23}	0.2078	0.0693
			P_{24}	0.2005	0.0668
			P_{25}	0.2014	0.0671
	全方位育人（P_3）	0.2667	P_{31}	0.2000	0.0533
			P_{32}	0.1963	0.0524
			P_{33}	0.1977	0.0527
			P_{34}	0.2009	0.0536
			P_{35}	0.2050	0.0547

表 12‑5　医科院系"三全育人"评价量表（百分制）

一级指标	二级指标	权重/%
全员育人（40%）	1.1　教师积极参与医学教育改革、授课比赛和课程思政案例及指南撰写，教授为学生授课比例达到100%	8
	1.2　导师悉心指导医学生科研，项目负责人注重学术诚信教育，每年至少开设1次学术规范专题讲座	8
	1.3　实验技术教师细致指导医学实验，帮助学生树立严谨求实的治学态度，保证实验数据真实可靠	8
	1.4　党政管理人员热情服务师生，努力建设上下协同的高效服务网络	8
	1.5　党政班子注重教师队伍及思政队伍建设，在奖励或绩效上给予专兼职辅导员及班导师倾斜	8
全程育人（33%）	2.1　结合开学和毕业典礼、传统节庆日、重大事件等开展爱国荣校主题教育及医学发展史教育	7
	2.2　对教案严格把关，对未包含课程育人内容"一票否决"，把课程质量作为教学督导的重要方面	6
	2.3　关心学生学业进步与心理健康，有心理危机干预预案，对学业和经济贫困医学生能及时帮扶	7
	2.4　建立相对稳定的实践育人基地和1～2个医学社会实践精品项目，支持和带领学生参与义诊等志愿服务	6
	2.5　关心学生毕业与就业，积极引导医学生服务健康中国战略，到祖国最需要的地方去	7
全方位育人（27%）	3.1　"三全育人"明确纳入发展规划、工作计划和医学人才培养方案，理想信念教育很有效	5
	3.2　选优配强党支部书记，充分调动工会、退教协、关工委等群团组织育人合力，引导医学生政治进步	5
	3.3　积极开展系室文化建设，选树宣传教书育人和优秀医护典型，获得校级及以上教书育人相关荣誉	5
	3.4　积极开展医学人文教育，拓展网络育人平台与形式，开发医学教学软件或拍摄教学微视频	6
	3.5　把思想政治素质考核作为选聘教师的重要依据，对违反师德医德和学术不端行为严格查处	6

四、评价实施及相关建议

围绕立德树人根本任务，打造内容完善、标准健全、运行科学、保障有力、成效显著的高校思想政治工作体系，是贯彻落实习近平新时代中国特色高等教育思想的重要体现。这既需要在学校层面构建中观的一体化育人体系，也需要在院（系）层面，根据各项工作内在的育人元素和育人逻辑，构建微观的一体化育人体系。本文结合复旦大学上海医学院二级院系育人工作实践所设计的评价量表，从"全员""全程""全方位"角度审视和推进了医科院系"三全育人"评价工作开展。研究表明，按"三全育人"基本内涵设置 3 个准则层，按医科院系综合改革具体实践各设置 5 个方案层，按重要性评价设置略有差异的权重，具有一定科学性和实操性。在具体实施过程中还应进一步广泛采集数据，建立以数据为支撑的信息库，并实时加以更新；进一步加强评价督导，形成良好的诚信自评氛围，杜绝一切弄虚作假现象。

同时调研也发现，医科师生对"三全育人"工作还有不少期待，院系须加以改进。一是要把理想信念教育放在工作首位，积极组织医学相关社会实践。医学既是科学，也是人文，有时还是艺术，实践性和思想性都很强。 69.81％的受访教师认为要广泛开展医学生理想信念教育和医学人文教育， 64.25％的受访医学生也期待院系组织更多医学相关的社会实践。二是要让认真授课教师得到充分肯定，努力提升青年教师育人能力。教师是"三全育人"的主体，是决定人才培养质量的关键因素。院系要从制度入手，打造一支有理想信念、有道德情操、有扎实学识、有仁爱之心的医科教师队伍。 78.62％以上的受访教师都对"让认真授课的老师得到充分肯定"表示赞同，而不是简单化地"严格管理考核各类教师的工作"。只有增强岗位意识、提升育人能力，才能把育人融入医学教育全过程。三是要进一步丰富学生校园文化生活，加强医学生心理健康教育。医学生课程学习负担重，临床实习面对病人生死情况比较多，大量实验工作使得生活方式相对单一，就业市场压力又进一步放大焦虑聚集。因此，提升医学素

第十二章　医科院系「三全育人」评价指标体系研究

117

养同时，培养一颗健康的心灵是院系面临的重要考验。这需要各院系不断优化内容供给、改进工作方法、创新工作载体，真正把"三全育人"评价落到实处。

此外，附属医院"三全育人"是医科院系"三全育人"必不可少的组成部分，其评价指标体系的研究非常重要、不可或缺，暂未将附属医院纳入也是本研究的不足之处。现阶段，复旦大学上海医学院正在积极推进临床医学院建设和临床八年制改革。对此，课题组将在后续研究中不断深入，进一步完善评价指标体系。

（来源：《中国卫生资源》2023 年第 26 卷第 5 期）

第十三章

医学院校"一站式"学生社区党建工作的内生价值、现实挑战与实施路径

2017年，《普通高校学生党建工作标准》明确要求"探索学生党建工作向最活跃、最具创新能力的组织拓展、扩大党的覆盖面，做到哪里有学生党员哪里就有学生党组织，哪里有党组织哪里就有健全的组织生活和党组织作用的充分发挥"。党的十九大以来，习近平总书记就推进全面从严治党向基层延伸，作出一系列重要指示，强调要把抓基层、打基础作为党的建设的长远之计和固本之举。高校"一站式"学生社区是课堂外落实立德树人的重要阵地，是打通育人"最后一公里"的关键一环，是落实学生基层党建工作的核心场域。2019年，教育部启动"一站式"学生社区综合管理模式建设试点工作，突出要把学生社区打造成为党建和思想政治工作的高地。将"一站式"学生社区打造成为学生党建前沿阵地，推动党建引领功能的充分发挥是"一站式"学生社区综合管理模式的重要内容，也是当前阶段高校加强基层党建工作的重要命题。医学院校以为国家培养有理想、有本领、有担当的人民健康守护者和医疗卫生事业接班人为宗旨，与其他学科教育相比，更加注重人文精神培育，更加注重实践能力的培养。本研究来源于上海市教卫党委系统党建研究会二等奖课题研究成果，拟对医学院校"一站式"学生社区党建工作内生价值、现实挑战和实施路

径进行探究。

一、医学院校"一站式"学生社区党建工作的内生价值

"一站式"学生社区管理模式建设试点项目高度重视党建引领，积极探索体制机制、经验举措和方法办法，努力把学生社区打造成为党建和思想政治工作的高地。医学院校"一站式"学生社区作为医学生生活、学习、交流和实践的场所，将党建工作贯穿于医学生培养全阶段，突出医学生人文精神的培育，实现专业教育和思政教育的结合，提升思想教育工作的针对性，具有重要的育人内涵和时代价值。

1. 党旗领航突破物理空间的一体化服务模式

医学是一门实践性科学。医学教育强调理论与实践并行，医学生的培养既具有公共理论课学习、专业理论课学习、实践和实习见习多阶段的特点，又具有物理空间上跨校内场所学习、医疗卫生机构实习实践和科研院所科研实践多个场域的特征。随着高校后勤社会化改革，医学生的住宿既有校内多校区的情况，也有医院、实习单位公寓、自行租赁场所等多种校外住宿的情况。立足医学生培养多阶段、跨场域的特点，"一站式"学生社区发挥党旗领航，突破物理空间的壁垒，打破学段衔接，通过一体化服务，整合学生事务进行集成化管理，采取"线上申请、线下办理"的方式，实现"一站式"学生社区功能纵向延伸。

2. 党建引领促进医学生全面发展的实践园地

党的二十大强调要全面贯彻党的教育方针，落实立德树人根本任务，培养德、智、体、美、劳全面发展的社会主义建设者和接班人。医学生的全面发展需要丰富多样的成长载体和多元的育人资源，因此要通过充分发挥党组织战斗堡垒作用和党员的先锋模范作用，聚焦队伍建设、阵地载体、社区思政、党史和校（院）史教育、医德医风建设，创建实施"党建带动社区建设"的党建引领工程，突出思政工作红色基因，完善高校"大思政"格局建设，践行"三全育人"理念，使"一站式"学生社区成为医

学生德、智、体、美、劳全面发展的实践园地。

3. 党建功能打造医学生公益志愿的育人平台

目前，健康中国建设已上升为国家战略，为落实"以人民健康为中心"，就需要培养一批具有"敬佑生命，救死扶伤，甘于奉献，大爱无疆"职业精神的医务工作者。医学院校"一站式"学生社区在医学生的培养过程中要突出人文精神的培育，厚植红色文化，打造具有医科特色的公益志愿服务育人平台。立足医学生专业优势，引导医学生参与公益志愿服务，在志愿服务中提升医学生的党性认识和服务意识，促进医学生"学思践悟"，使其坚定职业理想信念，实现依托公益医疗打造党建育人新格局，促进党建功能的有效发挥，推动医学院校"一站式"学生社区高质量发展。

二、医学院校"一站式"学生社区党建工作的现实挑战

"一站式"学生社区综合管理模式建设试点工作自启动以来，先后经历了 2019 年试点启动（10 所试点高校）、 2021 年推广试点（2 次，分别新增 21 所和 87 所试点高校）和 2022 年大范围经验推广（新增 613 所试点高校），累计近 1 000 所高校开展管理模式的创新探索。纵观试点高校的医科属性特点，首批纳入的 10 所高校，仅 3 所为有医学院的综合性大学（浙江大学、厦门大学和西安交通大学），第二批纳入的 21 所高校中有 12 所具有医学院的综合性大学（北京大学、清华大学和复旦大学等），前两批试点高校中均没有独立的医科大学或者中医药大学。 2021 年 12 月纳入的 87 所高校中才开始有独立的医科大学或者中医药大学（上海中医药大学、安庆医药高等专科学校和广西医科大学等），由此可见，医学院校在"一站式"学生社区建设中起步相对较晚。独立的医科大学或者中医药大学在学生招生、培养等多方面与其他高校存在较大差异，因此本研究聚焦有医学院的综合性大学，对其"一站式"学生社区现状进行分析。通过分析前两批纳入的 15 所有医学院的综合性大学的"一站式"学

生社区党建工作特点，可以发现，各高校在学生社区基层党组织设置、党组织生活制度化、党员社区管理、党建特色育人平台和队伍深入一线联系制度方面均进行了有效的创新探索，并形成了一些特色工作品牌，如浙江大学构建的"践行'一线规则'，探索'党建＋'社区育人体系"。但对照习近平总书记关于高校基层党建工作的重要指示精神、教育部对于"一站式"学生社区综合试点改革工作的要求和医学院校的育人特色，医学院校"一站式"学生社区党建工作面临的现实挑战主要集中在以下几个方面。

1. 党建育人队伍较为单一，联动工作机制有待完善

"一站式"学生社区建设要求践行一线规则，推动把领导力量、思政力量、管理力量、服务力量下沉到学生社区，实现在学生群体中一线开展党建引领和思想政治教育。各医学院校在前期探索中通过设计各类"专题党课""面对面"活动实现校领导进社区，落实住楼辅导员进驻，制定"一线规则"联系制度。《国务院办公厅关于深化医教协同进一步推进医学教育改革与发展的意见》（国办发〔2017〕63号）和《国务院办公厅关于加快医学教育创新发展的指导意见》（国办发〔2020〕34号）都提出，高校要把附属医院教学建设纳入学校发展整体规划，然而在医学生党建工作中，高校及其附属医院的学生育人群体的联动机制也不完善，与中央文件提出的要求存在差距。此外，党建育人队伍以学工队伍为主，在医学生培养中发挥重要作用的专业教师、研究生导师和医务工作者（医生、护士）深入学生社区的并不多。医学生存在住宿涉及校内住宿区、医院（实习单位）和个人租赁场所，在不同的培养阶段需要在校区学习、医院（实习单位）实习见习和合作科研院所科研学习的情况，但跨场域的育人群体间并未建立联动的工作方案、定期沟通制度和协同育人机制。各场域学生党建育人队伍分属不同管理体系，容易在学生党建工作中出现沟通匮乏、活动设计不协调或各自推诿的情况。基于此，应整合多个育人群体建立协同工作机制，通过党旗领航突破物理空间的一体化服务模式亟待建立。

2. 党建空间载体较为贫乏，育人功能发挥不充分

学生社区管理模式建设中要求建立健全线上线下党建思政园地、党建工作坊、党建育人基地、党员先锋岗等特色平台，将社区党建引领落实落细。现阶段学生社区不仅是特殊的建筑类型，更具有教育建筑的属性。学生社区要成为服务于学生成长的系统空间，更要注重创造教育环境和文化环境。然而现阶段各医学院校的物理空间存在着"少""散""旧"的特点，校区-附属医院单位的学生空间缺乏整体设计，难以满足基层党组织生活研讨需要，难以实现红色文化厚植和党建仪式教育。在医院（实习单位）的住宿区域，各类功能性空间更是匮乏，甚至较难提供学生党建活动空间，难以实现在学生社区开展一线党建工作和学生思想政治教育，促进医学生全面发展的实践园地有待进一步打造。

3. 党建引领活动针对性不强、缺少医科特色品牌

教育部"一站式"学生社区综合管理模式建设试点工作要求突出党建引领功能，旨在通过各类基层党组织活动、特色育人平台和队伍一线联系制度，推动解决社区学生思想、学习、生活、工作等实际问题，切实把思想政治工作做到学生的心坎上。《国务院办公厅关于深化医教协同进一步推进医学教育改革与发展的意见》（国办发〔2017〕63号）提出，把思想政治教育和医德培养贯穿教育教学全过程，推动人文教育和专业教育有机结合，引导医学生将预防疾病、解除病痛和维护群众健康权益作为自己的职业责任。现阶段医学院校"一站式"学生社区的党建引领活动通过"三会一课"、班团活动等加强爱国主义教育、党史校（院）史教育、学风教育等，但较少开展医德医风教育、医学生职业精神教育，立足医学专业特长的实践服务、与医学生培养特点相结合的学业帮扶和基于课余时间相对分散的创新社区活动也不多见。现阶段开展的活动多以各类高校普适的活动为主，存在"为了活动而举办活动"的情况，医学生活动参与度相对较低。整体来说，医学院校"一站式"学生社区党建引领活动未能充分考虑医学教育学制学位多元的特征，未能充分结合医学专业的特点，针对

性不强，未能实现人文教育和专业教育的有机结合，较难通过发挥医学生的专业特色促进党建功能发挥。

三、医学院校"一站式"学生社区党建工作的实施路径

医学院校"一站式"学生社区是课堂外落实立德树人的重要阵地，是培养高层次医药卫生人才、落实学生基层党建工作的核心场域。医学院校要充分考虑医学作为一门实践性学科，医学人才培养要注重人文精神培育，医学生培养阶段存在着跨场域和住宿分散化的特征，构建以"育人资源下沉、集成平台搭建、特色空间打造、先锋模范树立、公益品牌推出"为特征的党建工作体系，使其成为促进学生全面发展的党建前沿阵地和学习实践园地，加强党建功能发挥。以学生为中心，通过党建工作将学生的思想政治工作落实落细，依托公益医疗打造党建育人新格局，推动"一站式"学生社区高质量发展。

1. 党建工作队伍，下沉育人资源

践行一线原则，校（院）领导亲赴社区一线，开展"新生第一课""毕业生思政课"等活动。建设一支由校（院）领导、专业教师/研究生导师、离退休老党员、辅导员、后勤人员、社区管理督导员、优秀学生党员、杰出校友、学生家长等共同组成的育人工作队伍，全员围绕各自工作条线开展学生党建工作，形成育人合力。选派辅导员入驻园区，与学生"同吃同住同生活"，"面对面"开展思政教育、心理疏导、职业规划、学业辅导等工作，解决学生各项需求，把专业思政工作牢牢推进到社区一线，把党旗插在社区一线。选优配强学生社区导师，以复旦大学上海医学院为例，遴选在编专业教师或具有丰富临床经验的附属医院医务工作者组成本科生书院导师，按师生比 1∶15 至 1∶20 配备，通过讲座沙龙、读书小组、科创项目、学术实践、书院课程、对外交流等加强医学生第二课堂的辅导。

2. 党建工作机制，搭建集成平台

通过"学生线上预约，部门线上审批"的"一网通办"线上服务大

厅，推动无纸化办公，优化办事流程，提高办事效率，实现"线上申请、线上审核，线下办事，最多跑一趟"的社区工作模式，最大限度满足分散住宿医学生的个性化需求。打造各类事务的"一站式"线下服务大厅，实现各类证明、空间借用、场馆预约、事务咨询和办理等"一站式"服务。充分体现学生自我管理和自我服务精神，实现线下"7×12 h"的不间断运营，更契合医学生的学习特点。在提供各类学生事务的过程中，联动育人群体，形成协同工作机制，建设学生信息大数据集成平台，深度挖掘学生学习生活、成长发展纪实数据，实现一键画像、过程记录、趋势预警、智能推荐、科学评价等功能。通过下沉多元育人队伍，践行一线规则，依托集成平台提供"一站式"服务，形成联动育人机制，打破物理空间屏障，建立党旗领航的一体化服务模式。

3. 党建工作载体，打造育人空间

完善社区党员之家、谈心室、会客室、图书角等党建空间建设，增加社区健身房、舞蹈房、体育馆、游泳馆等功能空间建设，为医学生党支部开展形式丰富的党建活动以及医学生培养健康的学习生活方式提供空间保障。打造红色育人基地，通过门厅、门廊建设，加强"四史"教育和校（院）史宣传，以史育人，以文化人，传播红色正能量。设立医学职业体验馆，情景式医患沟通馆，强化医学生医德医风和人文精神的培育。塑造"一楼一特，一楼一品"特色品牌，科学规划社区空间，建设党史、校（院）史、抗疫、科研、实践、校园景色、朋辈榜样等特色寝室楼，设立"国防精神""血防精神""抗疫精神"等特色党建主题会客室，营造以红色基因为底色、校园文化为特色、家园文化为核心的社区文化氛围。运营微信、微博、抖音、B站等当代青年活跃的新媒体平台，建立联动工作机制，扩大宣传效应，促进线上育人空间建设。加强线下党建空间建设，营造红色文化氛围；拓展线上媒体平台，搭建各类党建活动载体，推进实践园地建设，促进医学生的全面发展与成长。

4. 党员作用发挥，树立先锋模范

优化班级党支部和班团组织架构，创新支部运行机制，做到哪里有学

生党员哪里就有健全的组织生活和党组织作用的充分发挥，实现党建引领功能。打造"校（院）党委-院系党支部-党小组-学生寝室-党员"党建组织全链条。鼓励院系党支部进驻社区、实施片区承包制，开展支部与社区学生结对进行社区管理与服务。开展党员寝室挂牌行动，打造党员模范寝室，主动发挥党员先锋作用。开展百分百"党员亮身份"活动，通过"亮旗帜""戴党徽"彰显党员的光辉形象。在学生社区中发挥"党员联系群众"的制度优势，实行"党员群众结对制"，引导党员在学生社区中主动关心同学的学习生活，筑牢党员的群众基础，树立党员的良好形象。发挥社区学生组织效用，以复旦大学上海医学院为例，在党委学生工作部指导下成立克卿书院自管会和西苑园区学生自我管理委员会，遴选出的党团学生骨干在社区中发挥先锋模范作用，通过建章立制实现日常化高效运营。学生组织带领学生在社区内开展各类特色活动，组织各部门领导与学生就社区问题面对面交流，实现社区治理"共商共建共享"，增强学生参与社区治理的积极性和责任感，引导学生在"自我管理、自我服务、自我教育、自我监督"中实现全面发展。

5. 党建功能发挥，推出公益品牌

充分发挥医科学生专业优势，打造特色公益志愿服务品牌，引导学生在参与志愿服务中，提升党性认识和服务价值，使其坚定职业理想信念。以复旦大学上海医学院为例，立足校内需求，对接校园管理，通过党员实践服务岗提高站位，增强服务意识。走出校园服务，对接基层健康需求，通过博士生医疗服务团开展的健康义诊，发挥医学生专业特长；通过医疗帮扶、人才赋能将优质医疗资源引向基层，提升基层服务能力。拓展线上平台，开设"疾病日科普""医问医答栏目""健康生活促进"等专题，制定订单式、菜单式培训栏目，助力全民健康素养提升。丰富社区活动，构建品牌活动体系：①注重思政教育，建立"党建引领、医者仁心"的德育体系（"社区面对面""医路奋斗者"微视频大赛）；②推动科研诚信建设，建立"理论固本，求真务实"的智育体系（枫雅讲坛、学术论坛、实

践服务）；③促进健康习惯养成，建立"崇尚运动，阳光校园"的体育体系（校园乐跑、体育赛事、趣味运动）；④培养学生的审美能力，建立"热爱生活，追求博雅"的美育体系（家园文化、西苑微课堂、艺术鉴赏）；⑤提升劳动素养，建立"实践锻炼，快乐劳动"的劳育体系（文明寝室评比、管理督导员体验、楼内大扫除、后勤服务基地体验）。通过完善学生党支部运行机制，强化党员先锋模范作用，打造具有医科特色的党建公益服务品牌，搭建促进学生全面成才成长的育人平台，实现党建引领功能的充分发挥。

（来源：《中国卫生资源》2023年第26卷第3期）

养

交叉融合平台研究生思政教育面临问题和对策建议

习近平总书记在党的二十大报告中指出,"培养造就大批德才兼备的高素质人才,是国家和民族长远发展大计",高瞻远瞩地作出"深入实施人才强国战略"。报告要求深化爱国主义、集体主义、社会主义教育,着力培养担当民族复兴大任的时代新人。育人的根本在于立德。思想政治教育是我国教育过程中的重要一环,推进实施"时代新人铸魂工程",是培育时代新人的历史要求,也是落实立德树人根本任务、服务全面建设社会主义现代化国家的现实需要。研究生教育肩负着高层次人才培养和创新创造的重要使命,是国家发展、社会进步的重要基石,是应对全球人才竞争的基础布局。

2020年9月,《教育部 国家发展改革委 财政部关于加快新时代研究生教育改革发展的意见》(教研〔2020〕9号)提出,要完善科教融合育人机制,加强学术学位研究生知识创新能力培养。加强系统科研训练,以大团队、大平台、大项目支撑高质量研究生培养。《国务院办公厅关于加快医学教育创新发展的指导意见》(国办发〔2020〕34号)要求,发挥综合性大学学科综合优势,建立"医学+X"多学科交叉融合平台和机制。在2022年召开的"人民网2022大学校长论坛"上,多位校长提到要培养高层次拔尖创新人才，需要更加注重以重大科学问题和社会发展需求为导向，站在科技发展前沿，打破传统学科边界，推动学科交叉融合，并做到因材施教。可见，交叉融合已成为当前高校专业发展的大势，各高校积极探索多学科交叉融合的拔尖创新人才体系，发挥高校组织能力搭建交叉融合平台，打破原有学院人才培养基本单位，创新人才培养平台。在这样的背景下，交叉融合平台研究生思想政治教育要顺应时代之变，适应平台发展特征，培养有志于服务国家重大战略需求，有理想、敢担当、能吃苦、肯奋斗的新时代好青年。

本文分析交叉融合平台研究生群体的特征和思政教育面临的问题，提出多学科交叉融合平台下，研究生思想政治教育的对策建议，旨在为交叉融合平台研究生思政工作提供参考。

一、交叉融合平台研究生群体的特征分析

近年来，学科交叉融合已成为科学技术发展的必然趋势，是备受关注的热点。学科交叉是通过跨学科的学术研究活动来实现不同学科门类学术思想的交融、思维方式的借鉴和研究方法的综合创新。交叉学科指的是不同学科之间相互交叉、融合、渗透从而出现的新兴学科。2020年，在全国研究生教育会议上，我国研究决定新增交叉学科作为新的学科门类。交叉学科成为我国第 14 个学科门类。同年 11 月，国家自然科学基金委员会宣布，交叉科学部正式成立，同年 12 月，全国首届前沿交叉学科论坛暨前沿交叉研究院联席会召开。这些创新举措凸显了交叉学科研究的重要性，各高校也纷纷响应，成立各类交叉融合平台，成为科学研究和人才培养的创新载体。特别是新冠疫情发生以来，全球性重大突发公共卫生事件的研究也表明，跨学科研究为重大突发疫情的应对提供了系统的解决方案，各高校面向世界科技前沿和国家重大战略需求，优化学科布局，构建交叉融合平台，如 2020 年在复旦大学揭牌成立的上海市重大传染病和生物安全研究院。

本研究的交叉融合平台泛指各类整合多学科的力量，面向重大战略前

沿问题，具有重要学科影响力的研发中心和承担研究生培养的单位。院（系、所）研究生培养单位通常独立设置二级分党委，并根据学科（科室）设置更细一级的教学科研单元（或党支部），院系（或教研室）成为育人的基本载体，而交叉融合平台不一定设立二级分党委，有的推行理事会领导的院长负责制，运行方式与院系等略有差异。基于交叉融合平台的研究生培养具有以下特征。

1. 以解决重大战略为目标

交叉融合平台特别注重以重大科学问题和社会发展需求为导向，站在科技发展前沿，打破传统学科边界，推动学科交叉融合。院（系、所）研究生学位论文课题往往依托导师现有科研项目且导师的科研项目来源参差不齐，而交叉融合平台以对标国家重大战略需求为目标，研究生论文选题往往都围绕关乎中国式现代化，关乎民族复兴伟业的重点领域、关键环节开展科学研究，破解关键核心技术的"卡脖子"问题。交叉融合平台各学术团队发挥自己的学科优势，面向世界科技前沿、面向经济主战场、面向国家重大需求、面向人民生命健康（简称"四个面向"）开展科学研究，共同突破"卡脖子"难点，通过交叉融合最终实现大发展、大融合、大创新。以北京大学为例，近年来主动服务"健康中国""一带一路""碳达峰、碳中和"等国家战略，持续加强对重点学科、重点方向的投入，成立健康医疗大数据国家研究院、区域与国别研究院、人工智能研究院、能源研究院和大数据分析与应用国家工程实验室等一批新型交叉学科研究平台。

2. 以汇聚诸多学科为特点

交叉融合平台的突出特征就是多学科，部分平台还设置交叉学科。交叉融合平台工作人员隶属不同的学科领域，具有各自的学科特色，依托平台实现多学科汇聚，多学科融入和多学科致用。如北京大学汇聚多学科力量，促进医学、生命科学与其他学科深度交叉融合，其中"临床医学＋X"作为新医科建设的关键抓手。交叉融合平台所招收的研究生具有不同的学科属性，以依托复旦大学招生的上海市重大传染病和生物安全研究院为例，学术学位（按一级学科）研究生包括 0710 生物学、1001 基础医学、1002 临床医学、1003 口腔医学、1004 公共卫生与预防医学、1006 中西医结合、1007 药学、1011 护理学、1204 公共管理、0831 生物医学工程；专业学位（按类别）研究生包括 1051 临床医学、1052 口腔医学、1053 公共卫生、1055 药学、0860 生物与医药。

3. 以贯通科学研究为主线

科研是研究生教育学习中不可或缺的载体，也是研究生成长中重要的环节。交叉融合平台通过整合优势研究力量和资源，汇聚多学科精英，以攻克重大前沿科学问题为导向，以科学研究贯通平台建设和人才培养。相较院（系、所）研究生培养，科研育人逐渐发展成为交叉融合平台人才培养的综合育人体系。研究生导师指导研究生对接国家重大战略需求进行学位论文选题，注重发挥导学团队导学作用，在课题开题、中期和结题答辩的过程中强化价值引领，引导研究生将论文写在祖国大地上。以上海市重大传染病和生物安全研究院为例，以"上海平台、全国网络、世界联盟"为目标，打造"有组织科研"基础上的全链式平台，并以此推进多学科交叉融合人才培养。

二、交叉融合平台研究生思政教育面临问题

1. 党支部建设尚需优化

研究生党支部是引领青年的主要阵地，是开展思想政治工作的关键环节，是高校基层组织建设工作的重要组成部分。现阶段随着研究生招生规模扩大，研究生党员人数增加，研究生党支部的设置多以班级为载体，依托行政班级或年级横向设立党支部，开展党员教育管理，较少考虑多学科的融入性，较难结合科研安排学习。研究生的学习以跟随导师进行课题研究为主线，各课题组的科研安排存在较大差异，支部活动较难兼顾所有学生的科研安排，导致研究生参与支部活动的情况受课题组科研任务和导师

第十四章　交叉融合平台研究生思政教育面临问题和对策建议

工作安排的影响，参与支部活动的时间难以保证。以同一年级学生为主体开展支部活动，多以朋辈交流研讨为主，和日常联系紧密的项目团队（或课题组老师）思想碰撞交流较少。此外，未设立有二级党委的交叉融合平台，研究生的党建引领往往依托相关院（系、所）党支部，平台在党员的思想引领、成长发展、评优推优中的作用有限。

2. 协同育人机制有待夯实

聚焦全员育人，在研究生的培养过程中，发挥重要作用的是导师和辅导员，但作为研究生培养第一责任人的导师比较注重的是专业知识、学术素养和科学研究，思想政治教育关注不多。加之导师参与的思想政治教育培训比较少，习惯性地认为研究生思想政治教育工作是辅导员的事情，对自身职责认识不全面，导致导师对研究生思想政治教育缺乏内在驱动力和主观能动性。而研究生心智比本科生成熟，价值观念基本形成，更加关注与切身利益相关的学业、毕业相关问题，参加思想政治引领活动的内生动力不强，使得承担研究生思想政治教育工作的辅导员的思想教育功能有限。在研究生成长过程中发挥重要作用的其他育人群体多以具体活动和事务办理为主，与学生交流不够深入。此外，交叉融合平台的一大特征是与企业（行业）开展深度合作，依托企业（行业）优质科研平台资源开展协同科研攻关，然而企业（行业）资源尚未较好地转化为育人资源，企业（行业）导师育人群体等的育人功能发挥尚不充分，"双师"（平台导师＋企业导师）型育人模式有待进一步构建。可见交叉融合平台全员育人格局有待进一步完善，协同育人机制有待进一步优化。

3. 科研与思政教育结合不深

科研育人的核心是推动科研工作和思想政治教育的深度融合，充分挖掘科学研究中的思想政治教育元素，将思想政治教育的价值观念融入研究生的科研实践各环节，强化研究生的思想引领。然而，现阶段在科研育人的实践中，科研与思想政治教育结合不深，思政融入科研实践不足。特别是以解决国家重大需求为导向的交叉融合平台，科研做什么选题、为谁做科研、怎样做科研都需要每一位研究生导师正确引导每一位研究生，并且贯穿在学生培养的全过程。此外，交叉融合平台的思想政治教育以思想政治教育教师或承担教务工作的教师兼任为主，主体是普适性的思政引领活动，未能在思政活动的设计中挖掘平台科研的思政元素，思政教育中未能体现出平台科研特色。

三、交叉融合平台研究生思政教育对策建议

1. 创新党支部设置

2020 年 9 月，《教育部　国家发展改革委　财政部关于加快新时代研究生教育改革发展的意见》（教研〔2020〕9 号）指出，要提高研究生党建工作水平，强化党组织战斗堡垒作用，倡导创新研究生党组织设置方式，探索在科研团队、学术梯队等建立党组织。2021 年，中共中央印发《中国共产党普通高等学校基层组织工作条例》强调，高校院（系）级以下单位设立党支部，应当与教学、科研、管理、服务等机构相对应。条例指出，可以依托重大项目组、科研平台或者学生社区等设置师生党支部。基于此，交叉融合平台（特别是未设立二级分党委的平台）应注重平台多学科、突出师生共参与、强化项目中引导的特点，尊重研究生教育规律，探索在研究方向相同或相近的课题组、实验室设立党支部，将支部建在科研团队上，打破年级界限，创新高校研究生思政教育的基层党建架构，形成基层党建、学科建设和科学研究的强大合力。首先，注重选拔党性强、业务精、有威信、肯奉献的党员学术带头人担任党支部书记，从优秀辅导员或优秀学生党员中选拔党支部副书记。其次，优化党支部的设置，强化研究生导师在思想政治教育中的作用发挥，用党建引领思政教育深入研究生培养各环节，发挥导师的示范带头作用，帮助研究生筑牢理想信念根基。再次，充分发挥平台对研究生的思想引领功能，精心组织系列教育引导活动，充分把握科技革命和产业变革带来的新变化、新趋势，在解决关键核心技术"卡脖子"问题的过程中强化理想信念教育，培育时代新人。

2. 健全全员育人机制

2016 年，中共中央、国务院印发《关于加强和改进新形势下高校思想政治工作的意见》（中发 〔2016〕 31 号），提出要坚持全员全过程全方位育人。把思想价值引领贯穿教育教学全过程和各环节，形成教书育人、科研育人、实践育人、管理育人、服务育人、文化育人、组织育人的长效机制。实施"时代新人铸魂工程"，提出高校要构建大格局，以系统观念完善"三全育人"体制机制，实现时间上全过程、空间上全覆盖、要素上全动员。首先，交叉融合平台应充分发挥导师在研究生培养第一责任人的作用，激活导师言传身教作用，激励导师做研究生成长成才的引路人，将专业教育与思想政治教育有机融合，既做学业导师又做人生导师。其次，注重强化辅导员在研究生思想政治教育的育人功能，立足交叉融合平台优化辅导员配备，探索依托导师和科研团队配备兼职辅导员，加强辅导员队伍的教育培训，强化辅导员的育人功能。再次，大力调动各领域育人合力，推动平台负责人、平台其他研究人员以及行政教学辅助工作人员深入育人一线。此外，充分发挥平台与企业（行业）合作优势，引入企业（行业）导学资源，探索设置"双师"（平台导师＋企业导师）型导师，推动企业（行业）全方位参与人才培养，拓展研究生育人群体。

3. 强化科研育人能效

研究性是研究生培养中的重要特征，研究生培养的定位是具有一定科研能力和水平的后备学术人才。实施"时代新人铸魂工程"，高校要搭建大平台，要全力构筑党建引领下的科研育人等十大育人平台。科研育人成了高校研究生教育管理者的一个重要育人逻辑、体系和方案。基于交叉融合平台的属性，提升研究生人才培养质量的核心是推动科研与思政的深度融合，思想政治教育融入研究生科研实践的全过程。第一，科学制订基于研究生成长成才教育目标的科学研究和思想政治教育有机结合的育人方案。第二，有机融入思想政治教育元素到科学研究全环节，研究生的学位论文选题要坚持"四个面向"，坚持需求导向，坚持扎根中国大地；在研究课题开题、中期、答辩的各环节，细化思想政治教育要求，注重科学精神、学术诚信、学术（职业）规范和伦理道德融入，帮助建立正确的科研价值体系；重塑研究生的学术评价体系，破除"五唯"倾向，在学位论文和毕业要求上建立多元化评价体系。第三，充分展现平台科研特色在思想政治教育的具体呈现，邀请平台的专家、学者和教师结合自身的前沿研究开展研究生"形势与政策"课，丰富思想政治教育的素材；以科研团队为单位，重点发挥导学团队作用，形成"朋辈互助，师生协力"的育人优势，在日常科研训练中融入思想政治教育，拓展思想政治教育的场景。

（来源：《中国卫生资源》2023 年第 26 卷第 6 期）

第十四章 交叉融合平台研究生思政教育面临问题和对策建议

养

第十五章

健康中国建设背景下研究生心理健康教育的若干思考

2016 年，习近平总书记在全国卫生与健康大会上强调，要加大心理健康问题基础性研究，做好心理健康知识和心理疾病科普工作，规范发展心理治疗、心理咨询等心理健康服务。2016 年发布的《"健康中国2030"规划纲要》也提出要促进心理健康，加大对重点人群心理问题的早期发现和及时干预力度。2017 年，党的十九大提出要实施健康中国战略，加强社会心理服务体系建设。

近年来，研究生自杀、他杀等恶性事件屡见报端，已引起了人们的广泛关注。研究生多处于 22～28 岁这一年龄段，作为人生中极为关键的一个阶段，他们面临着科研、婚恋和就业的三重压力。研究生心理健康问题严峻，相当数量的研究生存在着心理健康问题，如轻到中度的焦虑或抑郁等，前往心理咨询中心寻求帮助的人数也连年递增。

研究生是高层次人才的重要来源，是中国开拓创新、不断进取的强力基石，研究生人才培养质量的高低，将对我国经济社会发展产生重要影响。心理健康水平影响着研究生的学业水平和科研能力。心理健康教育是提高研究生心理素质、促进其身心健康和谐发展的教育，是高校人才培养体系的重要组成部分，也是高校思想政治工作的重要内容。

然而，国内现有的研究生心理健康教育针对性不强，多归入本科生心理健康教育，具有医学化的倾向；缺少专业人才、课程设置匮乏。因此，有必要梳理研究生心理健康现状及影响因素，分析现有高校研究生心理健康教育的优缺点，从而提出针对性建议，探索构建符合研究生特点的心理健康教育模式，改善研究生心理健康状况。

一、研究生心理健康的现状及影响因素

1. 研究生心理健康状况的测评工具

运用问卷或量表测量研究生心理健康状况是了解研究生心理健康现状的主要方法，国内应用最广泛的量表有症状自评量表（symptom check list90，SCL - 90）、抑郁自评量表（self-rating depression scale，SDS）、焦虑自评量表（self-rating anxiety scale，SAS）、自制问卷及其他（表15 -1）。

表 15-1 研究生心理健康测评工具分析

量表名称	测量内容	特点	使用频次
SCL - 90	躯体化、强迫症状、人际关系敏感、抑郁、焦虑、敌对、恐怖、偏执及精神病性9个因子	容量大，反映症状丰富，准确度高	高
SDS	精神性-情感症状2个项目，躯体性障碍8个项目，精神运动性障碍2个项目，抑郁性心理障碍8个项目	使用简便，结果直观	中
SAS	20个反映焦虑主观感受的项目	应用广泛	中
自制问卷	视研究者研究目的和兴趣而定	内容和形式灵活，适用性强。应用窄，无参考标准	高
其他	心理困扰、自我效能、人际关系等	针对性强，包含内容较少	低

SCL - 90量表由于容量大、反映心理症状丰富的特点而受到研究者的欢迎，是使用频次最高的量表，但目前学界对 SCL - 90 量表在普通人之间心理健康水平比较的应用上还存在争议。由于可供选择的量表有限，朱

薇、方鸿志等学者选择自编心理健康测评问卷，但自制问卷没有规范的常模参考，应用范围较窄。对于研究生心理健康的测量，多选择以 SCL - 90 量表为主要测量表，辅以自制问卷。

2. 研究生心理健康问题的流行现状

国内对于研究生心理健康现状的调查结果并不一致。部分研究者通过调查发现，研究生心理健康状况不佳，甚至有部分研究生存在严重的心理健康问题；另一部分研究者调查后发现，尽管研究生心理健康总体状况较好，但存在一些突出的问题。

总体来看，研究生心理健康状况并不乐观。以 SCL - 90 量表为测评工具的研究发现，研究生强迫、抑郁、人际敏感因子的阳性检出率较高。北京地区在校研究生抑郁症状检出率 30.2%，焦虑阳性率 9.4%。上海某高校的抑郁症状总体检出率高达 49.8%，其中医学研究生的抑郁、焦虑症状流行尤为严重，抑郁评分显著高于全国常模。研究生心理健康状态在不同年级、性别的分布中也呈现出不同的特点，高年级的研究生心理健康状况更差，性别差异的研究结果则不一致，多数调查发现，男性研究生出现心理疾病的概率低于女性研究生。

3. 研究生心理健康状况的影响因素

影响研究生心理健康状态的因素可以分为内部因素和外部因素，内部因素包括性别、年龄、性格、生活方式等。外部因素包括家庭、学校和社会三个方面。

家庭因素中，家庭的教养方式、经济状况、所在地均不同程度地影响到研究生的心理健康状态。研究结果显示，来自农村、贫困家庭的研究生心理健康水平明显低于来自城市、家境良好的研究生。学校的管理模式、学业与科研、导师、辅导员、朋辈、培养类型是研究生心理健康的影响因素。科研兴趣越浓厚、科研难度越小，研究生心理健康水平越高。导师指导方式对研究生心理健康有显著影响。社会因素主要表现在就业形势、环境支持等方面，择业期是研究生心理健康问题的高发期。压力已成为影响研究生心理健康的主要根源，就业、学业、经济和人际关系是研究生面临的主要压力。

二、研究生心理健康教育研究现状分析

1. 文献检索策略

中文期刊检索万方数据和中国知网，将检索词"研究生"与"心理健康教育"以逻辑运算符"AND"连接进行主题检索，限定发表时间为2000—2019年。英文期刊检索数据库 Web of Science 和 PubMed，检索词为："Mental Health Service" AND "Graduate"，时间跨度：2000—2019年。文献纳入标准：研究对象为研究生，研究内容为心理健康教育。

国外关于研究生心理健康教育的服务主要依托现有的精神卫生服务机构，而本文重在关注高校心理健康教育服务的情况，因此重点关注国内期刊文献的研究进展，因此以中国知网的检索数据结果进行文献分析，以了解近些年研究生心理健康教育的研究现状及变化趋势。共检索到 537 条记录，通过阅读题名和摘要，排除 58 篇文献，最终纳入期刊 398 篇，硕士、博士论文 61 篇，会议论文 12 篇，报纸文摘 8 篇。

2. 文献发表年度分析

2000—2019 年，研究生心理健康教育的文献发表数量呈现上升趋势。2000—2004 年文献发表数量较少，2005 年开始，文献发表数量呈现井喷式增长，至 2010 年达到最高峰，当年文献发表数量达 47 篇。此后基本维持平稳水平，每年 29～40 篇。通过年发文量的趋势变化可以看出研究生的心理健康教育越来越受到学者和广大教育工作者的关注。

3. 文献来源分析

从文章的来源分析，可以看出文献主要来自教育学期刊，心理学和医学期刊相对较少，总共占比不到 50%（表 15 - 2）。通过分析研究生心理健康教育的发文期刊可以看出研究生的心理健康教育主要被当作教育学主题来研究，提示研究生心理健康教育的研究还需要更多学科的关注，加大

跨学科的合作，以更好地丰富研究视角，促进学科发展。

表 15‐2　研究生心理健康教育文献来源分析

期刊	篇数	占比/%
教育学期刊	383	71.2
心理学期刊	109	20.3
基础医学	32	5.9
其他	14	2.6

4. 研究主题分析

对纳入的文献进行主题词分析，共概括总结出 2 个大主题、9 个小主题（表 15‐3），其中，研究主题主要聚焦在对策探讨上。对策探讨的主题丰富，不仅重视研究生心理健康教育模式的构建、改进心理健康教育的途径和方法，其理论层面的探讨也是一个热门的主题。从时间上来看，2009 年以前，研究生心理健康教育的研究主要集中在现状调查和问题分析上，对策研究多是笼统模糊、实操性不强。2009 年以后，对策探讨的文献数量迅速增加，研究更加注重实效性，主要表现在咨询辅导方式的广泛探索、课程体系建设与创新、不同角色在研究生心理健康教育中的作用等方面。近年来，研究生心理健康教育的研究已向精细化、个性化发展，学者们提出了针对不同专业、性别的心理健康教育模式，如医学研究生、理工科研究生、女研究生等。从研究方法来看，以思辨研究为主，而实证研究非常少；实证研究也多是对研究生心理健康现状的调查与分析，很少深入到心理健康教育体系与模式的高度。

表 15‐3　研究生心理健康教育研究主题分析

研究主题		主题词	篇数
现状调查分析	心理健康现状	现状分析、现状调查、现状研究	145
	问题分析	问题分析、问题思考	81

研究主题		主题词	篇数
对策探讨	对策研究	对策、应对措施、教育对策	117
	模式研究	模式探析、模式构建、模式研究	43
	危机干预及预警	心理危机干预机制、心理危机	38
	课程建设	课程模式、课程建设、课程体系	19
	"载体"探索	网络、互联网、音乐	28
	理论应用	积极心理学、心理契约	17
	心理健康教育的不同角色	辅导员、导师	84

三、高校研究生心理健康教育的现状及思考

1. 转变医学倾向，丰富心理教育内涵

以心理危机预防、监测为主线是我国研究生心理健康教育的一个显著特点。频发的研究生心理危机事件引起了各界的充分重视，健康教育模式的重心向预防并及时发现心理危机事件的出现倾斜。我国的研究生心理健康教育以传统心理学为理论指导，主要是一种医学导向的教育模式，把焦点集中于筛查并治愈心理疾病，而忽视了研究生发展成才的需要。近年来，积极心理学新思潮的引入，把焦点转向发掘并培养研究生的正向品质，扩展了高校心理健康教育的内涵，提供了新的心理健康教育的视角与方法。

2. 坚持全员参与，拓展服务管理层级

我国的研究生心理健康教育模式是一种多层次的心理健康教育模式，提倡全员、全方位关注研究生心理健康，借助完善的班级建制、辅导员制度，实行学生工作层级式管理，以北京大学（医学部）、清华大学的心理健康教育模式最为典型，这是我国研究生心理健康教育的一个显著优势。多数高校形成了心理委员/心理信息员-辅导员/导师-学院/学校-心理咨询中心的四级

工作模式，从而做到对全体学生和重点人群心理健康状况的把握。研一开始，辅导员和心理委员是研究生心理健康教育的重要角色；研二开始，研究生进入课题组，心理健康教育的责任人转变为导师与学生朋辈。导师在研究生生涯中的地位特殊，能够给予研究生科研指点和人生指导。宿舍信息员或者实验室心理负责人由学生朋辈来担任，在生活中密切观察研究生的心理动态。全员参与、多层次关注研究生的心理健康是我国研究生心理健康教育的鲜明特色，工作人员参与范围广且有重点，也借助了高校完整的班级建制的优势，动员师生全体参与到心理健康教育工作中来。该模式能够迅速动员相关工作人员参与研究生心理危机事件的识别和应对中，具有重要的工作优势，一旦发生心理危机事件，能够迅速而有序地做出反应。

3. 整合多样途径，构建特色心理课程

研究生心理健康教育的方法和途径丰富多样，以网络、体育、音乐为载体的心理健康教育是研究的热点。我国在依托网络的心理健康教育研究中取得了一定成效，如北京师范大学的"京师心晴网"，广东中医药大学的"杏林研心"公众号等。然而，研究生心理健康教育课程设置匮乏，课程内容安排也不规范。过去由于升学压力影响，中小学心理健康教育大多时候只是摆设，导致现在的高校学生心理素质普遍较差。通过比较中小学生、本科生和研究生心理健康教育途径与方法（表 15 - 4），可以看出研究生的心理健康教育课程存在着设置匮乏、内容缺乏系统性的特点。

表 15 - 4　中小学生、本科生、研究生心理健康教育方法的比较

服务主体	责任人	特点	课程设置
中小学生	班主任、心理委员	心理健康课为核心，辅以课外活动，心理辅导室咨询。注重个人发展，倡导家校联合	系统、科学的课程内容和课时安排
本科生	辅导员、心理委员	心理健康课与心理咨询并重，社团活动与系列讲座丰富	必修课程，课时安排较少，内容较单一
研究生	导师、辅导员、心理委员	以心理咨询为主，辅以主题讲座、社团活动。医学化倾向	课程设置匮乏，内容缺乏系统性

研究生心理发育还未完全成熟，具有较强的可塑性，设置针对研究生的心理健康课程是有必要的，这也是扭转高校心理健康教育医学化倾向的有力举措。现有的方法和途径探索多集中于高校内部，而甚少与家庭、社会合作。若能与家庭建立联系，就能对研究生的心理有更实时、准确的把握，与家庭形成合力共同促进研究生心理健康。其次，与社会各界积极合作，不仅有利于高校得到社会各界的支持，营造支持性环境，也有利于推动心理咨询行业的发展。

4. 注重专业实践，提升专业人员素质

调查发现，研究生压力应对的首选方式就是向家人、亲戚倾诉，而非寻求专业机构和专业人士的帮助，专业人员匮乏是制约高校研究生心理健康教育发展的重要因素。对 27 所高校的心理健康教育师资调查发现，心理健康工作者与学生人数比约为 1∶10 986，与欧美高校相差甚远。高校心理咨询师来自各个学科，欠缺实习、实践经历，往往身兼多职。此外，我国心理咨询行业起步晚，行业规范发展不成熟，相关的法律法规不完善。高校心理咨询中心在队伍建设、业务能力上与高收入国家高校有着巨大的差距，需要加强工作队伍的建设，完善心理咨询师的实践实习、资格证书的考核机制。推进相关法律体系建设，建立权责分明的法规制度，将高校从小心翼翼地规避风险中解放出来，让学生也更加重视自身心理健康。

综上，健康中国建设背景下研究生心理健康教育具有重要意义。通过分析研究生心理健康状况的现状和影响因素，结合该群体的特点和现有的培养模式，作者提出构建适宜研究生特点的心理健康教育模式，即转变医学倾向、丰富心理教育内涵；坚持全员参与、拓展服务管理层级；整合多样途径，构建特色心理课程；注重专业实践，提升专业人员素质。

（来源：《教育生物学杂志》2020 年第 8 卷第 3 期）

第五篇

以新医科统领
医学教育创新

第十六章

加强新医科内涵建设　提升人才自主培养质量

党的二十大报告将教育、科技和人才一体部署，放在党和国家事业发展的关键位置，提出要"加快建设教育强国、科技强国、人才强国，坚持为党育人、为国育才，全面提高人才自主培养质量，着力造就拔尖创新人才，聚天下英才而用之"。

医学教育是卫生健康事业发展的重要基石，以新医科统领医学教育创新发展，把医学教育和人才培养摆在卫生与健康事业优先发展的战略地位，契合健康中国战略、创新型国家发展战略以及教育强国战略要求。

本文围绕新医科建设内涵、人才培养学科专业、医学学制学位制度、临床医生培养体系、医教协同育人机制，论述如何以新医科统领医学教育创新发展，全面提升拔尖创新医学人才和卓越临床医生的自主培养质量，为推进健康中国建设提供强有力的人才保障。

一、以新医科统领医学教育创新发展

2018 年 8 月，中共中央、国务院印发关于新时代教育改革发展的重要文件，首次正式提出"新医科"的概念。同年 10 月，教育部、国家卫生健康委员会、国家中医药管理局启动实施"卓越医生教育培训计划2.0"，对"新医科"建设进行全面部署，指出"新医科"建设要围绕

"健康中国"战略实施，深化医教协同，发展具有中国特色的一流医学专业，培养具有世界水平的一流医学人才。

2019 年 4 月，教育部在天津大学召开"六卓越一拔尖"计划 2.0 启动大会，正式全面启动新工科、新医科、新农科、新文科建设。

2020 年 9 月，《国务院办公厅关于加快医学教育创新发展的指导意见》（国办发 〔2020〕 34 号）明确：以新理念谋划医学发展，以新定位推进医学教育发展，以新内涵强化医学生培养，以新医科统领医学教育创新。

2021 年 4 月，习近平总书记在清华大学考察时强调要"推进新工科、新医科、新农科、新文科建设"。

2022 年 12 月 10 日，在上海交通大学医学院和上海市医学会医学教育专委会联合主办的"新医科高峰论坛暨东方医学教育论坛"上，教育部高教司副司长王启明作"以新医科统领医学教育创新发展、提升医学人才自主培养质量"主题报告，全面深刻阐述了"新医科"建设历程和内涵意义。

新医科建设首先是一场人才培养模式的重大变革。新医科人才培养模式面向以人工智能、大数据为代表的新一轮科技革命和产业变革，扎根中国大地，着力实现从治疗为主到生命全周期、健康全过程的全覆盖，积极探索医科与其他学科专业交叉融合，医工理文融通，推进"医学＋X"多学科背景的复合型创新拔尖人才培养。在上述新医科高峰论坛上，上海交通大学、浙江大学和四川大学分别以"新时代复合型医学创新人才培养的实践与思考""多学科交叉融合驱动'医学＋'拔尖创新人才培养的浙大探索与实践""'医学＋'多学科交叉融合培养拔尖创新人才"为主题报告交流。复旦大学分享了上海市教学成果特等奖项目"新时代医学教育创新发展的复旦案例"，通过"癌症攻关、重大脑疾病研究与转化医学、心脏医学与泛血管"等 10 个临床医学交叉研究院，探索"医学＋X"人才培养新机制。

根据 2023 年 1 月教育部网站公示的 2022 年高等教育国家级教学成果

奖候选项目，医学院校研究生和本科生教学成果分别申报 52 项和 152 项，占各自申报总数的 9.12%（52/570）和 8.86%（152/1 716）。对候选项目进一步分析，可以看出近年来以新医科统领医学教育创新发展的教学成果主要领域（表 16－1）。

表 16－1　2022 年全国医学院校高等教育国家级教学成果奖候选项目

教学成果主要领域	研究生候选项目/项	本科生候选项目/项
"三全育人"	4	8
人才培养综合改革	5	12
基础课程实验教学	—	21
基础医学	2	2
临床医学	16	37
全科医学	1	3
口腔医学	2	4
公共卫生与预防医学	3	7
药学	4	10
护理学	1	4
中医学中药学	14	44
合计	52	152

　　新医科建设也是新时代医学教育理念的重大变革。 2022 年《医学与社会》刊发陈孝平院士的文章《当今我国医学教育值得思考的几个问题》，文中写道：例如"新医科（学）"这个名称， 20 世纪 60 年代末和 70 年代初，国家大力提倡中西医结合，在大学恢复招生之后，就分为不同的班，有临床医学、影像学、检验医学、护理学，还有新医学，新医学就是中西医结合班。那时"新医学"这个名词非常时髦，有的期刊名就是《新医学》。当时中医建议称为祖国医学，有些中医门诊部称为"一根针一把草门诊部"。 20 世纪 70 年代末期，这些名词就逐渐消失了。很多年轻的专家并不知道这一段历史，所以现在又提出"新医科（学）"这个

名词。

二、以新医科构建现代医学教育体系

1. 医学门类教育体系

我国的医学院或医科大学是指以医学门类为主的人才培养单位，开展基础医学、临床医学等 11 个大类专业的医学教育；而北美国家医学院特指临床医学院，医学教育也特指临床医学教育。

对于以上医学教育不同语境的理解，曾经引发社会高度关注。2012 年 8 月，媒体引用北京大学国家发展研究院李玲教授的话语，"国家每年培养约 60 万名医学生，据我掌握的一个数字，只有约 10 万人能穿上'白大褂'。'广种薄收'式的医生培养模式该变变了"。

表 16-2 可见，2012 年我国各级医学院校招录的医学门类大专、本科和研究生近 60 万人。其中"穿上白大褂"的临床医学本科生为 10.36 万人，其他临床医学大专生、硕士生和博士生分别为 4.22、3.49 和 0.46 万人，合计为 18.53 万人。

表 16-2　2012 年全国医学院校医学门类招生人数

学科专业	招生人数/人
基础医学	3 934
临床医学	185 318
口腔医学	21 065
护理学	196 952
公共卫生与预防医学	13 048
药学	53 160
法医学	1 169
医学技术	46 537
中医学	38 387
中西医结合	9 478

学科专业	招生人数/人
中药学	17 343
合计	586 391

2. 新医科新理念新体系

2017 年，国务院办公厅印发《关于深化医教协同进一步推进医学教育改革与发展的意见》（国办发 〔2017〕 63 号），强调在以 "5＋3" 为主体的临床医学人才培养体系基本建立的同时，要将 "公共卫生、药学、护理、康复、医学技术等人才培养协调发展" 作为医学教育改革发展的主要目标之一。

2018 年，教育部、国家卫生健康委员会、国家中医药管理局发布《关于加强医教协同实施卓越医生教育培养计划 2.0 的意见》（教高〔2018〕 4 号），提出要深化临床医学类、口腔医学类、公共卫生与预防医学类、中医学类、中西医结合类、医学技术类、护理学类专业人才培养模式改革。

2022 年，在复旦大学主办的 "一流医学人才培养" 论坛上，王辰院士分享了协和医学院 "以'新医科'引领新时代医学教育高质量发展" 的相关报告，指出现代医学发展经历了从以疾病为原点到以健康为原点的重要转型，健康需要从以个体为关注转向以人类为追求，并提出从治疗为主到 "促防诊控治康" 生命健康全周期服务新理念。

（1）普通高等学校本科专业目录

教育部在《普通高等学校本科专业目录（2012 年）》基础上，增补了近年来批准增设的目录外新专业，公布了《普通高等学校本科专业目录（2020 年）》。本科生医学门类包括了基础医学、临床医学等 11 个专业大类，近年增设了若干属于新医科范畴的智能医学工程、生物医药数据科学和智能影像工程等新专业，学位授予门类也从医学拓展到理学、工学（表 16－3）。

表 16‑3　普通高等学校医学门类本科专业目录（2020 版）

专业类别	专业代码	专业名称	学位授予门类	修业年限/年	增设年份
基础医学类	100101K	基础医学	医学	5	
	100102TK	生物医学	理学	4	2014
	100103T	生物医学科学	理学	4	2015
临床医学类	100201K	临床医学	医学	5	
	100202TK	麻醉学	医学	5	
	100203TK	医学影像学	医学	5	
	100204TK	眼视光医学	医学	5	
	100205TK	精神医学	医学	5	
	100206TK	放射医学	医学	5	
	100207TK	儿科学	医学	5	2015
口腔医学类	100301K	口腔医学	医学	5	
公共卫生与预防医学类	100401K	预防医学	医学	5	
	100402	食品卫生与营养学	理学	4	
	100403TK	妇幼保健医学	医学	5	
	100404TK	卫生监督	医学	5	
	100405TK	全球健康学	理学	4	
	100406T	运动与公共健康	理学	4	2020
中医学类	100501K	中医学	医学	5	
中西医结合类	100601K	中西医临床医学	医学	5	
药学类	100701	药学	理学	4	
	100702	药物制剂	理学	4	
	100703TK	临床药学	理学	5、4	
	100704T	药事管理	理学	4	
	100705T	药物分析	理学	4	
	100706T	药物化学	理学	4	
	100707T	海洋药学	理学	4	
	100708T	化妆品科学与技术	理学	4	2018

专业类别	专业代码	专业名称	学位授予门类	修业年限/年	增设年份
中药学类	100801	中药学	理学	4	
法医学类	100901K	法医学	医学	5	
医学技术类	101001	医学检验技术	理学	4	
	101002	医学实验技术	理学	4	
	101003	医学影像技术	理学	4	
	101004	眼视光学	理学	4	
	101005	康复治疗学	理学	4	
	101006	口腔医学技术	理学	4	
	101007	卫生检验与检疫	理学	4	
	101008T	听力与言语康复学	理学	5、4	
	101009T	康复物理治疗	理学	4	2016
	101010T	康复作业治疗	理学	4	2016
	101011T	智能医学工程	工学	4	2017
	101012T	生物医药数据科学	理学	4	2020
	101013T	智能影像工程	工学	4	2020
护理学类	101101	护理学	理学	4	
	101102T	助产学	理学	4	2016

（2）研究生教育学科专业目录

国务院学位委员会、教育部在原《学位授予和人才培养学科目录》（2011 年颁布， 2018 年修订）基础上，编制形成《研究生教育学科专业目录》（2022 年）并予以公布，研究生医学门类包括了 11 个一级学科和 9 个专业学位类别，学术学位可以授予医学或理学学位；专业学位按类别授予相应学位，见表 16－4。

表16－4　医学门类研究生教育学科专业目录

学术学位			专业学位		
学科代码	学科名称	学位名称	专业代码	专业名称	学位名称
1001	基础医学	医学、理学	1051	临床医学	临床医学硕士、博士
1002	临床医学	医学	1052	口腔医学	口腔医学硕士、博士
1003	口腔医学	医学	1053	公共卫生	公共卫生硕士、博士
1004	公共卫生与预防医学	医学、理学	1054	护理	护理硕士
1005	中医学	医学	1055	药学	药学硕士、博士
1006	中西医结合	医学	1056	中药	中药硕士
1007	药学	医学、理学	1057	中医	中医硕士、博士
1008	中药学	医学、理学	1058	医学技术	医学技术硕士、博士
1009	特种医学	医学	1059	针灸	针灸硕士
1011	护理学	医学、理学			
1012	法医学	医学			

三、厘清学制学位　规范临床医学人才培养

2022年8月，全国医学专业学位研究生教育指导委员会参与中国科学院学部咨询评议项目"健康中国战略下医学教育改革发展重大策略研究"，邀请各医学院校参与临床医学教育学制学位衔接管理与人才培养及发展现状调查。调查发现，部分研究生导师对于我国医学学制和学位制度认识不够清晰。2022年8月18日，"知识分子"公众号曾发布题为"学位多、学制乱，中国需要怎样的医学教育？"的文章，认为"多种学制、多种培养路径，造成了当下中国医学教育的混乱局面"。

1. 中国特色学位体系

构建中国特色学位体系，修订研究生教育学科专业目录，更新学科专业内涵，完善学科专业体系，是扎根中国大地，促进国际交流与合作，提升人才自主培养质量的必然要求。《研究生教育学科专业目录》（2022年）分为14个学科门类、117个一级学科、36个博士和31个硕士专业

学位类别。需要说明的是新版目录将专业学位建筑学 0851 更名为建筑 0851，将建筑 0851 可授予学士、硕士专业学位更改为仅可授予硕士专业学位。

目前，我国学位体系包括学士、硕士、博士 3 级层次，学术学位和专业学位 2 种类型（学士学位不设专业学位）。表面看似"复杂"的学位层次和学位类型，正是体现了新时代中国特色社会主义建设对于多学科背景复合型人才、拔尖创新人才和应用型人才的多元化需求。

在 2022 年 9 月 2 日开学典礼上，王辰院士称呼协和医学院各类新生："2027 届医学专业八年制同学、2026 届医学专业'4 + 4'试点班同学、2026 届护理专业本科同学、2025 届硕士研究生、2025 届博士研究生、2027 届推荐免试直接攻读博士学位研究生同学。"反映出新医科服务健康中国需求，培养医学拔尖创新人才、复合型人才和应用型人才的新理念。

类似医学门类的广义医学教育，广义法学门类教育包括 8 个一级学科和 5 个专业学位类别（表 16 - 5），看似"复杂"却体现了我国法学门类人才培养需求的多样性。

表 16 - 5　法学门类研究生教育学科专业目录（2022 版）

学术学位			专业学位		
学科代码	学科名称	学位名称	专业代码	专业名称	学位名称
0301	法学	法学硕士、博士	0351	法律	法律硕士、博士
0302	政治学	法学硕士、博士	0352	社会工作	社会工作硕士、博士
0303	社会学	法学硕士、博士	0353	警务	警务硕士、博士
0304	民族学	法学硕士、博士	0354	知识产权	知识产权硕士
0305	马克思主义理论	法学硕士、博士	0355	国际事务	国际事务硕士
0306	公安学	法学硕士、博士			
0307	中共党史党建学	法学硕士、博士			
0308	纪检监察学	法学硕士、博士			

一级学科法学学术学位有法学硕士和法学博士，法律专业学位类别有法律硕士和法律博士。法律硕士全国统一招考分成"法律（非法学）"和"法律（法学）"，报考前置学位要求和考试科目各不相同。教育部《2023 年全国硕士研究生招生工作管理规定》明确，报名参加法律（非法学）专业学位硕士研究生（代码为 035101）招生考试的人员，报考前所学专业为非法学专业［普通高等学校本科专业目录法学门类中的法学类专业（代码为 0301）毕业生、专科层次法学类毕业生和自学考试形式的法学类毕业生等不得报考］；报名参加法律（法学）专业学位硕士研究生（代码为 035102）招生考试的人员，报考前所学专业为法学专业［仅普通高等学校本科专业目录法学门类中的法学类专业（代码为 0301）毕业生、专科层次法学类毕业生、自学考试形式的法学类毕业生，以及获得法学第二学士学位的人员可以报考］。

高层次医学人才培养是我国高等教育的重要组成部分，从 2020 年我国在校博士生规模看，医学门类占比 12% 左右（表 16-6），在医学门类教育中，临床医学教育处于主体地位。

表 16-6　2020 年我国不同学科门类在校博士生规模

学科门类	人数/人	比例/%	学科门类	人数/人	比例/%
01 哲学	4 808	1.03	08 工学	195 850	41.98
02 经济学	16 200	3.47	09 农学	19 662	4.21
03 法学	24 241	5.20	10 医学	57 501	12.32
04 教育学	10 530	2.26	11 军事学	76	0.02
05 文学	14 505	3.11	12 管理学	27 880	5.98
06 历史学	6 027	1.29	13 艺术学	4 637	1.00
07 理学	84 632	18.14			

2. 临床医学学制学位制度

（1）学术学位和专业学位分类培养

1997 年，国务院学位委员会第 15 次会议审议通过了《关于调整医学学位类型和设置医学专业学位的几点意见》和《临床医学专业学位试行办法》，医学学士学位不设专业学位，医学硕士、博士学位则分设为学术学位和专业学位，分别侧重科研能力和临床技能，培养目标是未来医学科学家和高层次临床医师。尽管 1997 年我国就建立了以上分类培养体系，但在实践过程中，仍然存在着培养目标混淆，专业学位按照学术学位模式培养，"医学博士不会看病"成为社会热点问题。

2017 年，秦伯益院士指出，我国现行的临床医学学位制度是上世纪 50 年代的苏联模式。三年硕士，再攻读博士。学位与职称晋升挂钩，没有硕士学位不能晋升主治医师，没有博士学位不能晋升副主任医师及以上职称，逼得年轻医生只得先读研究生拿个学位。多年下来，临床诊疗水平明显不如不读研究生而跟有经验的医生在临床上实干的一般医生。

2020 年，我国基本建立了以"5＋3"（5 年临床医学本科教育＋3 年住院医师规范化培训或 3 年临床医学硕士专业学位研究生教育）为主体的临床医学人才培养体系。在具备条件的地区或高等医学院校，组织开展"5＋3＋X"（X 为专科医师规范化培训或临床医学博士专业学位研究生教育所需年限）临床医学人才培养模式改革试点。至此，我国临床医学学术学位和专业学位分类培养落到实处。（注：以下除引用文献文字外，住院医师规范化培训简称"住培"，专科医师规范化培训简称"专培"。）

（2）专业学位和住培衔接

2014 年，在时任上海市副市长、现任教育部副部长翁铁慧的领导下，复旦大学牵头项目"我国临床医学教育综合改革的探索和创新——'5＋3'模式的构建与实践"获得国家级教学成果特等奖。

教育部等六部委联合发布《关于医教协同深化临床医学人才培养改革的意见》（教研〔2014〕2 号），确立了以"5＋3"（5 年临床医学本科教育＋3 年住培或 3 年临床医学硕士专业学位研究生教育）为主体的临床医学人才培养体系。"5＋3"模式的中国特色体现在：一是临床医学专业学位教育和住培有机结合，避免了临床重复培训，减少了医生培养成本，规范了医学生临床技能训练；二是医学院校教育和毕业后教育有效衔接，从根本上解决了医学临床实践与执业医师之间的制度矛盾；三是"政府、行业、高校、医院"协同创新，促进了我国住培制度的建立健全。

3. 临床医学本科生修业年限

临床医学学术学位硕士、博士学习年限和其他学术学位相同；临床医学专业学位研究生按照"5＋3＋X"培养体系，专硕为3年（住培结合），博士为X年（专培结合）；伴随着临床医学七年制和八年制教育的调整优化，临床医学大类本科修业年限逐步统一为5年（表16－3）。

2015年3月，教育部下发《关于做好七年制临床医学教育调整为"5＋3"一体化人才培养改革工作的通知》（教高厅 〔2015〕 2号），规定不再招收七年制学生，将七年制临床医学调整为临床医学专业（"5＋3"一体化），即5年本科阶段合格者直接进入本校与住培有机衔接的3年临床医学硕士专业学位研究生教育阶段。 2021年3月1日，教育部发布《关于公布2020年度普通高等学校本科专业备案和审批结果的通知》（教高函 〔2021〕 1号），宣布撤销518个高校本科专业，其中包括1988年设立的临床医学七年制专业。

2017年，《国务院办公厅关于深化医教协同进一步推进医学教育改革与发展的意见》（国办发 〔2017〕 63号）印发，明确要严格控制八年制医学教育高校数量和招生规模，积极探索基础宽厚、临床综合能力强的复合型高层次医学人才培养模式和支撑机制。目前八年制只在北京协和医学院、北京大学、复旦大学、上海交通大学、浙江大学、中山大学、四川大学、华中科技大学、中南大学等10余所高校举办，各校招生规模控制在100人左右。八年制生源是高中生，招生途径是"本博连读"，培养过程按照本科生和研究生阶段进行学籍管理，本科阶段学习时间近年来逐步调整为5年学制。

4. 临床医学研究生学位论文要求

临床医学本科生没有毕业论文要求；临床医学专业学位研究生学位论文可以不局限专题研究类论文。

根据教育部公布的《本科毕业论文（设计）抽检办法（试行）》。2021 年 1 月 1 日起，本科毕业论文每年抽检 1 次，抽检对象为上一学年度授予学士学位的论文，抽检比例原则上应不低于 2％。如查实毕业论文存在抄袭、剽窃、伪造、篡改、买卖、代写等学术不端行为，将撤销已授予学位，并注销学位证书。而对于无毕业论文要求、实行临床毕业综合考试的临床医学本科生，要求提供被抽检学生考试原始成绩以及考试相关材料等作为支撑。

2022 年 1 月，国务院学位委员会办公室下发《关于研究制定 〈博士、硕士专业学位论文基本要求〉 的通知》（学位办 〔2022〕 2 号），明确由各专业学位研究生教育指导委员会研究制定各专业学位类别的《博士、硕士专业学位论文基本要求》。临床医学专业学位论文基本要求明确不局限专题研究类论文，临床医学硕士专业学位论文包括专题研究类论文、调研报告、案例分析报告、产品设计、临床研究方案设计；临床医学博士专业学位论文包括专题研究类论文和调研报告。

四、加强医教协同　提升人才自主培养质量

我国已经基本建成院校教育、毕业后教育、继续教育三阶段有机衔接的具有中国特色的标准化、规范化"5＋3＋X"临床医学人才培养体系（医学教育连续统一体）， 2020 年开始，所有新进医疗岗位的本科及以上学历临床医师全部经过住培，为我国医疗卫生服务提供基本同质化的合格临床医师人才保障。医学院校教育（本科生）以医学院为主要培养基地，定位在临床医学一级学科。毕业后医学教育（临床医学专业学位研究生）以医学院校附属/教学医院为主要培养基地，包括住培和专培两个阶段，毕业后医学教育阶段是实现"医学生"向"合格医生"转变的关键环节。医学院校毕业生在住培阶段接受最基本的临床技能和各种专科临床技能训练，定位在临床医学二级学科；专培定位在临床医学专科/亚专科。继续医学教育是临床医师发展阶段，以学习新知识、新理论、新技术、新方法为重点。

1. 完善临床医学人才培养体系建议

2020 年以来，围绕如何完善我国"5＋3＋X"临床医师培养体系，医学院校结合自身实践探索，开展医学教育理论研究，提出了一系列改革建议。

王松灵院士团队发表《从应对新型冠状病毒肺炎疫情的挑战审视我国临床医学人才培养体系》，提出：①将已经成功实施的"5＋3"一体化培养体系作为我国临床医学人才培养的主体，对合格毕业生授予医学博士学位（MD）；②将"5＋3"一体化培养体系的培养主体目标定位为全科医生；③加强专科医师培训，控制专科医师总比例在医师总数的 50％以下，专科医师培训不再与学位教育挂钩。

王维民教授牵头发表新时代医学教育发展与改革专家组《专家共识：改革医学教育，为健康中国 2030 保驾护航》，提出：应分阶段，循序渐进地对住培和临床专业硕士学位体系进行规划调整：第一阶段是提升全国范围内住培基地水平，尽早实现全国住培质量的同质化（要充分认识到这一过程的相对长期性、艰巨性和复杂性）；第二阶段是在基地培训质量同质化的前提下，重新设计医学毕业后教育的模式，探索新模式下住培和临床医学硕士专业学位研究生一体化培养；第三阶段是在实现住培和临床医学硕士专业学位研究生一体化培养模式之后，探索取消硕士专业学位，统一授予"医学博士"学位。

詹启敏院士团队发表《后疫情时代促进我国医学发展的思考与建议》，提出：将规范化培训与学位教育并轨，实现住培合格后授予临床医学硕士学位，专培合格后授予临床医学博士学位。热爱学术研究的临床医生可攻读科学博士学位，成为医师科学家。

王辰院士发表《以新医科建设为契机推动医学教育创新发展》，提出："通过将院校教育和毕业后教育进行贯通设计，创新体制机制，将住培、专培和研究生的培养相结合起来。""进一步促进院校教育与毕业后教育的紧密衔接。要完善同等学力人员申请临床医学硕士专业学位学科综合水平考试的考察内容，在考察临床能力的同时，加强对科学研究、健康促进、医德医风、感染防控等知识的考察，进一步提升住院医师以同等学力申请临床医学硕士专业学位的质量。""依国际通例，实行'主诊医师负责制'，并分设职业职称与学术职称体系。在职业职称上，住培结业即可聘为专业主诊医师，专培结业即聘为专科主诊医师，作为临床医师终身职业职称；在医学院校附属医院，另外设置并行的学术与教学职称路径，明确医生职业发展规划，让医生在不同路径上清晰、有序地发展。"

2. 提升临床医学人才培养质量举措

在院校教育阶段，要以卓越为引领，深入实施卓越医生教育培养计划2.0，系统推进一流专业、一流课程、一流教材、一流基地建设；推进课程体系教学内容改革和医学教育数字化变革；加强救死扶伤的道术、心中有爱的仁术、知识扎实的学术、本领过硬的技术、方法科学的艺术等教育。在毕业后教育阶段，医教协同是提升培养质量的关键，具体举措如下。

（1）强化附属医院住培基地建设

强化高校附属医院医学人才培养主阵地和临床教学主体职能，根据国家住培基地标准，加快附属医院标准化、规范化临床教学基地建设，健全临床教学组织机构、稳定教学管理队伍，围绕人才培养整合优化临床科室设置，设立专门的教学门诊和教学病床。加强住院医师医学理论基础，强化临床思维、临床实践、临床研究能力培养，将医德医风相关课程作为必修课程，提高外语文献阅读与应用能力。

（2）建立住培"以需定招"匹配机制

根据住培基地临床资源容量，探索建立住培招收计划与临床岗位需求紧密衔接的匹配机制。逐步增加在读临床医学专业学位硕士在住培招录计划中的比例。根据2020年9月国家卫生健康委员会《关于政协十三届全国委员会第三次会议第4496号提案答复的函》，全国住培招收规模从2014年的近5万人逐步增加到2019年的108 565人，其中：临床专硕

44 097 人，占 40.6%；其他住培（本硕博）64 468 人，占 59.4%。分析2011—2019 年上海市住培计划实际招录数，从 1968 人增加到 3 298 人，临床医学专业学位硕士结合项目招录比例逐年增加，从 2011 年的 15.9%（313/1 968）到 2019 年的 31.9%（1 051/3 298），其他本硕博住培招录比例从 2011 年的 84.1% 减少到 2019 年的 68.1%（其他本硕博住培比例约为 1∶1∶1）。

（3）保障临床医学专硕"同工同酬"

国务院办公厅关于加快医学教育创新发展的指导意见（国办发〔2020〕34 号）第十六条"健全住院医师规范化培训制度"明确提出："保障住院医师合理待遇，住培基地综合考虑经济发展、物价变动、所在地城镇职工平均工资等因素，结合实际制定培训对象薪酬待遇发放标准。" 2015 年起，全国医学院校所有新招收的临床医学硕士专业学位研究生，其临床培养按照国家统一制定的住培要求进行。中央财政对国家级培训基地住培提供专项资金支持，资金补助标准为每人 3 万元/年，补助资金 2/3 用于补助住院医师，1/3 用于补助基地和师资。临床医学硕士专业学位研究生参加住培，培训基地应当按照基地其他住培对象待遇标准给予研究生生活补助。在上海，临床专硕与培训医院签订劳动合同，培训期间计算工龄，"同工同酬"按培训医院同类人员标准发放基本和绩效工资，培训期间享有"五险一金"等社会保障。

（4）畅通同等学力申请学位通道

2015 年 5 月，教育部印发《关于授予具有研究生毕业同等学力人员临床医学、口腔医学和中医硕士专业学位的试行办法》（学位〔2015〕9 号），明确 5 年临床医学本科生被招录为国家级规范化培训基地的住院医师，同时也被教育行业（高校）认定为是具有研究生同等学力的在职人员。在申请资格方面，将"申请人为本科毕业后从事临床医疗工作至少三年"修改为"正在接受住院医师规范化培训的住院医师或已获得《住院医师规范化培训合格证书》的临床医师"；在考试内容方面，以临床专业知识及其实际运用为重点；在临床能力考核方面，申请人完成住培并取得医师资格证书和住培合格证书，学位授予单位则认定其通过临床能力考核。

（5）落实住培学员"两个同等对待"

面向社会招收的普通高校应届毕业生培训对象培训合格当年在医疗卫生机构就业的，在招聘、派遣、落户等方面按当年应届毕业生同等对待。对经住培合格的本科学历临床医师，在人员招聘、职称晋升、岗位聘用、薪酬待遇等方面与临床医学、中医专业学位硕士研究生同等对待。

综上，加强"新医科"内涵建设，提升高质量医学人才自主培养能力，要以党的二十大精神为指引，加强医教协同，推进科教结合和产教融合，培养面向未来的医学拔尖创新人才和卓越临床医师。在新一轮高等教育综合改革战略行动计划中，对于"双一流"建设高校，放权设置交叉学科研究方向，促进医工、医理、医文学科交叉融合；对于临床医学八年制培养单位，放权开展院校教育和毕业后教育贯通培养试点，弹性学制探索"MD＋PhD"双学位教育改革；对于"高水平公共卫生学院"建设单位，放权开展同等学力申请，发展公共卫生博士专业学位教育。

（来源：《中国卫生资源》2023 年第 26 卷第 1 期）

第十七章

新时代课程思政建设面临的问题和改革路径

党的二十大提出，用社会主义核心价值观铸魂育人，完善思想政治工作体系，这为新时代高校思想政治工作指明了方向，提供了根本遵循。推进高校课程思政建设，是完善高校思想政治工作体系的重要内容，是全面提高人才培养质量的重要路径，也是落实立德树人根本任务的必然要求。

课程思政是指高校在开展学科专业教学过程中将思想政治教育融入课程教学中，通过学科知识的传授和讲解，引导学生树立正确的世界观、人生观和价值观，提高思想政治素质和综合素质的过程。课程思政是思想政治教育和学科教育的有机结合，是一种多元化的思想政治教育形式，将思想政治教育贯穿于高校教育、教学的全过程，形成全员、全程、全方位育人（三全育人）。通过课程思政将家国情怀、个人品德、职业素养等思政元素融入各类课程中，让学生在课堂教学与实践教学中潜移默化地接受思想政治教育，实现知识学习、技能学习与个人素养的相辅相成，帮助学生德、智、体、美、劳全面发展。

2022 年 4 月，习近平总书记在中国人民大学考察调研时强调，"为谁培养人、培养什么人、怎样培养人"始终是教育的根本问题。"健康中国"战略为医学院校的发展提供了契机，回答了医学院校"培养什么人、怎样培养人、为谁培养人"这一根本问题。培养有健康中国使命担当的卓越医学人才是当前高等医学院校的责任。现剖析医学院校课程思政建设的时代要求及其面临的问题，提出新时代医学院校课程思政建设的改革路径。

一、时代要求

1. 落实立德树人的重要举措

党的十八大以来，以习近平同志为核心的党中央高度重视学生思想政治教育。党的二十大报告明确指出落实立德树人根本任务，培养德、智、体、美、劳全面发展的社会主义建设者和接班人。要用社会主义核心价值观铸魂育人，完善思想政治工作体系，推进大中小学思想政治教育一体化建设。课程思政作为落实思想政治教育的关键一环，推动课程思政高质量发展既是当前高校面临的重要理论课题，也是教育工作者要承担的重大实践命题。习近平总书记在出席全国各类会议时多次强调课程思政建设的重要性，教育部等多个部门为推进课程思政建设也出台了一系列政策文件，见表 17-1。

表 17-1　课程思政建设的相关要求汇总表

时间	文件/会议	主要要求
2016	全国高校思想政治工作会议	要用好课堂教学这个主渠道，思想政治理论课要坚持在改进中加强，提升思想政治教育亲和力和针对性，满足学生成长发展需求和期待，其他各门课都要"守好一段渠、种好责任田"，使各类课程与思想政治理论课同向同行，形成协同效应
2017	《关于深化医教协同进一步推进医学教育改革与发展的意见》（国办发〔2017〕63号）	高等医学院校教学改革要把思想政治教育和医德培养贯穿教育教学全过程，推动人文教育和专业教育有机结合，引导医学生将预防疾病、解除病痛和维护群众健康权益作为自己的职业责任
2018	《教育部关于加快建设高水平本科教育全面提高人才培养能力的意见》（教高〔2018〕2号）	把思想政治教育贯穿高水平本科教育全过程，挖掘其他课程和教学方式中蕴含的思想政治教育资源，实现全员、全程、全方位育人

学

（续表）

时间	文件/会议	主要要求
2019	学校思想政治理论课教师座谈会	办好思想政治理论课关键在教师，关键在发挥教师的积极性、主动性、创造性。推动思想政治理论课改革创新，要不断增强思政课的思想性、理论性和亲和力、针对性
2020	《高等学校课程思政建设指导纲要》（教高〔2020〕3号）	医学类专业课程教学中注重加强医者仁心教育，在培养精湛医术的同时，教育引导学生始终把人民群众生命安全和身体健康放在首位，提升综合素养和人文修养，提升依法应对重大突发公共卫生事件能力，做党和人民信赖的好医生
2020	《教育部 国家发展改革委 财政部关于加快新时代研究生教育改革发展的意见》（教研〔2020〕9号）	加强研究生课程思政，建成一批课程思政示范高校，推出一批课程思政示范课程，选树一批课程思政教学名师和团队，建设一批课程思政教学研究示范中心
2022	党的二十大报告	用社会主义核心价值观铸魂育人，完善思想政治工作体系

2016年，习近平总书记在全国高校思想政治工作会议上指出，要坚持把立德树人作为中心环节，把思想政治工作贯穿教育教学全过程，实现全程育人、全方位育人。要用好课堂教学这个主渠道，思想政治理论课要坚持在改进中加强，提升思想政治教育亲和力和针对性，满足学生成长发展需求和期待，其他各门课都要守好一段渠、种好责任田，使各类课程与思想政治理论课同向同行，形成协同效应。随后，习近平总书记在2019年的学校思想政治理论课教师座谈会和2022年调研中国人民大学时均多次强调立德是育人的根本，要不断增强思政课的思想性、理论性和亲和力、针对性。在2022年召开的中国共产党第二十次全国代表大会上，习近平总书记在报告中也再次强调了全面贯彻党的教育方针，落实立德树人根本任务，培养德、智、体、美、劳全面发展的社会主义建设者和接班人。要用社会主义核心价值观铸魂育人，完善思想政治工作体系，推进大中小学思想政治教育一体化建设。

此外，为了进一步落实课程思政建设的要求，国务院办公厅、教育部等多个部门也多次发文，细化相关内容。2017年，《国务院办公厅关于深化医教协同进一步推进医学教育改革与发展的意见》（国办发 〔2017〕 63 号）指出，高等医学院校教学改革要把思想政治教育和医德培养贯穿教育教学全过程，推动人文教育和专业教育有机结合，引导医学生将预防疾病、解除病痛和维护群众健康权益作为自己的职业责任。 2020 年，教育部印发《高等学校课程思政建设指导纲要》，明确了课程思政建设目标要求和内容重点，要求科学设计教学体系，融入课堂教学建设全过程，提升教师课程思政建设的意识和能力，结合专业特点分类推进课程思政建设。其中聚焦到医学类专业课程思政，提出要在课程教学中注重加强医德医风教育，要着力培养学生医者精神，注重加强医者仁心教育，提升学生的综合素养和人文修养。同年，教育部、国家发展和改革委员会、财政部印发《教育部 国家发展改革委 财政部关于加快新时代研究生教育改革发展的意见》（教研 〔2020〕 9 号），提出要加强研究生课程思政，建成一批课程思政示范高校，推出一批课程思政示范课程，选树一批课程思政教学名师和团队，建设一批课程思政教学研究示范中心。

2.“健康中国”战略的人才需求

2016 年，习近平总书记在全国卫生与健康大会上强调，没有全民健康就没有全面小康。自此建设健康中国上升为国家战略，“以人民为中心，以健康为根本”成为每一位医务工作者的初心与使命，成为新时代每一位医学生的责任与担当。面对新冠疫情，中国人民和中华民族以敢于斗争、敢于胜利的大无畏气概，铸就了生命至上、举国同心、舍生忘死、尊重科学、命运与共的伟大抗疫精神，全体医务人员也以实际行动诠释了“人民至上、生命至上”的精神内核。“健康中国”战略为医学院校的发展提供了契机，回答了医学院校“培养什么人、怎样培养人、为谁培养人”这一根本问题，与医学院校的发展息息相关，与医学院校学生切身相关，为医学院校人才培养指明了方向。

推进健康中国建设，人才是关键。 2020 年，《国务院办公厅发布关于加快医学教育创新发展的指导意见》（国办发 〔2020〕 34 号）中指出要全面提高人才培养质量，为推进健康中国建设、保障人民健康提供强有力的人才保障。因此，医学院校课程思政建设要顺应时代的要求，以新内涵强化医学生培养，即加强救死扶伤的道术、心中有爱的仁术、知识扎实的学术、本领过硬的技术、方法科学的艺术的教育，培养医德高尚、医术精湛的人民健康守护者。要培养仁心仁术的医学人才，医学院校应充分发挥课程思政作用，强化医学生职业素养教育，加强医学伦理、科研诚信教育、医学人文教育等。

二、面临的问题

1. 课程思政的体制机制有待完善

在医学院校的教学体系中，由教务部门指导各学生培养单位按培养计划设立相关培养课程，主体是注重学生专业技能培养的医学专业课，思想政治教育往往依托于思想政治理论课程，强调的是学生综合素质的培养和思想道德水平的提升，尚未形成专业教育与思想政治教育的双向融合，导致思想政治教育往往被边缘化，形成"孤岛效应"。现阶段，医学院校的课程思政缺乏统一的设计和相应的管理机构，思政教师和医学专业教师联动协作不足，课程思政的评估和考核指标体系尚未建立。

2. 教师队伍的思政能力有待提升

医学院校具有学科专业性强、知识密集和学科综合的特点，教师队伍以传授医学专业知识为主，与思政教师对应的知识储备和知识结构差异较大，思想政治教育方面的经验和能力均相对较弱。此外，医学专业教师在教学的同时还要兼顾科研任务，因此授课重在关注学生专业技能的培养，认为思想政治教育是思政教师和学生工作队伍的工作。如何打破医学专业教师和思政教师之间的壁垒，搭建跨学科交流平台，是当前医学院校的重要工作。一方面，推动医学专业教师熟悉思政教学方法，熟练使用思政元素；另一方面，思政教师也应积极主动去接触医学教育教学，主动了解医学生培养计划和医学生的思想规律。

3. 课程内容的思政内涵有待挖掘

医学院校本科生的课程一般包括通识课、专业课和实践教学课，研究生的课程一般包括学位公共课、学位基础课和学位专业课。在一些纯理论知识传授的课程中，如数学、英语等几乎不涉及思政元素。在一些医学专业课程中往往是简单的"思政化"，教师尝试在课程内容中结合医学知识、工作经历、学科发展，但是由于思想政治教育的内容抽象、晦涩难懂，学生很难理解并将其内化为自身的价值观和行为准则，外化为对生命的敬畏、对患者的人文关怀。课程思政的思想性、理论性和亲和力、针对性都有待进一步提升。即便是单纯的思想政治教育课程，如"思想道德与法治""中国近现代史纲要""马克思主义基本原理""毛泽东思想和中国特色社会主义理论体系概论""习近平新时代中国特色社会主义思想概论"，也存在过多阐述理论知识、缺乏与实际生活的联系、难以解决学生的现实困惑、难以引发学生"共鸣"等问题。

三、改革路径

面向新时代对课程思政建设的新要求，进一步落实国务院、教育部关于医学教育创新发展和全面推进课程思政建设等各项要求，围绕"健康中国"的国家战略，根据"三全育人"综合改革要求，要持续推进医学院校课程思政建设，探索形成"建体制机制-跨学科队伍-扩课程内容"三位一体的课程思政体系。

1. 建体制机制

为了保障课程思政建设的高质量发展，医学院校应当成立校、院两级课程思政建设领导小组，由教学部门和教师工作部门等校级职能部门和二级单位共同推进课程思政建设，统筹推进课程思政学科建设、学术研究和教学研究，形成完善的医学院校课程思政建设的体制机制。医学院校可为各类课程之间搭建共享、共惠的教学合作平台，整合教育教学资源，推进课程思政教学研究和教学实践。教学部门要积极推进课程思政内涵建设，规范教材选定、修订课程教学大纲，抓住考核评价、督导反馈等关键教学环节，实现课程思政建设的科学化和规范化。教师工作部门要加强教师思政育人能力提升的培训，制订分层次的教师能力提升计划，通过岗前培训、在岗培训和师德师风、教学能力专题培训，全面加强教师开展课程思政的意识和自觉，拓展实践的能力和视野。教学部门和教师工作部门要完善课程思政激励考核机制，建立二级单位课程思政考核指标体系，压紧压实二级单位的责任，将教师参与课程思政教学、研究和效果作为教师绩效考评、评优奖励的重要依据。

2. 促能力发展

要充分发挥教师在课程思政建设中的关键作用，通过体制机制的系统设计，全面提升教师的思政教学能力。教学部门：设立专项经费，支持课程思政教学研究课题，聚焦思政元素融入医学教学、医学专业课程思政设计、医学课程思政教学方法创新等重点、难点问题，开展系列研究，注重将研究成果转化成教学工作方案，进一步推动课程思政建设。组织开展课程思政教案大赛，评选出优秀教案，供教师间交流学习；开展课程思政示范性备课，组织教师展示如何促进医学专业知识与课程思政的融合；组织开展课程思政示范性讲课，通过示范性课程思政课堂设计，为教师如何做好课程思政提供参考和借鉴；举办课程思政工作坊、课程思政研究课题交流，加强教师之间课程思政育人理念与方法的交流。教师工作部门：组织系列活动提升医学专业教师思政教学素养，强化教师挖掘课程思政元素的能力，选树一批课程思政教学名师和团队，组织教师观摩名师讲课，发挥教学名师的示范引领和传、帮、带作用。制订课程思政常态化培训方案，搭建多学科交流平台，促进跨学科教师交流研讨。完善激励工作方案，对课程思政理念较好或者打造出具有影响力的课程思政的教师给予奖励，激发教师对课程思政建设的积极性，提升教师育人能力。教师层面：组建跨学科课程思政教学和研究队伍，发挥多学科优势，纳入思想政治理论教育、医学教育研究、人文社科和医学等各学科专业的教师研究队伍，共同开展研讨交流和课程建设实践，促进一批高水平教学成果产出，建成一批课程思政示范课程。积极参加各类课程思政能力培训，申报各类课程思政研究课题，通过理论研究和课程思政实践提升思政教学能力。改革教学方法提升课程思政育人成效，基于问题学习、案例学习、模拟教学等方法，引导学生主动学习和自我反思，突出"以学为中心"的教学，提高课程思政教学效果和育人能效。学生层面：强化自主学习能力、创新思维能力的培养，加强人文素养、沟通能力和团队合作能力的提升，将认识升华为信念，成长为德、智、体、美、劳全面发展的卓越医学人才。

3. 扩课程内容

要发挥好每门课程的育人作用就要充分挖掘每门课程的思政元素，并将其与课程内容有机融合。组织编写医学专业课程思政教学指南，根据医学不同学科专业的特点和优势，挖掘专业内容中蕴含的精神内涵，提炼立足学科特点的课程思政元素，形成可参考的、具有操作性的课程思政教学指南。通过在教案设计中融入社会主义核心价值观和"四史"以及校史、院（系）史、学科史、专业史，提炼育人元素，使知识传授与价值引领相融合，促进课程思政落地生根。立足健康中国战略，充分发挥医学学科优势，挖掘专业课程中的理想信念、使命担当意识、爱国奉献、家国情怀和奉献精神等。围绕基础医学、公共卫生与预防医学、药学和护理学不同学科专业的特点和优势，修订培养方案、教学大纲和培养目标，深入挖掘课程思政元素。以公共卫生与预防医学学科为例，在增强思想性上，在课程中融入社会主义核心价值观的基本内容和要求，实现传承中华优秀医学传统文化、弘扬社会主义法治精神，充分体现民族特点；在增强理论性上，强调"大健康"理念和新科技革命内涵，加强理念内容、方法技术、标准评价的学习，确保课程内容严谨；在增强时代性上，以"大国计、大民生、大学科、大专业"的新定位确定课程教学目标，融入伟大抗疫精神；

在增强亲和力和针对性上，在课程中融入科普教育与社会服务，从专业知识理论出发，强调知识的实际应用，增强可操作性，鼓励教师带动学生开展科普教育、社会实践，加强对专业的理解和职业精神的领悟。

（来源：《中国卫生资源》2023 年第 26 卷第 3 期）

以新时代教材建设为载体　推进医学教育创新发展

2018年9月10日，全国教育大会在北京召开，中共中央总书记、国家主席、中央军委主席习近平出席会议并发表重要讲话。2020年7月29日，全国研究生教育会议在北京召开，习近平总书记就研究生教育工作作出重要指示。中国特色社会主义进入新时代，党和国家事业发展迫切需要培养造就大批德才兼备的高层次人才。贯彻落实全国教育大会和全国研究生教育会议精神，加快构建具有中国特色、世界一流水平的教材体系，必须准确认识和把握新时代教材建设的目标要求和重点任务。

现围绕新时代教材建设的目标要求和重点任务，结合复旦大学上海医学院"十三五"规划教材建设的实践，提出以新时代教材建设为载体，推进医学教育创新发展的思路和举措。

一、新时代教材建设的新目标与新要求

1. 教材建设的新目标

加强党的全面领导是教材建设的根本保证，坚持正确的方向是教材建设的首要标准，促进学生全面发展是教材建设的基本出发点，服务国家发展战略是教材建设的重要使命，提高质量是教材建设的核心任务。

教材是解决培养什么人、怎样培养人、为谁培养人这些根本问题的重要载体，是国家意志在教育领域的直接体现。因此，教材建设必须坚持马克思主义的指导地位，牢牢把握正确的政治方向和价值导向，为学生强基固本，打好中国底色、厚植红色基因，培养拥有中国心、饱含中国情、充满中国味的下一代。教材建设要在教材的育人理念、内容选材、体系编排、呈现方式等各方面下功夫，把德、智、体、美、劳全面发展的要求贯穿于教材工作的各个环节，更好地服务学生健康成长成才。教材建设要紧密围绕党和国家事业发展对人才的要求，扎根中国、融通中外，立足时代、面向未来，全面提升思想性、科学性、民族性、时代性、系统性，为培养担当民族复兴大任的时代新人提供更加有力的支撑。同时，人民群众对教育质量提出了新的更高的要求，对教材质量抱有更高的期待。

2. 教材建设的新要求

教材是传播新知识、新思想、新观念的重要载体。

抓好新时代教材建设，必须落实好习近平总书记对教材建设提出的新要求：要充分体现马克思主义中国化要求，要充分体现中国和中华民族风格，要充分体现党和国家对教育的基本要求，要充分体现国家和民族的基本价值观，要充分体现人类文化知识积累和创新成果。

抓好新时代教材建设，必须立足中国、面向世界，拓宽视野、博采众长，及时反映世界科技新进展，吸收人类文明优秀成果，为培养具有前瞻思维、国际眼光的人才提供有力支撑。

抓好新时代教材建设，必须遵循教育教学规律和人才培养规律，将知识、能力和正确价值观的培养有机结合，体现教育和教学改革的先进理念，反映人才培养模式和教学改革方向，有效激发学生的学习兴趣和创新潜能。

二、新医科教材建设的新重点与新任务

面对疫情提出的新挑战、实施健康中国战略的新任务、世界医学发展

的新要求，新医科对于教材建设也提出了提高培养质量、提升医药创新能力方面的新重点和新任务。全国研究生教育会议强调，要"加强课程教材建设、提升研究生课程教学质量"。要优化课程体系，加强教材建设；要规范核心课程设置，打造精品示范课程，编写遴选优秀教材，推动优质资源共享；要将课程教材质量作为学位点合格评估、学科发展水平评价、教师绩效考核和人才培养质量评价的重要内容。

1. 教材建设要成体系

教材体系是医学教育改革和内涵发展的重要载体，要深入研究医学门类各一级学科、各本科专业、各学制层次的医学教育创新发展的需求，围绕课程思政、基础知识、研究方法和前沿动态，以前瞻性眼光统筹规划各学科专业系列教材，查旧补新、查弱补强、查漏补缺，建立围绕医学教育发展新趋势、体现医学教育改革新成果、促进"医＋X"交叉融合，以国家规划教材为主导、结合"互联网＋"教学模式的医学教材新体系。

2. 教材建设要有抓手

在医学本科生教材建设方面：以"双万计划"建设为抓手，加强一流医学本科专业的内涵建设；以专业课程为主线，组建跨学科教学团队，有机融入前沿和交叉学科课程建设，组织编写多学科整合式创新教材。

在医学研究生教材建设方面：以修订培养方案为抓手，落实各一级学科、专业学位类别（领域）博士、硕士学位的基本要求，以一级学科为教材建设单元，以"本科直博生"和"硕博连读生"为重点，贯通本-硕-博课程教材体系，建设学术学位医学基础课程专用教材、专业学位研究生专用教材和新兴学科、交叉学科专用教材。

三、"新上医"教材建设的新思考与新举措

2018年12月，教育部、国家卫生健康委员会和上海市共建托管复旦大学上海医学院及其直属附属医院。表18-1列示了复旦大学基础医学院、临床医学院、公共卫生学院在"十三五"期间主编出版的部分规划教材。

表 18‑1　复旦大学上海医学院"十三五"期间主编出版的部分规划教材

院系	教材名称	主要作者	出版年月	出版单位	备注
基础医学院	Medical Immunology（《医学免疫学》）	储以微等	2017 年 9 月	人民卫生出版社	国家卫生健康委员会"十三五"规划教材
	《医学遗传学》（第 7 版）	左伋	2018 年 7 月	人民卫生出版社	国家卫生健康委员会"十三五"规划教材
	《病理生理学》（第 9 版）	钱睿哲	2018 年 7 月	人民卫生出版社	国家卫生健康委员会"十三五"规划教材
	《药理学》	黄志力	2016 年 6 月	复旦大学出版社	复旦大学基础医学本科核心课程系列教材
	《医学神经生物学》	孙凤艳	2016 年 1 月	复旦大学出版社	复旦大学基础医学本科核心课程系列教材
	《医学微生物学》	袁正宏	2016 年 3 月	复旦大学出版社	复旦大学基础医学本科核心课程系列教材
	《实验动物学基础与技术》（第 2 版）	杨斐	2019 年 8 月	复旦大学出版社	复旦大学基础医学实验课程系列教材
	《医学组织透明化三维成像》	冯异等	2020 年 6 月	复旦大学出版社	复旦大学基础医学实验课程系列教材
	《医学人文导论》	汤其群、孙向晨	2020 年 4 月	复旦大学出版社	复旦大学人文医学核心教学系列教材
临床医学院	《内科学》（第 9 版）	葛均波	2018 年 7 月	人民卫生出版社	国家卫生健康委员会"十三五"规划教材
	《儿科学》（第 9 版）	王卫平	2018 年 7 月	人民卫生出版社	国家卫生健康委员会"十三五"规划教材
	《皮肤性病学》（第 9 版）	张学军	2018 年 7 月	人民卫生出版社	国家卫生健康委员会"十三五"规划教材
	《外科学学习指导与习题集》（第 4 版）	吴国豪	2019 年 4 月	人民卫生出版社	国家卫生健康委员会"十三五"规划教材配套教材
	《老年康复学》	郑洁皎	2018 年 3 月	人民卫生出版社	国家卫生健康委员会"十三五"规划教材
	《康复医学学习指导与习题集》	吴毅	2018 年 11 月	人民卫生出版社	国家卫生健康委员会"十三五"规划教材配套教材

院系	教材名称	主要作者	出版年月	出版单位	备注
	《康复功能评定学习指导及习题集》	白玉龙	2019年8月	人民卫生出版社	国家卫生健康委员会"十三五"规划教材配套教材
	《循证医学》（第2版）	王小钦	2020年4月	人民卫生出版社	国家卫生健康委员会住院医师规范化培训规划教材
	《全科医生临床实践》（第2版）	祝墡珠	2017年9月	人民卫生出版社	国家卫生健康委员会基层卫生培训"十三五"规划教材
	《社区康复适宜技术》	吴毅	2019年4月	人民卫生出版社	国家卫生健康委员会基层卫生培训"十三五"规划教材
	《泛血管医学——概念及常见疾病诊治》	葛均波	2018年8月	人民卫生出版社	心血管专科医师继续医学教育用书
	《循证医学与临床实践》（第4版）	王吉耀	2019年2月	科学出版社	临床医学专业本科生、研究生教材
	《临床诊断基本技术操作》	朱文青	2017年3月	上海科学技术出版社	临床医学专业本科生、研究生教材
	《中国医药学教程》	蔡定芳	2019年8月	复旦大学出版社	临床医学专业本科生、研究生教材
	《妇产科临床思维培训教程》	鹿欣	2019年8月	高等教育出版社	临床医学专业本科生、研究生教材
	《住院医师规范化培训康复医学科示范案例》	吴毅	2016年5月	上海交通大学出版社	"十三五"国家重点图书出版规划项目
	《住院医师规范化培训妇产科示范案例》	华克勤	2016年5月	上海交通大学出版社	"十三五"国家重点图书出版规划项目
	《住院医师规范化培训眼科示范案例》	孙兴怀	2016年6月	上海交通大学出版社	"十三五"国家重点图书出版规划项目
	《住院医师规范化培训耳鼻咽喉科示范案例》	迟放鲁	2016年5月	上海交通大学出版社	"十三五"国家重点图书出版规划项目

第十八章 以新时代教材建设为载体 推进医学教育创新发展

（续表）

院系	教材名称	主要作者	出版年月	出版单位	备注
公共卫生学院	《住院医师规范化培训内科示范案例》	王吉耀	2016 年 6 月	上海交通大学出版社	"十三五"国家重点图书出版规划项目
	《住院医师规范化培训全科医学示范案例》	祝墡珠	2016 年 5 月	上海交通大学出版社	"十三五"国家重点图书出版规划项目
	《住院医师规范化培训儿科示范案例》	黄国英	2016 年 5 月	上海交通大学出版社	"十三五"国家重点图书出版规划项目
	《住院医师规范化培训儿外科示范案例》	郑珊	2016 年 5 月	上海交通大学出版社	"十三五"国家重点图书出版规划项目
	《环境与全球健康》	阚海东、鲁元安	2016 年 9 月	人民卫生出版社	国家卫生健康委员会"十三五"规划教材
	《全球妇幼健康》	闻德亮、吕军	2017 年 5 月	人民卫生出版社	国家卫生健康委员会"十三五"规划教材
	《健康教育学》（第3版）	傅华	2017 年 7 月	人民卫生出版社	国家卫生健康委员会"十三五"规划教材
	《预防医学》（第7版）	傅华	2018 年 8 月	人民卫生出版社	国家卫生健康委员会"十三五"规划教材
	《R语言与医学统健图形》	张铁军、何纳	2018 年 2 月	人民卫生出版社	预防医学专业必修教材
	《医院感染学》	郑英杰	2017 年 5 月	复旦大学出版社	预防医学专业必修教材
	《肿瘤流行病学》	徐望红	2017 年 6 月	复旦大学出版社	预防医学专业必修教材
	《环境卫生学》	宋伟民、赵金镯	2019 年 8 月	复旦大学出版社	预防医学专业必修教材
	《卫生经济学》（第4版）	陈文	2017 年 6 月	人民卫生出版社	卫生事业管理指定教材
	《循证医疗卫生决策与管理》	陈英耀	2018 年 5 月	人民卫生出版社	卫生事业管理指定教材
	《组织行为学：卫生视角》	吕军	2018 年 1 月	复旦大学出版社	卫生事业管理指定教材

1. 结合学科专业建设

结合"双一流"学科建设和"一流专业"建设，复旦大学上海医学院"十四五"期间拟出版经得起历史和实践检验的50本精品教材（表18-2）。

表18-2 复旦大学上海医学院"十四五"期间拟出版的精品教材（50本）

双一流学科建设	"十四五"期间拟出版的精品教材（50本）	一流专业建设
基础医学	12	基础医学
临床医学	16	临床医学
护理学	2	护理学
公共卫生与预防医学	10	预防医学
药学	5	药学
中西医结合	2	—
—	3	公共管理

以学术学位公共卫生与预防医学一级学科为例， 2020年5月26日，复旦大学发布了"关于加快公共卫生学科群建设的行动计划"。在加强高水平教材体系和课程建设方面明确：打造"在线课程群"，建设"一流金课"，配套建设公共卫生与预防医学主干系列教材；在现有国家级精品课程基础上，拓展建设精品核心课程；成立"德隆"学术卓越工作站，建设仿真实验课程；打造以预防医学和管理、经济、社会、新闻，以及生物、环境、信息等交叉学科为特色的本科通识课程和研究生专业公共课程。

在专业学位研究生案例教材建设方面， 2020年4月，中国专业学位案例中心面向有关高校开展了主题案例专项征集工作，旨在集聚名校、名院、名家力量，开发一批高水平重大主题案例。本次主题案例专项征集工作采用首席专家负责制，经过团队申报、院校推荐、专家评审及结果公示，复旦大学公共卫生学院获得2项新型冠状病毒肺炎疫情防控项目，即何纳教授负责的"公共卫生学院服务于新型冠状病毒疫情应急防控的案例研究"和罗力教授负责的"紧缺物资调度配售方案和信息管理系统"（全国公共卫生学院仅获批 2 项）。

2. 结合课程思政教育

在上海市高水平地方高校试点建设项目（简称"地高建"）高水平拔尖医学人才培养子项目中，设立了本-硕-博贯通一体化、"双基训练"、国际化等课程建设项目（表 18-3），同步带动教材建设，突出教材建设的育人功能，将思政元素融入课程教材之中，突出知识背后的逻辑、精神、价值、思想、艺术和哲学，以"润物无声"的形式将正确的价值追求和理想信念有效传递给医学研究生。

表 18-3 上海市"地高建"高水平拔尖医学人才培养子项目课程建设

培养单位	课程类别	名称	负责人
基础医学院	一体化课程	分子医学导论	于敏
		基础医学导论	程训佳
	"双基训练"课程	医学微生物学进阶	袁正宏、谢幼华
		基础医学前沿和技术	程训佳
	国际化课程	达尔文演化论和现代医学	冯异
		Infectious Oncology	蔡启良
公共卫生学院	一体化课程	医用多元统计方法	何更生、秦国友
		应用统计线性模型	何更生、秦国友
	"双基训练"课程	流行病学原理	徐飚
	国际化课程	全球卫生研究——理论与实践	陆一涵
护理学院	国际化课程	Introduction of Evidence-Based Nursing Practice	周英凤
		护理研究导论	袁长蓉
		人体及健康评估	陈瑜
药学院	一体化课程	药物化学	张雪梅
		药物动力学	张雪梅
		实验药理学	张雪梅
		临床药物治疗学	张雪梅
	国际化课程	生物大分子与药学研究	蒋宪成、上杉志成

注："地高建"指高水平地方高校试点建设项目。一体化指本-硕-博贯通。"双基训练"指基本研究思想和基本研究方法。

一体化课程：按照一级学科，建设本-硕-博贯通的一体化课程体系，修订学位基础课、学位专业课、专业选修课的教学目标，在教材建设中有效区分本科、硕士、博士不同层次的教学内容和教学要求。

　　"双基训练"课程：面向"本科直博生"和"硕博连读生"开设基本研究思想和基本研究方法（"双基训练"）课程，同步编写教材，提高研究生的学术研究能力和科研实践技能。

　　国际化课程：推进全英文教材的编写，尤其是案例教学。如"全球卫生研究——理论与实践"课程将公共卫生学子赴非洲暑期实践活动编成案例，拓展国际视野。

3. 结合人文医学课程

　　发挥综合性大学的学科优势，复旦大学上海医学院联合法学院、哲学学院、历史学系等组成跨学科编写团队，以"人文与医学"国家精品在线开放课程和2门"人文医学导论"课程为引领，推出了9本具有复旦特色、引领全国的人文医学核心课程系列教材（《医学导论》《医学史》《医学哲学》《医学法学》《医学社会学》《医学人类学》《医学心理学》《医患沟通》《医学伦理学》），完善了50门人文医学方面课程思政示范课程的内涵建设。

　　新时代、"新上医"、新使命。复旦大学上海医学院作为全国医学院校中的排头兵和引领者，将以教材建设为载体，推进医学教育创新发展，致力于培养具有国家意识、人文情怀、科学精神、专业素养、国际视野的高层次医学人才，服务健康中国战略需求。

（来源：《中国卫生资源》2020 年第 23 卷第 5 期）

医科教师理论素养提升路径

2016 年 12 月，习近平总书记在全国高校思想政治工作会议发表重要讲话，强调高校教师要坚持教育者先受教育，努力成为先进思想文化的传播者、党执政的坚定支持者，更好担起学生健康成长指导者和引路人的责任。之后，中共中央、国务院印发《关于加强和改进新形势下高校思想政治工作的意见》和《关于全面深化新时代教师队伍建设改革的意见》，要求广泛开展中国特色社会主义理论体系学习教育，引导教师深刻领会党中央治国理政新理念、新思想、新战略。

2023 年 5 月，习近平总书记在主持中共中央政治局第五次集体学习时再次强调，强教必先强师，要把加强教师队伍建设作为建设教育强国最重要的基础工作来抓。医学教育是卫生健康事业发展的重要基石，是"人"学与"仁"学的双重教育。面对疫情提出的新挑战、实施健康中国战略的新任务、世界医学发展的新要求，培养医德高尚、医术精湛的人民健康守护者是医科教师的重要职责与使命。医科教师与思政课教师一样，同时扮演学术人、政治人和绩效人三种角色，既要注重学术水平拓展、育人能力提升，高质量完成教学科研任务，也要把做好学生思想政治引领和意识形态维护放在工作首位。要打造高素质专业化医科教师队伍，就要加强教师自身的理论学习，提升理论素养。因此，研究影响医科教师理论学习满意度的因子，探求医科教师理论素养的提升路径，进而引导广大医科教师以德立身、以德立学、以德施教，具有现实意义。

一、对象与方法

1. 研究对象

以某高校基础医学院教师为研究对象。本研究中的医科教师理论学习是指以医科教师为对象，以加强思想理论教育、核心价值认同、育人能力提升为主的各类学习实践活动，包括：学校、院系、教研室、各级教师发展平台及基层党支部等围绕理想信念教育所开展的党的方针政策和习近平新时代中国特色社会主义思想学习活动；围绕培育践行社会主义核心价值观所开展的国家意识、法治意识、社会责任意识和科学精神教育；围绕弘扬中华优秀传统文化、社会主义先进文化、以爱国主义为核心的民族精神、以改革创新为核心的时代精神，以及围绕校史、院史、学科史等开展的学习活动。

2. 研究假设

有关学习满意度的研究非常丰富，对医科教师理论学习满意度的专题研究却并不多，一是因为教师担当的角色主要是教育者而不是学习者，二是因为在相当长一段时间，学术界对教师理论学习的内涵与外延界定不一。如果把理论学习视为工作的一部分，作为工作满意度的测评结构还缺乏理论共识。随着教师理论学习的深入开展，不少研究者开始从自我价值认知、学习投入机制，以及与个体特征相关的学习偏好、学习体验等维度进行探索。

学习偏好是学习主体对学习内容、方式方法、制度安排等方面的认知与态度。从行为主体看，教师理论学习可纳入成年人学习或职场素养提升范畴。切实体验、反思观察、概念提炼与积极运用常被概括为成年人学习的 4 个阶段，个体差异是导致学习认知与判断差异的主要原因。学习偏好本身不分好坏，成年人的学习偏好和学习动机都对应着个性化的学习策略。学习动机越强，越能够保证学习过程的良好体验从而拥有较高的满意度。由此可以假设：性别、年龄、政治面貌、专技职务和岗位类别会影响学习偏好。

学习体验是学习主体对学习内容、方式方法、制度安排等方面的感知与评价。从行为心理学角度看，学习体验是学习前、学习中和学习后产生的印象，是对教学过程、教学交互及学习环境的感知。学习体验是分层级的，既实现客观价值又实现主观价值，常常是个人功利体验与享乐体验的结合。体验存在差异的原因可以区分为个人归因和环境归因。由此可以假设：性别、年龄、政治面貌、专技职务和岗位类别会影响学习体验。

同时，在政治理论相关课程学习中，学习者的学习偏好和授课者的学习偏好之间可能会相互影响乃至错配，授课者能力有限会导致学习者的表现低于他们的潜能，学习者情绪消极也会导致授课者缺乏教学的热情。授课者的政治观念、政治态度很大程度上影响学习者的学习偏好。良好的学习体验是增强理论学习效果的关键要素，学习体验会受到教学方法与学习方法偏好等因素的影响。由此可以假设：学习偏好对学习体验有直接效应。

3. 研究方法

对该校基础医学院教师开展问卷调查，了解教师对理论学习的基本态度，以及对学院改进和加强理论学习活动的意见与建议。考虑到人口特征中的年龄和职业特征中的岗位类别是最主要的两个特征，按年龄和岗位类别进行 1/3 等比例类型抽样。该基础医学院共有教职工 327 人，共抽取 109 人。问卷分为 3 个部分：基本信息、现况评价、认知与建议，问题以封闭式为主，有单项也有多项，个别辅以开放式问答，学习满意度评价按 5 档赋值， 1～5 分别代表"不满意""不太满意""基本满意""满意""非常满意"。运用主成分分析法研究影响理论学习满意度的主要因子，通过构建结构方程模型分析学习偏好和学习体验之间的作用机制，进而探求医科教师理论素养提升的有效路径。

二、结果

1. 受调查者总体满意度评价

该学院共有 109 名医科教师参加了问卷调查。受调查者对理论学习满意度的总体评价很高,平均值达到 4.302(满分值为 5)。党员教师的满意度高于非党员教师;教学科研和实验技术系列教师的满意度高于专职思政和党政管理系列教师;正高级职务教师的满意度高于中初级职务教师的满意度。详见表 19-1。

表 19-1 样本结构与总体满意度评价均值

分组	人数	构成比/%	标准差	分组	人数	构成比/%	标准差
按性别				按年龄			
男	37	33.94	4.378 ± 0.758	< 30 岁	1	0.92	4.000 ± 0
女	72	66.06	4.264 ± 0.769	30 ~ < 40	30	27.52	4.467 ± 0.628
政治面貌				40 ~ < 50	59	54.13	4.271 ± 0.827
中共党员	73	66.97	4.356 ± 0.632	50 ~ < 60	16	14.68	4.125 ± 0.806
民主党派及其他	36	33.03	4.194 ± 0.980	≥60	3	2.75	4.333 ± 0.577
岗位类别				专业技术职务			
教学科研	84	77.06	4.333 ± 0.766	正高级	17	15.60	4.529 ± 0.514
实验技术	20	18.35	4.250 ± 0.786	副高级	51	46.79	4.313 ± 0.648
专职思政	1	0.92	4.000 ± 0	中级	38	34.86	4.184 ± 0.982
党政管理	4	3.67	4.000 ± 0.816	初级	3	2.75	4.333 ± 0.577

受访者理论学习呈现以下主要特点。一是学习活动覆盖面广,会议

第十九章 医科教师理论素养提升路径

学习和网上自学是最主要的学习形式。100.00％的受访者都参与过理论学习，70.09％的教师参与过网上理论自学，46.73％的教师参与过红色教育基地考察。二是学习活动参与热情较高，制度化的理论学习成为规范。71.56％的受访者自评学习活动热情"很高"和"较高"，"1周1次"参加学习的占比11.01％，"2周1次"的21.10％，"一月1次"的58.72％，学院和系室能做到定期开展活动。三是学习活动效果显著，促进了相互交流和素养提升。受访者普遍认为学院和系室组织的学习活动"有助于坚定理想信念"（48.15％）、"有利于自己全面发展"（50.00％）、"是大家交流的好机会"（67.59％）、"能更多知晓学校政策"（70.37％），参加主题教育期间组织的学习考察、教师教学发展分中心组织的医学人文及课程思政能力培训等活动很有收获。同时，工作与学习之间的矛盾客观存在，不同群体的参与率与满意度存在差异，自评有时不愿意参加的主要原因是"教学科研任务太重"（81.31％）、"学习形式比较单一"（14.02％）和"思想重视程度不够"（7.05％）。

2. 模型构建

对受调查者各维度满意度评价和主观认知等9个变量作探索性分析。①先进行KMO检验和Bartlett球形检验，Cronbach's α 系数为0.8676，KMO值为0.8587，Bartlett的球形度检验的卡方值为960.87，$P < 0.001$，适合做因子分析。②再通过主成分分析提取主成分。运行factor命令和screeplot命令，可抽取2个特征值大于1的因子，分别定义为：学习体验因子（F1），包括学习内容满意（s_Content）、形式满意（s_Form）、时间满意（s_Time）、氛围满意（s_Atoms）、效果满意（s_Effect），信度系数为0.9774；学习偏好因子（F2），包括学习规范（r_Time）、频次规范（r_Freq），时间偏好（p_Time）、频次偏好（p_Freq），信度系数为0.6854。见表19-2。③最后形成因子载荷矩阵并计算主成分得分。2个特征值累计解释变异量达到74.93％。

表 19‑2 变量及其赋值

因子	变量	代码	均值	标准差	变量构造与赋值
个体特征	年龄	age	2.908	0.752	5= ≥60 岁，4= 50~60 岁，3= 40~50 岁，2= 30~40 岁，1= <30 岁
	性别	gender	0.339	0.476	1= 男性，0= 女性
	政治面貌	partyCPC	0.670	0.472	1= 中共党员，0= 民主党派或群众
	岗位类别	job	4.688	0.676	5= 教学科研，4= 实验技术，3= 专职思政，2= 党政管理，1= 其他
	专技职务	position	3.752	0.747	5= 正高级，4= 副高级，3= 中级，2= 初级，1= 其他
学习体验（F1）	内容满意	s_Content	4.257	0.750	5= 非常满意，4= 满意，3= 一般，2= 不太满意，1= 不满意
	形式满意	s_Form	4.202	0.814	5= 非常满意，4= 满意，3= 一般，2= 不太满意，1= 不满意
	时间满意	s_Time	4.211	0.806	5= 非常满意，4= 满意，3= 一般，2= 不太满意，1= 不满意
	氛围满意	s_Atoms	4.248	0.772	5= 非常满意，4= 满意，3= 一般，2= 不太满意，1= 不满意
	效果满意	s_Effect	4.211	0.794	5= 非常满意，4= 满意，3= 一般，2= 不太满意，1= 不满意
学习偏好（F2）	时间规范	r_Time	3.449	0.726	5= 非常固定，4= 比较固定，3= 没有规律，2= 经常取消，1= 基本不安排
	频次规范	r_Freq	3.312	0.857	5= 1 周 1 次，4= 2 周 1 次，3= 1 月 1 次，2= 1 季度 1 次，1= 1 学期 1 次或更长
	时间偏好	p_Time	3.000	1.202	5= 非常赞同，4= 较为赞同，3= 说不清，2= 不太赞同，1= 不赞同
	频次偏好	p_Freq	2.963	0.838	5= 1 周 1 次，4= 2 周 1 次，3= 1 月 1 次，2= 1 季度 1 次，1= 1 学期 1 次或更长

结构方程模型构建是研究学习满意度影响机制的常用方法。本研究将

学习体验和学习偏好作为潜变量，分别用学习内容满意、形式满意、时间满意、氛围满意、效果满意和时间规范、频次规范、时间偏好、频次偏好来测量。假设两变量都受年龄、性别、政治面貌、岗位类别和专业技术职务影响；继而检验学习偏好对学习体验是否存在直接效应。

结果显示，学习偏好对学习体验有显著正效应（表 19 - 3）；RMSEA、CFI、TLI、SRMR 等模型拟合优度指标值均符合判断指标值要求（表 19 - 4）。

表 19 - 3　结构方程模型的模拟结果

模型	系数	标准差	Z 值	P 值
结构模型				
学习体验 F1				
学习偏好 F2	0.870[1]	0.274	3.180	0.001
性别	- 0.196	0.152	- 1.290	0.197
年龄	- 0.213[2]	0.094	- 2.280	0.023
政治面貌	- 0.205	0.159	- 1.290	0.197
岗位类别	0.043	0.107	0.400	0.687
专技职务	0.160	0.103	1.550	0.121
学习偏好 F2				
性别	0.300[1]	0.098	3.050	0.002
年龄	- 0.008	0.060	- 0.140	0.891
政治面貌	0.300[1]	0.108	2.780	0.006
岗位类别	0.030	0.073	0.420	0.677
专技职务	- 0.022	0.067	- 0.320	0.748
测量模型				
内容满意←F1	1	（限制）		
形式满意←F1	1.106[3]	0.052	21.360	0.000
时间满意←F1	1.043[3]	0.060	17.490	0.000
氛围满意←F1	1.067[3]	0.046	23.130	0.000

模型	系数	标准差	Z 值	P 值
效果满意←F1	1.088[③]	0.049	22.010	0.000
时间规范←F2	1	（限制）		
频次规范←F2	1.486[③]	0.310	4.790	0.000
时间偏好←F2	1.613[③]	0.459	3.510	0.000
频次偏好←F2	1.534[③]	0.380	4.030	0.000

注：①$P<0.01$；②$P<0.05$；③$P<0.001$。

表 19‑4　模型拟合优度指标摘要

数值	卡方自由度	RMSEA	CFI	TLI	SRMR
判断标准值	< 3.000	< 0.100	> 0.900	> 0.900	< 0.080
模型拟合值	1.799	0.086	0.952	0.936	0.038

三、讨论

1. 主要结论

第一，学习体验在一定程度上会受年龄影响，同时不同性别和政治面貌群体的学习偏好也存在差异。相比年纪较大的教师，青年教师的理论学习体验感更好、学习满意度更高；相比男教师和非党员教师，女教师和党员教师偏好更有规律的理论学习，学习体验感更好、学习满意度更高。这意味着，加强教师理论学习可以从强化身份意识入手，针对不同群体来丰富学习内容、改进学习形式、优化时间安排、提升学习效果，从而改善学习体验，潜移默化地影响学习偏好，提升学习满意度。

第二，学习偏好对学习体验有显著正效应。说明当教师原本就偏好较高频次理论学习和较严格理论学习规范时，会更习惯于积极参与学习，学习体验感更好、学习满意度更高。这是在良好理论学习环境下的正效应。换句话说，营造善于学习、勇于实践的浓厚氛围，制定完善的学习制度，建设学习型组织，有助于提升理论学习满意度。

2. 医科教师理论素养提升的主要路径

医学的属性可以归结为科学性、人文性和社会性3个方面，医科教师理论素养也可以相应归纳为科学素养、人文素养和以政治素养为核心的社会素养。当前，医学教育摆在关系教育和卫生健康事业优先发展的重要地位，以习近平新时代中国特色社会主义思想为指导，紧紧围绕立德树人根本任务，提升医科教师理论素养是每一个医科院系的使命。具体可从以下几方面努力。

一是突出政治引领，充分发挥基层党组织的作用。调研结果显示，政治面貌影响学习偏好进而影响学习体验，从侧面验证了教师会将理论学习内容内化为自己的政治态度、政治立场，从而坚定理想信念、筑牢思想之基。绝大部分医科院系都按二级学科设置系室，加强党的全面领导，把党的基层组织建在学系或教研室上，依托支部建立覆盖系室全体教师的理论学习制度，发挥党建带头人和学科带头人的"双带头人"作用，是提升医科教师政治理论素养的有效途径。

二是融合医学人文，充分发挥教师教学发展中心的作用。调研结果显示，学习体验受年龄因素影响，青年教师学习满意度相对更高，意味着加强青年教师培训将有助于始终保持教师队伍的育人活力。近年来，教育部积极推进国家级教师教学发展示范中心建设，首要建设内容就是面向全体教师，重点是对中青年教师、基础课教师和研究生助教开展培训。不少综合性大学的医科院系，包括本文调研的基础医学院，积极尝试建立医学教师教学分中心，取得了很好成效。在自我反思、同伴互助和专业引领三条教师发展途径中，最能为教师发展提供高质量新因子的途径是专业引领。依托医学教师教学分中心，在专题培训中加入医学人文与课程思政，让理论学习更加贴近学科，是提升医科教师医学与人文理论素养的有效途径。

三是丰富学习形式，充分发挥网络新媒体新技术的作用。调研结果显示，不同类别教师在学习满意度总体评价上存在差异，与工学矛盾比较突出有关。在以新医科统领医学教育创新的大背景下，强化现代信息技术与医学教育教学的深度融合，推进"医学＋X"复合型创新拔尖人才培养，很重要的一点就是提升医科教师交叉学科素养和信息技术素养。针对全球健康管理发展新态势、医学高等教育和医疗卫生事业发展新形势，积极利用网络新媒体新技术，把集中学习与自主学习、文本学习与现场学习、持续学习与重点学习有机结合起来，拓展医理医文医工等不同学科之间的学习，是提升医科教师综合学科素养特别是信息理论素养的有效途径。

（来源：《中国卫生资源》2023 年第 26 卷第 5 期）

深化医教协同 加快临床
医学人才培养改革

第六篇

第二十章

加快医学教育创新发展　促进卫生健康事业全面提升

医学教育是卫生健康事业发展的重要基石，医学研究生教育是医学教育的重要组成部分。面对疫情带来的新挑战、实施健康中国战略的新任务、世界医学发展的新要求，近日，国务院办公厅发布了《国务院办公厅关于加快医学教育创新发展的指导意见》（国办发 〔2020〕 34 号），教育部等发布了《教育部　国家发展改革委　财政部关于加快新时代研究生教育改革发展的意见》（教研 〔2020〕 9 号）。

《国务院办公厅关于加快医学教育创新发展的指导意见》提出，要以习近平新时代中国特色社会主义思想为指导，落实立德树人根本任务，把医学教育摆在关系教育和卫生健康事业优先发展的重要地位，立足基本国情，以服务需求为导向，以新医科建设为抓手，着力创新体制机制，分类培养研究型、复合型和应用型人才，全面提高人才培养质量，为推进健康中国建设、保障人民健康提供强有力的人才保障。

《教育部　国家发展改革委　财政部关于加快新时代研究生教育改革发展的意见》明确了"立德树人、服务需求、提高质量、追求卓越"的工作主线，从 6 个方面提出了关键的改革举措，为坚持和发展中国特色社会主义、实现中华民族伟大复兴的中国梦提供坚强有力的人才和智力支撑：

一是加强思想政治教育，二是深入推进学科专业调整，三是完善人才培养体系，四是提升导师队伍水平，五是严格质量管理，六是加强条件资源保障。

本文聚焦医学研究生教育创新：对接高层次人才需求，优化规模结构，加大医学紧缺专业和急需人才培养力度；深化体制机制改革，推进高层次应用型公共卫生人才培养创新，深化临床医学专业学位博士培养改革，创新"生物与医药"工程博士培养模式，交叉融合培养高层次复合型拔尖创新医学人才，提升培养质量。

一、基于需求：开展医学创新人才培养机制探索实践

本文作者近年来负责多个国家级医学人才培养模式改革项目：①中国工程院重大咨询项目"医学院校教育规模布局及人才培养发展战略研究"；②中国高等教育学会"十三五"规划重大攻关课题"健康中国建设对医学人才培养的新要求"；③中国学位与研究生教育学会重点研究课题"健康中国建设与医学研究生教育改革发展研究"。结合复旦大学近年来的医学教育实践探索，研究成果总结成5篇系列论文以专稿形式发表于中文核心期刊、中国科技核心期刊《中国卫生资源》。

《我国医学教育70年成就与新时代改革路径思考》简要回顾了复旦大学在基础和临床、临床和预防、医学和人文等方面整合教学改革的实践与创新，并对新时代"5＋3"培养体系下医学教育改革路径提出了政策建议。对于本科生教育：一是构建全员、全程、全方位的"三全育人"综合体系，加强医学生人文医学教育；二是加强全国医学院校共享的基础临床案例库建设，开展"基于问题的学习"（PBL）和"以案例为基础的学习"（CBL）等多种教学方式的整合式教学；三是创新招生考试制度，推进临床医学专业学位研究生入学考试制度改革。对于研究生教育：一是要加强研究生学位课和规培公共科目/专业课的共享课程案例库建设和学分互认。二是要全面推进医教协同，开辟"5＋3"同等学力人员申请学位的绿色通道，为八年制临床医学专业设立特殊类型"医学博士"（Medical

Doctor）学位。改革八年制培养模式，培养少而精、高层次、高水平、国际化的医学未来领军人才，将二级学科轮转重点放在临床问题科研能力训练上，避免与毕业以后的规范化培训内容重复，毕业后进入住院医师规范化培训（临床博士后）。

《基于健康中国需求的创新人才培养机制探索与实践》介绍了复旦大学在医学拔尖创新人才培养机制方面推出的 7 项改革举措：①以"立德树人"为根本，建设学风；②以"申请-考核"制为突破，优化生源；③以"学科建设"为基础，科教结合；④以"协同联合"为机制，培养专博；⑤以"FIST 课程"为补充，夯实基础；⑥以"学科交叉"为抓手，融合发展；⑦以"国际合作"为途径，拓展视野。通过参加一流科学研究，培养一流医学人才，产出一流学术成果，促进一流学科建设，提供一流社会服务。

《"双一流"建设背景下医学研究生教育改革的思路与实践》重点介绍了复旦大学"一流医学研究生教育引领计划"：①以"立德树人"为根本，建立健全"三全育人"长效机制，培养具有"国家意识、人文情怀、科学精神、专业素养、国际视野"的复合型人才；②实施基础医学、临床医学、公共卫生、药学和护理学等一流学科"人才培养"个性化建设，培养创新型、应用型、复合型高水平拔尖医学人才；③实施"新医科"高水平人才培养创新计划，开展本-硕-博一体化贯通式课程体系建设，"Med-X"学科交叉人才培养模式创新；④构建全方位、全进程拔尖人才培养质量保障和监督体系；⑤实施"5＋3＋X"人才培养模式创新计划以及紧缺专业和急需人才培养项目；⑥推进高水平拔尖医学人才培养国际化水平提升计划，包括海外交流拓展计划和国际化课程体系建设等。

《大健康视域下的医学人才培养"组合拳"》分析了大健康视域下医学人才培养的"三大转变"，即医学教育培养目标从"治病为中心"到"健康为中心"，卓越医生培养计划从"1.0 版"到"2.0 版"，医学拔尖创新人才培养从"医学"到"医学＋X"；总结了近年来复旦大学医学人才培养模式改革产出的"三个一流"，即"一流学科建设""一流本科专业""一流教学成果"；对于"双一流"高校（尤其是新举办医学教育者）如何推出"新医科"人才培养模式改革，提出了我国当前医学拔尖创新人才培养"组合拳"的"三种模式"，即包括基础与临床融通的整合式八年制临床医学教育改革的"强医计划"、培养多学科背景复合型高层次医学人才的"萃青计划"和"MD＋PhD"双学位计划。

近期，教育部布局北京大学、复旦大学等 20 所高校加强应急管理学科建设，《公共卫生应急管理人才培养策略及路径分析》聚焦公共卫生应急管理人才的培养目标、培养学科专业设置、人才培养和科学研究、教育教学改革和服务需求等方面，进行人才培养策略及路径分析。围绕"健全国家公共卫生应急管理体系"设定公共卫生应急管理人才培养目标；"双轮驱动"开展公共卫生应急管理学术学位和专业学位研究生培养；加强人才培养、科学研究和服务社会的"三位一体"联动；推出"四项举措"，包括制定培养方案、课程教材建设、育人实践平台和选题服务重大需求。

二、优化结构：加大医学紧缺专业和急需人才培养力度

1. 公共卫生和预防医学

2019 年，我国授予公共卫生与预防医学一级学科的博士和硕士学位人数分别为 488 人和 2 072 人。 2020 年，教育部将公共卫生与预防医学相关学科专业（流行病与卫生统计学）纳入"国家关键领域急需高层次人才培养专项招生计划"支持范围，增加专项研究生招生计划数量，全国流行病与卫生统计学二级学科的博士和硕士研究生招生计划分别为 570 和 1 564 人，复旦大学相应招生计划为 38 和 40 人，在"十四五"期间将持续扩大培养规模。 2017—2019 年，全国 70 家培养单位的公共卫生硕士（Master of Public Health， MPH）招生人数分别为 1 095 人、 1 515 人和 1 829 人。 2020 年，教育部下达 MPH 招生计划，招生人数增加到 4 080 人（复旦大学为 196 人），如表 20 - 1 所示， 2020 年实际招收研究生人数大幅增加。

表 20‐1　2019 和 2020 年复旦大学公共卫生学院研究生招生规模　单位：人

招生代码与专业	学位类型和层次	2019 年	2020 年
1004 公共卫生与预防医学	学术型医学硕士	39	60
	学术型医学博士	29	42
1074 社会医学与卫生事业管理	学术型医学硕士	14	16
	学术型医学博士	14	17
1053 公共卫生硕士	全日制专业硕士	66	143
	非全日制专业硕士	32	45
合计		194	323

2. 麻醉、感染和重症医学

2020 年，复旦大学"麻醉、感染、重症医学"等紧缺专业和急需人才的研究生招生人数均较 2019 年有所增加（表 20‐2）。

表 20‐2　2019 和 2020 年复旦大学医学紧缺专业和急需人才研究生招生规模
单位：人

学位	麻醉学		传染病学		急诊（重症）医学	
	2019 年	2020 年	2019 年	2020 年	2019 年	2020 年
学术型医学硕士	4	13	13	22	2	5
专业硕士	10	11	2	2	7	8
学术型医学博士	5	10	8	16	3	3
专业博士	8	5	0	5	0	2

3. 儿科学和全科医学

近年来，上海市已将儿科学列入医学紧缺人才培养专项，增加硕士研究生招生计划。 2020 年，复旦大学儿科学的学术型医学硕士和博士研究生招生人数分别为 28 人和 23 人，专业学位硕士和博士研究生分别为 20 人和 4 人。

2010 年，复旦大学上海医学院在国内率先实施全科"临床医学硕士专业学位教育与住院医师规范化培训结合"改革项目，获得 2014 年国家级教学成果二等奖。自 2013 年自设全科医学博士点以来，每年单列 2 个学术型博士研究生招生计划； 2020 年复旦大学招收全科医学学术型博士研究生 2 人和专业学位硕士研究生 35 人。 2021 年，根据全国医学专业学位研究生教育指导委员会下发的《关于调整优化临床医学专业学位领域设置的通知》（表 20‑3），将启动临床医学（全科医学）博士专业学位研究生的招生、培养和学位授予工作。然而，目前却处于"临床医学专业学位博士新增了全科医学领域，而专科医师规范化培训尚无全科医学专科"的特殊时期。为落实《国务院办公厅关于加快医学教育创新发展的指导意见》提出的"加大全科医学人才培养力度"，无缝衔接教育部和国家卫生健康委员会相关政策，吸引优质生源加入高端全科医学人才队伍，复旦大学率先在附属中山医院临床医学（全科医学）专业学位硕士研究生中选拔优秀生源，以"3＋3"硕博连读的方式，攻读临床医学（全科医学）专业学位博士，优秀者可提前 1～2 年毕业，授予临床医学博士专业学位。

表 20‑3 临床医学专业学位领域代码表（2020 版）

代码	专业学位领域	代码	专业学位领域
105101	内科学	105114	运动医学
105102	儿科学	105115	妇产科学
105103	老年医学	105116	眼科学
105104	神经病学	105117	耳鼻咽喉科学
105105	精神病与精神卫生学	105118	麻醉学
105106	皮肤病与性病学	105119	临床病理
105107	急诊医学	105120	临床检验诊断学
105108	重症医学	105121	肿瘤学
105109	全科医学	105122	放射肿瘤学
105110	康复医学与理疗学	105123	放射影像学
105111	外科学	105124	超声医学
105112	儿外科学	105125	核医学
105113	骨科学	105126	医学遗传学

三、示范引领：推进高层次应用型公共卫生人才培养创新

近期，教育部和国家卫生健康委员会联合启动遴选 10 所左右高校实施高层次应用型公共卫生人才培养创新项目。在申报书中，复旦大学明确工作目标是通过实施高层次应用型公共卫生人才培养创新项目，积极探索和创新人才培养模式，发挥示范引领作用，推动形成医教（卫）协同的育人机制，完善具有中国特色的公共卫生人才培养体系和学位体系，培养一批具有较强的学术背景、丰富的专业知识和实践能力的高层次应用型公共卫生人才。基本任务：一是强化 MPH 专业学位人才培养，扩大培养规模，修订培养方案，强化医教（卫）协同；二是探索复合型公共卫生人才培养模式，设立"医学＋MPH"双学位项目，促进公共卫生学科交叉融合；三是加强应用型公共卫生博士人才培养，探索应用型博士培养模式，探索与国外高水平大学联合培养博士；四是提升公共卫生从业人员的岗位胜任力和医院管理人员的公共卫生知识水平，与公共卫生医师规范化培训相结合，提升公共卫生从业人员的岗位胜任力，结合继续医学教育，开展专题培训，提升医院管理人员的公共卫生知识水平。

近 20 年来，复旦大学在全国率先试点培养 MPH，创新"以健康为中心"的 MPH 培养模式，采取有针对性的改革举措，立足长三角、辐射全国，布局教学科研实践基地，取得显著成效，获 2017 年上海市教学成果一等奖和 2018 年中国研究生教育成果二等奖。

2020 年 5 月 26 日，成立"复旦大学唐仲英公共卫生高等研究院"，发布《复旦大学关于加快公共卫生学科群建设的行动计划》（24 条，以下简称《行动计划》）。

《行动计划》第 11 条"提升和创新公共卫生研究生培养模式"：有序扩大研究生招生规模，建设在科研学术和实践应用两方面分别具有优势的公共卫生学科研究生培养体系。拓宽本科直博生的培养路径，拓展中外合作办学的"4＋2"硕士研究生培养，示范建立公共卫生博士（DrPH）专业学位培养标准和公共卫生专业实践能力培养体系，在未来

5 年形成全方位满足我国公共卫生体系建设多层次、多方向需求的研究生培养体系。

《行动计划》第 12 条"培养跨学科复合型应急管理和全球卫生治理人才"：公共管理与公共卫生学科合力建设"应急管理"学科，开拓公共卫生大数据分析与应用、环境与健康、全球健康管理等复合型高层次人才培养方向。探索跨学科研究生导师的合作带教机制，鼓励本专业的研究生导师拓展跨学科的科研项目和新增方向，鼓励研究生增加跨学科课程的学分修读，鼓励本科生通过"微专业"选修相关学科，设立公共卫生"微专业"。充分利用与世界卫生组织的合作框架优势，以复旦大学全球卫生研究非洲中心和东南亚中心为纽带，开展全球卫生研究，派遣学生到国际组织实习，举办青年全球健康治理创新设计大赛（YICGHG），促进全球卫生治理人才的培养。

《行动计划》第 13 条"加强高水平教材体系和课程建设"：打造"在线课程群"，建设"一流金课"，配套建设公共卫生与预防医学主干系列教材；在现有国家级精品课程基础上，拓展建设精品核心课程；成立"德隆"学术卓越工作站，建设仿真实验课程。利用校地、国际合作办学机制，形成实习见习基地网络，全力打造"双师型"多元实践基地。打造预防医学和管理、经济、社会、新闻以及生物、环境、信息等交叉学科为特色的本科通识课程及研究生专业公共课程。加强大健康理念、医学人文教育和医德教育，培养兼具丰富的医学知识、精湛的业务技术、厚重的人文情怀而全面发展的医学人才。

四、医教协同：深化临床医学专业学位博士培养改革

2014 年，复旦大学牵头的项目"我国临床医学教育综合改革的探索和创新——'5 + 3'模式的构建与实践"获得国家级教学成果特等奖，在此基础上，上海市将"5 + 3 + X"（临床医学博士专业学位教育与专科医师规范化培训结合）列为与国家卫生健康委员会"共建"重点工作之一。

2014 年 6 月，教育部等颁发了《教育部等六部门关于医教协同深化

临床医学人才培养改革的意见》（教研〔2014〕2号），要求积极探索临床医学博士学位专业人才培养模式改革，推进临床医学博士专业学位研究生教育与专科医师规范化培训有机衔接。2015年12月，国家卫生和计划生育委员会等颁布了《关于开展专科医师规范化培训制度试点的指导意见》（国卫科教发〔2015〕97号），明确提出在2016年遴选有条件的专科启动"5＋3＋X"培养模式试点工作。

2016年，复旦大学作为上海市"5＋3＋X"培养改革组长单位，率先启动专科医师规范化培训和临床医学博士专业学位教育相衔接项目试点，成为响应国家关于推进并深化医教协同号召的排头兵。按照京沪试点高校"5＋3＋X"博士研究生计划配置模式，积极开展试点工作，按照新增计划1∶1比例调整存量，增加临床医学专业学位博士研究生招生规模。2016—2020年，复旦大学招录临床医学专业学位博士研究生510人。在培养过程中，进一步明确临床医学博士专业学位的培养目标，制定《临床医学专业学位博士研究生培养方案总则》和《临床医学博士专业学位研究生培养手册》，整合优化课程设置，着力提升临床科研实践能力，服务健康中国建设对高层次临床医学人才培养提出的新要求。

加快医学教育创新发展，临床医学人才培养改革仍然在路上。2020年"两会"期间，全国政协委员、同济大学副校长陈义汉院士提交了关于试行"5＋3医学博士"医学教育模式的提案，北京大学常务副校长詹启敏院士则在《后疫情时代促进我国医学发展的思考与建议》一文中指出：逐步取消临床医学硕士、博士招生统考和学位论文制度，将规范化培训与学位教育并轨，实现住院医师规范化培训合格后授予临床医学硕士学位，专科医师规范化培训合格后授予临床医学博士学位。热爱科学研究的临床医生可攻读科学博士学位，成为医师科学家。

五、医工结合：创新"生物与医药"工程博士培养模式

2012年，复旦大学作为全国25所首批被国务院学位委员会批准开展

工程博士试点的高校，在生物与医药领域招收 4 名工程博士，对接"艾滋病和病毒性肝炎等重大传染病防治"国家重大科技专项，是长三角地区首批试点高校中唯一在"生物与医药领域"开展工程博士试点的高校，也是全国医学院校中唯一依托重大科技专项培养"生物与医药领域"工程博士的单位。 2013 年，复旦大学与中国医药工业研究总院联合招收工程博士，对接新药创制国家重大科技专项，每年单列招生计划 12 人。 2016年 10 月，中共中央、国务院发布《"健康中国 2030"规划纲要》指出："健康是促进人的全面发展的必然要求，是经济社会发展的基础条件，是国家富强、民族振兴的重要标志，也是全国各族人民的共同愿望。"2018 年 8 月，中共中央办公厅、国务院办公厅印发关于新时代教育改革发展的重要文件，正式提出高等教育要发展新工科、新医科、新农科、新文科。

目前，复旦大学上海医学院正汇集各家附属医院，特别是青浦长三角智慧医院和国际医学中心的优质资源，充分利用 5G、人工智能等技术，打造线上线下全场景、一体化的医疗健康服务新模式，探索推进"示范区"医疗健康的"数据中心"、互联网医院的"医疗中心"、医养结合的"康养中心"的健康信息互联互通平台建设。通过地方高水平大学建设项目，重点支持 10 个临床交叉研究院建设，构建从出生到死亡全生命周期、基础-临床-转化全链条的临床研究平台，形成"医 + X"的新型医学科技融合创新研究平台聚集地。建立开放共享的临床试验平台，同步开展新药、医疗器械和医疗新兴前沿技术的临床研究和转化应用研究，全面服务上海医学中心城市建设和生物医药产业发展。

2019—2020 年，复旦大学上海医学院招录生物与医药领域工程博士156 人。表 20-4 列出了 2020 年复旦大学上海医学院工程博士拟研究项目，表 20-5 列举了 2021 年复旦大学和中国信息通信研究院拟开展联合培养工程博士的研究方向。

表 20‑4　2020 年复旦大学上海医学院工程博士拟研究项目举例

学院	拟研究项目
基础医学院	岩藻糖基转移酶 FUT8 在骨肉瘤侵袭转移中的功能和作用机制研究
	RIPK3 在动脉粥样硬化中的功能及应用
	脑肿瘤靶向脂质体药物设计与临床前评价
公共卫生学院	人工智能、大数据及公共卫生
	糖尿病防治卫生技术评估模型构建与应用
	环境因子引起的生殖损伤检测
药学院	基于肿瘤类器官的抗肿瘤药物靶点发现及药物开发
	基于动物药代动力学为基础的药物疗效一致性动物评价模型
	注射用丹曲林钠处方与工艺的研究
	抗肿瘤蛋白降解 PROTAC 小分子发现及其药物筛选
	普瑞巴林缓释片开发及其产业化研究
	纳米晶药物靶向制剂的研制
	新型治疗药物的结构及功能分析
	脂联素测定试剂盒的研发和在妇产科领域的临床应用
临床医学院	炎症微环境下细胞免疫调节因子介导牙齿干细胞对牙周改建作用研究
	结核诊断新技术的研发和应用
	新冠肺炎智能扫描及辅助分析系统开发
	基于认知计算的肺结核影像自动筛查与诊断系统的开发和应用研究
	肝衰竭干细胞和生物人工肝治疗的临床研究
	脑疾病的智能辅助诊疗
	心肌重构的机制和干预
	人工智能辅助放射组学评估大动脉炎血管结构与功能
	PET 图像质量优化的对策研究
	脑疾病的智能辅助诊疗
	肾交感神经冷冻消融器械研发和应用
	动脉粥样硬化靶向治疗药物及工具
	完全可吸收支架的研发和应用
	新型智能响应诊疗一体化分子影像探针的研制及应用评估

学院	拟研究项目
	人源蛋白质芯片的研发和应用
	人工智能辅助下泌尿肿瘤智能数据库建设及互联网服务模式创新
	新型肿瘤靶向分子影像探针的研发
	基于分子影像的辐射剂量可视化定量验证
	基于大数据的影像组学的特征性研究
	诺如病毒 VLP 和单克隆抗体复合物的结构研究
	蛋白质芯片的技术开发及应用
生物医学研究院	蛋白质甲基化的动态调控
	基于核酸适体探针的信号放大技术
	遗传病临床表型描述系统和基因变异知识库构建
	GPCR 蛋白糖基化修饰位点及其对下游信号通路的影响

表 20-5　2021 年复旦大学和中国信息通信研究院拟开展联合培养工程博士研究方向

研究类别	研究方向
智能影像诊断	使用人工智能及脑科学领域前沿算法，从图像采集、数据重建、图像融合、图像分析、特征提取、可视化等多个层面进行研发，挖掘肉眼无法识别的深度影像信息；在此基础上，开发有效的智能影像诊断和分析系统，推进相关技术和产品的转化，提高临床影像诊断的整体效率和水平
智能动态图像捕捉	使用人工智能及脑科学领域前沿算法，从图像采集、数据重建、图像融合、图像分析、特征提取、可视化等多个层面进行研发，挖掘肢体运动形态，建立数字运动模型；在此基础上，开发运用于康复等领域的智能影像捕捉及治疗方案，推进相关技术和产品的转化，提高临床康复的整体效率和水平
临床辅助决策	使用数据库、神经网络模型的数学方法、复杂网络与非线性系统，针对疾病诊治，建立多模态融合的临床辅助决策系统，配合高清视频系统，建成智能远程诊疗系统
大数据科学	以海量公共卫生数据为样本，利用机器学习、人工神经网络、复杂数据挖掘等新一代智能化信息处理技术，研究流行病发生与分布规律及其影响因素，达到预防疾病、促进健康和提高生命质量的目的
穿戴式医疗器械	研究新材料、新传感器技术，面向医院端和社区端，开发满足临床需要的各类无创、微创穿戴式医疗器械，让临床基本信息数字化更为便捷及有效，提高疾病管理干预水平

六、交叉融合：培养高层次复合型拔尖创新医学人才

《国务院办公厅关于加快医学教育创新发展的指导意见》第 15 条提出，加快建立医药基础研究创新基地，要发挥综合性大学学科综合优势，建立"医学+X"多学科交叉融合平台和机制。围绕生命健康、临床诊疗、生物安全、药物创新、疫苗攻关等领域，建设临床诊疗、生命科学、药物研发高度融合，医学与人工智能、材料等工科以及生物、化学等理科交叉融合，产学研融通创新、基础研究支撑临床诊疗创新的具有中国特色、世界水平的医药基础研究创新基地。

2019 年，本文作者牵头全国政协福利保障界"落实预防为主，切实加强公共卫生体系建设"为主题、聚焦全国疾病预防控制体系的专题调研，在研究论文《中国疾病预防控制体系发展改革的若干问题与对策建议》中提出：要从国家安全高度出发，在国家和省级科技重大专项中设立向公共卫生倾斜的内容，加强重大领域联合攻关，引导多学科综合研究和交叉研究；构建公共卫生应急科研协同攻关机制，着力建好疾病预防控制关键领域重大科研设施、科研平台、先进技术储备和领军人才储备；健全应急科研资源和成果共享机制以及协同攻关机制，完善各项科技攻关应急行动指南，充分发挥科研对疫病防控的赋能支撑作用。

复旦大学生物医学研究院和脑科学研究院分别于 2012 年和 2013 年获选上海市交叉学科研究生拔尖人才培养基地。近期，上海市依托复旦大学上海医学院启动建设"上海市重大传染病和生物安全研究院"。该研究院平时在上海市卫生、科技、教育等多方资源支持下，依托复旦大学进行系统性建设，建立覆盖基础医学（病原学）、临床医学、公共卫生、信息技术、公共管理等多学科的全链条开放平台，做好科技人才和技术的战略储备，战时由上海市政府直接调度，组织科研集中攻关，打通从基础研究到临床、试剂、药物、疫苗及公共卫生应用的技术链，切实保障人民健康和城市公共卫生安全。

在人才培养方面，复旦大学将以"上海市重大传染病和生物安全研究

院"为载体，坚持"平战结合"、问题导向，集合多学科、多单位力量，培养融合医工、医理、医文等多学科交叉、适应全链条传染病和生物安全研究和防控的，具备病原学鉴定、疫情形势研判和传播规律研究、现场流行病学调查、实验室检测等多种岗位胜任力的高层次复合型拔尖创新人才。 2021 年拟在基础医学（病原生物学）、临床医学（传染病学）、公共卫生与预防医学（流行病与卫生统计学）、药学（药理学）、公共管理（应急管理）等学科专业招收 80 名学术学位博士和硕士研究生，招收 50 名工程博士（生物与医药领域）和公共卫生专业学位硕士研究生。

综上所述：医学教育创新发展必须以新理念谋划医学发展，服务生命全周期、健康全过程；必须以"大国计、大民生、大学科、大专业"的新定位，服务健康中国建设和教育强国建设；必须以新内涵强化医学生培养，加强救死扶伤的道术、心中有爱的仁术、知识扎实的学术、本领过硬的技术、方法科学的艺术的教育；必须以新医科统领医学教育创新，优化学科专业结构，体现"大健康"理念和新科技革命内涵，推进医科与多学科的深度交叉融合。

（来源：《中国卫生资源》2020 年第 23 卷第 6 期）

第二十一章

深化临床医学教育改革　培养造就服务健康中国需求的卓越医师

2023 年 7 月 6 日，国务院新闻办公室举行"权威部门话开局"系列主题新闻发布会，教育部部长怀进鹏介绍了"加快建设教育强国，办好人民满意的教育"有关情况，在服务国家战略，围绕经济社会发展重大需求，加强国家急需高层次人才培养方面，特别提到：将布局建设一批国家卓越医师学院，培养具有卓越临床能力的好医生和大医生。

2012 年，教育部、卫生部发布《关于实施卓越医生教育培养计划的意见》（教高〔2012〕7 号），确定了第一批试点项目 178 项。其中：五年制临床医学人才培养模式改革试点项目 72 项，探索建立"5 + 3"（5 年医学院校本科教育加 3 年住院医师规范化培训）临床医学人才培养模式，培养一大批高水平医师；拔尖创新医学人才培养模式改革试点项目 26 项，适应国家医学创新和国际竞争对高水平医学人才的要求，深化长学制临床医学教育改革，培养一批高层次、国际化的医学拔尖创新人才。

2018 年教育部、国家卫生健康委员会、国家中医药管理局发布《关于加强医教协同实施卓越医生教育培养计划 2.0 的意见》（教高〔2018〕4 号），提出要深化临床医学类、口腔医学类、公共卫生与预防医学类、中医学类、中西医结合类、医学技术类、护理学类专业人才培养模式

209

改革。

　　本文围绕如何培养造就服务健康中国需求的卓越医师，从卓越医生教育培养计划着手，以临床医学专业学位教育和临床医学八年制培养改革为例，夯实高校附属医院医学人才培养主阵地，分析卓越医师培养必由之路和卓越医师科学家培养重要途径。

一、专业学位是培养卓越医师的必由之路

　　临床医学专业学位教育旨在培养具有良好的职业道德、人文素养和专业素质，能独立承担本专业领域常见疾病诊治工作，且具有较强的发展潜力，具备从事临床执业资质和一定临床科学研究能力的高层次临床医生。复旦大学临床医学专业学位硕士和博士教育改革分别获得了 2014 年国家级教学成果特等奖和 2022 年国家级教学成果一等奖。

1. 临床实践要求

　　对于临床医学专业学位硕士，按照国家《住院医师规范化培训细则》，临床实践培训时间不少于 33 个月。在具有临床实践培养资质的住院医师规范化培训基地完成相关病例病种与技能培养的临床轮转内容，达到所需实践能力和水平要求。在上级医师指导下，轮转本专业领域病房、门诊、急诊及辅助检查科室，完成《住院医师规范化培训》规定的临床能力训练量化指标。通过临床实践训练，养成良好的医德医风，掌握本领域常见病和多发病的病因、发病机理、临床表现、诊断和鉴别诊断、处理原则和临床路径；危重病症的识别与紧急处理技能；基本药物和常用药物的合理使用；临床合理用血原则；重点和区域性传染病（包括食源性疾病）基本防治知识及正确处理流程；熟练规范地书写临床病历。

　　对于临床医学专业学位博士，参照专科医师规范化培训内容，临床实践培训时间不少于 18 个月，其中担任住院总医师工作不少于 6 个月。培训应在具备临床实践培训资质的临床专科基地或者达到临床专科培训条件的医院完成。在临床带教医师指导下，重点加强从事专科相关临床实践技

能训练。

2. 学位论文要求

临床医学硕士专业学位论文选题应紧密结合临床工作实际，体现临床医学特点，以提高临床诊疗水平与研究能力为出发点，选取临床实践中的主要问题加以总结和研究分析，或对技术/产品进行创新或改进，具有潜在的学术价值、临床指导意义和临床应用价值。学位论文形式可以是专题研究、调研报告、案例分析报告、产品设计或临床研究方案设计等。学位论文应能表明作者已系统掌握本学科基础理论和专业知识，掌握临床科学研究的基本方法或具有根据临床需求提出产品设计思路的能力，基本具有独立承担临床医疗实践工作、临床科学研究工作的能力或设计具有临床应用价值产品的能力。

临床医学博士专业学位论文应紧密结合临床实际，坚持面向人民生命健康和国家重大需求，针对具有临床应用价值的重要实践问题，科学运用医学知识、相关理论和研究方法，进行系统深入的研究或调查，得出有价值的研究结论，表明申请人具有独立解决临床实际问题和从事临床应用型研究的能力。学位论文形式可以是专题研究或调研报告。专题研究围绕选题提出解决临床问题的原创性方案或获得原创性临床转化成果，研究成果侧重应用性研究，以本专业领域的新技术、新材料、新方法、新指南、新规范等为主。调研报告是通过调查研究解决临床专业实践中的关键和疑难问题，科学规范地运用临床医学专业知识、相关理论和研究方法对临床问题进行系统深入调查，并提出解决问题的原创性方案。

二、八年制是培养卓越医师科学家的重要途径

临床医学八年制教育是培养基础宽厚、临床综合能力强、具有临床科研潜质和国际视野的卓越医师科学家的重要途径。目前，复旦大学八年制年招生规模在 150 人左右，近年来聚焦卓越医师科学家培养目标定位，主要进行了以下改革。

1. 加强课程建设

从精、从深、从新、从实夯实通识教育基础。注重选择若干前沿问题讲深、讲透，强化对前沿突破的理解，认识人类文明的丰富性和多样性。养成与不同学科交流对话的习惯并具备相应能力，为今后开展医工、医理交叉融合前沿探索打下基础。

以基础医学整合课程改革为起点，推动医学专业教育中基础医学和临床医学等整合课程建设。通过改变教学体系、课程设置、课程内容、教学方法、教师配置，开展器官系统整合、结构功能方法整合教育教学，从整体角度深入理解人体健康与疾病，强化临床思维；梳理展示精干的医学知识框架，拓展自我学习、自由探索和自主成长空间。

2. 强化科研训练

设置贯穿前阶段的临床与科研实践系列必修课，在一年级聆听专家医学讲座、走进医院体验临床，在二、三年级探访专家一对一交流，在四、五年级进行科创项目实践，并通过撰写参观心得、访谈专家介绍、项目计划和结题报告等课程要求强化学生写作训练。同时，面向低年级学生开设暑期科创训练营，完善实体科研机构指导本科生科创机制，激发并保持学生旺盛的好奇心和批判思维，培养敢于探索、善于探索的优秀素养。

在前阶段高年级和后阶段培养中实施"临床＋X"双导师制，通过临床与科研实践系列必修课的细节设计，引导学生在专家访谈过程中确定双导师，进行科创项目实践和博士学位论文研究。临床医学八年制后阶段的培养参照学术学位博士研究生培养要求，从临床问题出发进行科学研究，科研训练时间不少于 24 个月。

3. 完善毕业后教育

根据国家和上海市住院医师规范化培训政策及时调整后阶段培养临床轮转时间安排，推动直属附属医院参考临床博士后制度为临床八年制毕业生提供毕业后教育倾斜政策，鼓励设立科研启动基金、提高生活待遇、提供课题申报和成果奖励政策，力求临床八年制毕业后教育做到医学研究与

临床实践相结合、学术培养与住院医师规范化培训相结合、一流平台导师
与一流临床八年制人才相结合。

三、高校附属医院是培养卓越医师的主要阵地

2020 年，《国务院办公厅关于加快医学教育创新发展的指导意见》
（国办发 〔2020〕 34 号），明确要求夯实高校附属医院医学人才培养主
阵地，强化附属医院临床教学主体职能。表 21‑1 分析了复旦大学近年来
在加强卓越医师培养方面获批国家级项目平台的建设情况。

表 21‑1　复旦大学获批卓越医师培养国家级项目建设情况

年份	国家级项目平台建设
2012	教育部第一批卓越医生教育培养计划试点单位
2018	附属中山医院和华山医院入选首批国家临床教学培训示范中心
2004	教育部批准举办八年制临床医学教育
2017	临床医学进入第一轮国家"双一流"建设学科
2022	临床医学进入第二轮国家"双一流"建设学科
2014	临床医学"5＋3"培养模式改革获国家级教学成果特等奖
2018	临床医学交叉融合人才培养改革获国家级教学成果二等奖
2022	临床医学"5＋3＋X"培养模式改革获国家级教学成果一等奖
2021	葛均波《内科学》获首届全国教材建设奖一等奖
1984	遗传工程国家重点实验室获批
1992	医学神经生物学国家重点实验室获批
2022	国家疫苗学产教融合创新平台获批
2022	附属中山医院获批立项综合类国家医学中心

在国家医学中心建设方面，复旦大学附属中山医院获批立项综合类国
家医学中心，复旦大学附属儿科医院获批国家儿童医学中心，复旦大学附
属华山医院获批国家传染病医学中心和国家神经疾病医学中心。

在国家临床医学研究中心方面，复旦大学附属华山医院获批国家老年

疾病临床医学研究中心；复旦大学附属中山医院获批国家放射与治疗临床医学研究中心。

在国家区域医疗中心建设方面，第一批有复旦大学附属儿科医院安徽医院、复旦大学附属华山医院福建医院、复旦大学附属中山医院厦门医院；第二批有复旦大学附属儿科医院厦门医院；第四批有复旦大学附属妇产科医院河南医院；第五批有复旦大学附属肿瘤医院福建医院。

综上，培养造就服务健康中国需求的卓越医师，需要持续提升临床医学专业学位培养质量，探索临床医学八年制培养模式改革，夯实高校附属医院临床医学人才培养主阵地。

（来源：《中国卫生资源》2023 年第 26 卷第 6 期）

第二十二章

深化临床医学"5+3"改革的若干问题探讨

2014 年，教育部等六部门下发《教育部等六部门关于医教协同深化临床医学人才培养改革的意见》（教研 〔2014〕 2 号），明确我国临床医生培养方向是构建以"5＋3" ［5 年临床医学本科教育＋3 年临床医学硕士专业学位研究生教育或 3 年住院医生规范化培训（以下简称"住培"）］ 为主体的临床医学人才培养模式。规定从 2015 年起，所有新招收的临床医学硕士专业学位研究生（以下简称"'5＋3'统招生"），同时也是参加住培的住院医师，其临床培养按照国家统一制定的住培要求进行。取得住培合格证书并达到学位授予标准的本科学历住院医师，可以研究生毕业同等学力申请并授予临床医学硕士专业学位（以下简称"'5＋3'同等学力"）。

2015 年至今，全国范围内住培制度基本建立，所有新进医疗岗位的本科及以上学历临床医师均需接受住培。"5＋3"临床医学人才培养改革成效显著，医教协同育人机制不断完善，但也面临着新的挑战。比如：如何根据住培基地临床资源容量，合理安排在读临床专业学位硕士研究生（以下简称"专硕规培"）和其他本科、硕士、博士毕业生（以下简称"其他住培"）在住培招录计划中的比例；如何深化考试改革，畅通申请渠道，提高临床医学"5＋3"同等学力学位申请通过率；如何在"5＋3"

临床专业学位硕士研究生培养中，结合住培轮转开展与临床实践相结合的学位论文研究。

2021年3月18日，国务院学位委员会办公室委托全国医学专业学位研究生教育指导委员会秘书处开展临床医学专业学位研究生参加住培情况调研。以此次调研为契机，复旦大学上海医学院针对临床医学专业学位硕士和住培衔接所面临的新问题进行深入研究，提出深化临床医学"5＋3"改革的新思路、新举措。

一、临床医学"5+3"改革发展进程

2010年，上海市首创"行业人"住培模式，培训对象为具有本科及以上学历、拟从事临床工作的医学毕业生，此项改革被教育部列入国家教育体制综合改革项目和上海教育综合改革试验区项目。该项目培训对象具有硕士研究生和住院医师双重身份，接受高校和培训医院管理，其临床培养按照国家统一制定的住培标准内容进行培训并考核，达到研究生培养要求者，可取得硕士毕业证书、专业学位证书、医师资格证书、住培合格证书（以下简称"四证合一"）。 2014年，此项改革"我国临床医学教育综合改革的探索和创新——'5＋3'模式的构建与实践"获得国家级教学成果特等奖。 2011—2019年，上海市住培计划招录数从1968人增加到3298人（表22－1）。"四证合一"招录比例逐年增加（15.9％到31.9％）；"其他住培"招录比例逐年减少到68.1％，其中本科、硕士、博士比例分别为21.4％、 23.0％和23.7％。

在上海， 2019年有1000名以上临床医学本科生通过3年临床医学硕士专业学位研究生教育（"四证合一"）完成住培，实现由医学生向合格医师的转变。其余2000名以上的"其他住培"通过3年住培，完成向合格医生的转变，其中706名临床医学本科生符合专业学位授予标准，可以同等学力身份申请临床医学硕士专业学位。

表 22-1 2011—2019 年上海市住院医师规范化培训招录数

年份	招录人数/人	"四证合一"						"其他住培"							
		推免/人	占比/%	统考/人	占比/%	小计/人	占比/%	本科/人	占比/%	硕士/人	占比/%	博士/人	占比/%	小计/人	占比/%
2019	3298	338	10.3	713	21.6	1051	31.9	706	21.4	759	23.0	782	23.7	2247	68.1
2018	3236	401	12.4	608	18.8	1009	31.2	658	20.3	741	22.9	828	25.6	2227	68.8
2017	3264	394	12.1	542	16.6	936	28.7	592	18.1	1012	31.0	724	22.2	2328	71.3
2016	3138	355	11.3	546	17.4	901	28.7	546	17.4	1043	33.2	648	20.7	2237	71.3
2015	2698	194	7.2	426	15.8	620	23.0	519	19.2	981	36.4	578	21.4	2078	77.0
2014	2515	175	7.0	406	16.1	581	23.1	486	19.3	952	37.9	496	19.7	1934	76.9
2013	2378	154	6.5	328	13.8	482	20.3	496	20.9	996	41.9	404	17.0	1896	79.7
2012	2280	140	6.1	258	11.3	398	17.5	506	22.2	1004	44.0	372	16.3	1882	82.5
2011	1968	136	6.9	177	9.0	313	15.9	516	26.2	914	46.4	225	11.4	1655	84.1

注:推免指推荐考试;统考指统一考试;"四证合一"(特指上海)指同时获得硕士毕业证书、专业学位证书、医师资格证书、住院医师规范化培训合格证书的人员;"其他住培"指其他本科、硕士、博士毕业生。

2017 年，《国务院办公厅关于深化医教协同进一步推进医学教育改革与发展的意见》（国办发 〔2017〕 63 号）提出：要探索建立住培招收计划与临床岗位需求紧密衔接的匹配机制，增补建设一批住培基地，基本满足行业需求和人才培养需要；要完善培训体系，加强培训基地动态管理，提高人才培养质量。临床医学"5＋3"改革发展从此进入快速发展期（表 22‑2）。根据 2020 年 9 月国家卫生健康委员会《关于政协十三届全国委员会第三次会议第 4496 号提案答复的函》，全国住培招收规模从 2014 年的近 5 万人逐步增加到 10.8 万人（"其他住培" 7 万人＋"专硕规培" 3.8 万人），累计招收 59 万人（"其他住培" 39.8 万人＋"专硕规培" 19.2 万人）。在"其他住培"（39.8 万人）中，全科专业 5.6 万人（14％）、儿科 2.4 万人（6％）、精神科 0.5 万人（1％）。

表 22‑2　2017—2019 年全国住院医师规范化培训招录数

年份	"专硕规培"/人（占比/%）	"四证合一"/人（占比/%）	"其他住培"/人（占比/%）	合计/人
2019	43 046（39.6）	1051（1.0）	64 468（59.4）	108 565
2018	40 331（37.2）	1009（0.9）	67 111（61.9）	108 451
2017	38 241（35.3）	936（0.9）	69 194（63.8）	108 371

注："专硕规培"指临床专业学位硕士研究生；"四证合一"（特指上海）指同时获得硕士毕业证书、专业学位证书、医师资格证书、住院医师规范化培训合格证书的人员；"其他住培"指其他本科、硕士、博士毕业生。

2019 年，在全国有 4 万以上临床医学本科生通过 3 年临床专业学位硕士研究生教育完成住培，在近 7 万名"其他住培"中，临床医学本科生可以同等学力身份申请学位。按照国家财政部和国家卫生健康委员会规定："专硕规培"（研究生身份）在培训期间的待遇，按照国家研究生教育有关规定执行，培训基地应通过各种方式给予补助激励；对于"其他住培"（住院医师身份）和"四证合一"（研究生和住院医师双重身份），中央财政按照每人每年 3 万元给予住培基地经常性财政补助。

二、临床医学"5+3"招录规模测算

1. 统筹住培招录规模

根据《教育部等六部门关于医教协同深化临床医学人才培养改革的意见》（教研〔2014〕2号）和《国务院办公厅关于深化医教协同进一步推进医学教育改革与发展的意见》（国办发〔2017〕63号），国家和各省级卫生行政部门根据卫生事业发展需要，研究提出全国和本地区不同层次各专业人才需求的规划与计划，国家和各省级教育行政部门及高等医学院校根据人才需求及医学教育资源状况，合理确定临床医学专业招生规模及结构。

（1）测算原则

以提升质量为核心，以行业需求为导向，充分考虑住培基地临床资源容量，在招录计划中合理安排"专硕规培""四证合一""其他住培"的人员比例。根据2011—2019年上海市住培计划招录数变化趋势，以及近年来全国本科临床医学类年招生变化趋势（2014年12.15万人＝临床8.30万人＋口腔0.75万人＋中医学3.10万人），测算2021—2035年全国住培招录规模（表22–3）。

（2）测算结果

①"专硕规培"稳定在30.0％左右，"四证合一"比例大幅增加到20.0％，主要投放在全科、儿科等急需紧缺专业，两者合计临床专业学位研究生招生计划为4.80万人（2021—2030年）和6.25万（2031—2035年）。②"其他住培"招录比例总体减少，本科学历者稳定在20.0％左右，2031—2035年为2.50万人/年。③到2035年，将"5+3"临床医学专业学位研究生教育和住培"并轨"，本科学历住培全部进入同一轨道，保留少部分住培计划（20.0％）给具有临床医学本科学历的学术型硕士。④国家专项计划补助对象是8.40万人（2021—2030年）和8.75万人（2031—2035年）；到2035年"并轨"时，具有双重身份的住培计划

10.40万人，加上其他学术型硕博研究生住培2.60万人，国家专项计划补助对象为13.00万人。

表22-3 全国住院医师规范化培训招录规模测算

项目	2019年		2021—2030年		2031—2035年		2035年以后	
	招录数/人	占比/%	招录数/人	占比/%	招录数/人	占比/%	招录数/人	占比/%
"专硕规培"	43 046	39.6	36 000	30.0	37 500	30.0	104 000	80.0
"四证合一"	1 051	1.0	12 000	10.0	25 000	20.0	104 000	80.0
其他本科	64 468	59.4	24 000	20.0	25 000	20.0	104 000	80.0
其他硕士	64 468	59.4	21 600	18.0	16 250	13.0	10 400	8.0
其他博士	64 468	59.4	26 400	22.0	21 250	17.0	15 600	12.0
合计	108 565	100.0	120 000	100.0	125 000	100.0	130 000	100.0
国家专项补助计划	65 519	60.4	84 000	70.0	87 500	70.0	130 000	100.0
新时代医学教育发展与改革"专家共识"	针对我国目前医学人才成长的现状，应分阶段、循序渐进地对住院医师规范化培训和临床专业硕士学位体系进行规划调整		第一阶段是提升全国范围内住院医师规范化培训基地水平，尽早实现全国住院医师规范化培训质量的同质化（要充分认识到这一过程的相对长期性、艰巨性和复杂性）		第二阶段是在基地培训质量同质化的前提下，重新设计医学毕业后教育的模式，探索新模式下住院医师规范化培训和临床医学硕士专业学位研究生一体化培养		第三阶段是在实现住院医师规范化培训和临床医学硕士专业学位研究生一体化培养模式之后，探索取消硕士专业学位，统一授予"医学博士"学位	

注："专硕规培"指临床专业学位硕士研究生；"四证合一"（特指上海）指同时获得硕士毕业证书、专业学位证书、医师资格证书、住院医师规范化培训合格证书的人员。

2. 增加全科"四证合一"

表22-4为2015年上海市全科专业规培招录情况，从表中数据可见，"5+3"统招生（"四证合一"）对于本科毕业生选择全科等急需紧缺专业具有较大吸引力：①"四证合一"实际招录（76人）占计划招录（84人）的90.5%，"其他住培"实际招录（236人）占计划招录（338

人）的 69.8%；②全科计划招录 422 人，实际招录 312 人，全科占所有学科的比例，实际招录（11.6%）低于计划招录（15.3%）。其中，"四证合一"占所有学科的比例，实际招录（12.3%）和计划招录（12.9%）持平；"其他住培"（本硕博）占所有学科的比例，实际招录（11.4%）低于计划招录（16.1%）。

表 22 4 2015 年上海市全科专业规范化培训招录情况

学科	计划招录			实际招录		
	小计	"四证合一"	"其他住培"	小计	"四证合一"	"其他住培"
全科	422	84	338	312	76	236
所有学科	2 750	650	2 100	2 698	620	2 078
占比/%	15.3	12.9	16.1	11.6	12.3	11.4

注："四证合一"（特指上海）指同时获得硕士毕业证书、专业学位证书、医师资格证书、住院医师规范化培训合格证书的人员；"其他住培"指其他本科、硕士、博士毕业生。

《国务院办公厅关于加快医学教育创新发展的指导意见》（国办发〔2020〕34 号）明确，2021 年起开展临床医学（全科医学）博士专业学位研究生招生培养工作，扩大临床医学（全科医学）硕士专业学位研究生招生规模。

2014—2019 年，全国规范化培训累计招收 39.8 万人，其中全科 5.6 万人，占 14.1%。为了吸引优秀生源报考全科专业，多名院士等医学专家呼吁对于完成"5 年本科＋3 年全科规范化培训"人员直接授予医学博士学位（"专家共识"第三阶段）。因此，在以上全国住培招录规模测算（表 22-3）中，"专硕规培"稳定在 30.0% 左右，"四证合一"比例逐步增加到 2035 年的 20.0%。建议教育部将全科医学等急需紧缺专业纳入"国家关键领域急需高层次人才培养专项招生计划"支持范围，医学院校在招生简章上明确，考生报考时需符合"非定向就业"报考条件且报考类别需选择"非定向就业"，录取后报考类别统一变更为"定向就业"。建议学校和培训医院共同组织研究生入学复试和住院医师招录，研究生招生和住培招录有机结合，将"四证合一"纳入中央财政对住培基地的经常性财政补助。

三、临床医学"5+3"同等学力申请

根据以上临床医学"5 + 3"招录规模测算，其他本科规模稳定在2.50万人左右，这些临床医学本科生符合专业学位授予标准者，可以同等学力身份申请临床医学硕士专业学位。

2015年5月，教育部印发《关于授予具有研究生毕业同等学力人员临床医学、口腔医学和中医硕士专业学位的试行办法》（学位 〔2015〕10号），明确5年临床医学本科生被招录为国家级规范化培训基地的住院医师，同时也被教育行业（高校）认定为是具有研究生同等学力的在职人员。一是申请资格，将"申请人为本科毕业后从事临床医疗工作至少三年"修改为"正在接受住院医师规范化培训的住院医师或已获得住院医师规范化培训合格证书的临床医师"；二是考试内容，以临床专业知识及其实际运用为重点，组织同等学力人员申请临床医学、口腔医学和中医硕士专业学位外语水平及学科综合水平全国统一考试（以下简称"统考"）；三是临床能力考核认定，申请人完成住培并取得医师资格证书和住培合格证书，学位授予单位则认定其通过临床能力考核。

同等学力全国统考是保证学位授予质量的重要手段。全国调研数据表明，目前在培的本科学历住院医师报名参加同等学力申请硕士专业学位全国统考的渠道已经畅通，但外语和学科综合水平统考通过率在20.0％～30.0％。如在复旦大学，所有附属医院在培的本科学历住院医师或已取得规范化培训合格证书者均可报名参加同等学力全国统考，但外语和学科综合两门通过率也不到30.0％（表22-5）。以2020年数据为例，报名198人，外语通过104人，学科综合通过81人；两门同时通过58人，通过率为29.3％。 2017—2020年，外语和学科综合的平均通过率分别为57.7％和37.6％，学科综合考试改革更加迫切。针对"专硕人员可全部进入住培基地培训并顺利拿到住培合格证书，而部分住培人员却很难拿到专硕学位证书，使得住培制度所设计的住培专硕并轨难以全面兑现"的说

法，关键在于"启动同等学力人员申请临床专硕全国统考改革"。可喜的是，这项工作已经列入2021年全国医学专业学位研究生教育指导委员会重点工作，初步方案是：注重医生基本素养考核，围绕《医学专业学位研究生核心课程指南》，针对核心能力七大模块（医学基础知识能力、临床诊疗和沟通技能、临床研究科学能力、医学前沿能力、医学伦理能力、循证医学能力、临床思维能力）进行考核。在教育部考试中心参与和指导下，由全国医学专业学位研究生教育指导委员会组织全国相关领域专家编写考试大纲和样题，获得国务院学位委员会办公室同意后将于2022年启用。

表 22‑5　复旦大学同等学力申请临床医学硕士专业学位情况

| 年份 | 报名人数/人 | 全国统考通过人数/人 | | | 两门通过率/% |
		外语	学科综合	外语 + 学科综合	
2017	178	119	66	58	32.6
2018	149	84	44	37	24.8
2019	111	60	48	30	27.0
2020	198	104	81	58	29.3
合计	636	367	239	183	28.8

四、临床医学"5+3"综合能力提升

2010年以来，上海市"5 + 3"模式实践经验：一是在知识传授方面，重点整合医学基础与临床课程设置，建立"以能力为导向，以病例为基础"的床旁教学，开展多层次以问题为基础的学习和研讨式循证医学课程；二是在技能训练方面，强化临床实践教学环节，对上海市的培训医院和培训基地，按照内科、外科等学科大类，完善导师带教制度；三是在综合能力提升方面，特别重视住院医师职业操守、人文素养和沟通能力培养，使其善于沟通、关爱病人、尊重生命；四是在导师队伍建设方面，依托基地，通过严格准入、严格培训规程、加强激励考核等，提升培训医院

带教老师的责任意识和带教质量。

2018 年 10 月，教育部、国家卫生健康委员会和国家中医药管理局印发《教育部　国家卫生健康委员会　国家中医药管理局关于加强医教协同实施卓越医生教育培养计划 2.0 的意见》（教高 〔2018〕 4 号），提出要促进临床医学专业学位研究生教育与住培有机衔接，加强临床医学专业学位研究生临床科研思维能力的培养，提升临床医学"5＋3"综合能力。

2020 年 9 月，《国务院办公厅关于加快医学教育创新发展的指导意见》（国办发 〔2020〕 34 号）发布，强调要夯实住院医师医学理论基础，强化临床思维、临床实践、临床研究能力培养，将医德医风相关课程作为必修课程，提高外语文献阅读与应用能力。

1. 培养方案

根据国务院学位委员会《关于印发临床医学、口腔医学和中医硕士专业学位研究生指导性培养方案的通知》（学位 〔2015〕 9 号）的精神，制定《复旦大学临床医学硕士专业学位研究生培养方案》。

（1）培养目标

①培养热爱医疗卫生事业，具有良好职业道德、人文素养和专业素质的临床住院医师。②掌握坚实的医学基础理论、基本知识和基本技能，具备较强的临床分析和实践能力，以及良好的表达能力与医患沟通能力；能独立、规范地承担本专业和相关专业的常见病、多发病诊治工作。③掌握临床科学研究的基本方法，具有一定的临床研究能力和临床教学能力。④具有较熟练阅读本专业外文资料的能力和较好的外语交流能力。

（2）课程体系

课程学习实行学分制，由公共必修课、专业基础课及专业课、临床实践等部分组成，总学分要求 24 学分（表 22-6）。其中政治理论课、英语课和专业基础课与上海市住培的公共科目相结合，专业理论课与住培大纲中规定的专业理论课相结合，其他三门方法学课程以集中面授教学为主。

表 22‑6　复旦大学"5+3"统招生课程体系和学习要求

课程类别	课程名称和学分
公共必修课（7学分）	英语2学分；科学社会主义理论与实践2学分；自然辩证法概论1学分；医学统计学2学分
专业基础课/住院医师规范化培训公共科目（6学分）	临床思维与人际沟通1学分；预防医学与公共卫生1学分；重点传染病防治知识2学分；医学法律法规1学分；循证医学1学分
专业选修课（4学分）	医学文献检索2学分；临床科研方法2学分
专业课（4学分）	根据住院医师规范化培训标准细则要求，各培训医院进行专业及相关学科的理论课教学，开设2门专业理论课程，每门课程不少于36学时，共计4学分
临床实践（3学分）	通过各科出科考核、年度考核等考核。在临床轮转期间，各培训医院每月应安排不少于2个半天的集中学习，以讲座、教学研讨会、案例分析等方式，学习各相关学科的新进展、新知识

（3）临床实践

①临床能力训练以提高临床实践能力为主。在住培基地进行不少于33个月的培训期间，必须严格按照《上海市住院医师规范化培训标准细则》和《复旦大学临床医学硕士专业学位研究生培养方案》的要求实施培养和考核。②通过临床能力训练掌握本专业及相关学科的基本诊断、治疗技术、本学科常见病、多发病的病因、发病机理、临床表现、诊断和鉴别诊断、处理方法等。学会门急诊处理、危重症患者抢救、病历书写等临床知识和技能，培养严谨的科学作风和高尚的医德。③临床能力主要考核是否具有较强的临床分析、思维能力和实践操作能力，通过上海市住培所规定的各科出科考核、年度考核和结业综合考核，取得医师资格证书和上海市住培合格证书。

（4）科研训练

掌握文献检索、资料收集、病例观察、医学统计、循证医学等科学研究方法，能够熟练地搜集和处理资料，在临床实践中发现问题、科学分析和总结、研究解决问题，探索有价值的临床现象和规律。

（5）学位论文

①选题应从临床实际出发，紧密结合临床需求，体现临床医学特点，具有科学性与临床实用性，鼓励与专业最新进展密切相关的自主选题。②学位论文可以是研究报告、临床经验总结、临床疗效评价、专业文献循证研究、文献综述、针对临床问题的实验研究等。③学位论文应在导师指导下由研究生独立完成，表明硕士生已经具备运用临床医学的理论和方法分析解决实际问题的能力。论文必须恪守学术道德规范和科研诚信原则。

2. 培养成效

（1）临床实践技能

经过 33 个月住培的临床医学专业学位研究生其临床能力毋庸置疑。以复旦大学为例，"5＋3"统招生的生源质量好，报录比接近 4：1，如2019 年，报考 902 人，录取 230 人。执业医师资格考试和住培结业综合考核通过率均接近 100.0％，"5＋3"毕业生在医疗机构就业率也接近100.0％（表 22－7）。

表 22－7　复旦大学"5+3"统招生临床技能水平　　　单位：人

考核情况		2018 年	2019 年	2020 年
执业医师资格考试	报考人数	220	214	225
	通过人数	219	206	219
住院医师规范化培训结业综合考核	参加考核人数	202	219	222
	通过人数	197	218	221
毕业与就业情况	毕业生数	254	219	223
	医疗机构就业人数	248	211	220

（2）临床科研能力

表 22－8 给出了 2018—2020 年复旦大学"5＋3"统招生的学位论文质量相关数据，论文双盲异议率均低于其他医科硕士。在 33 个月住培期间如何开展科学研究、完成学位论文？复旦的做法是要求"5＋3"统招生结合规范化培训开展临床研究，将"学位论文科研"和"临床轮转规范化

培训"有机结合，在临床轮转过程中，以解决临床问题为导向，积极寻找尚未解决的临床问题，开展与临床工作联系紧密的科学研究，其研究结果可应用于临床，为疾病的诊断和治疗服务，实现临床研究与临床实践的紧密结合，使得临床轮转过程成为论文课题研究的一部分，客观上延长了课题研究的实际开展时间，有助于提高研究水平，切实提升住培人员的临床科研能力。

表 22‑8　复旦大学"5+3"统招生学位论文质量

年份	医科所有硕士生			"5+3"统招生		
	双盲抽检数/份	异议数/份	异议率/%	双盲抽检数/份	异议数/份	异议率/%
2018	238	16	6.72	48	2	4.16
2019	280	13	4.64	44	1	2.27
2020	366	23	6.28	58	2	3.45

深化临床医学"5＋3"改革一直在路上。因为临床医学"5＋3"人才培养不仅可以提高规范化培训制度的吸引力，更能通过研究生训练，整体提升规范化培训住院医师知识水平和临床循证研究能力，从而全面提升全国住培质量。

（来源：《中国卫生资源》2021 年第 24 卷第 3 期）

第二十三章

我国临床医学长学制博士生教育招生路径和培养模式比较

2020 年 9 月，国务院办公厅《关于加快医学教育创新发展的指导意见》（国办发〔2020〕34 号）将"培养具有国际视野的高层次拔尖创新医学人才"作为建设中国特色高水平医学人才培养体系，推进新时期健康中国战略实施的重要环节。党的二十大要求以中国式现代化全面推进中华民族伟大复兴，明确了"到 2035 年建成教育强国"的宏伟目标。 2023 年教育部等五部门印发《普通高等教育学科专业设置调整优化改革方案》（教高〔2023〕1 号），其中第 10 点"加强基础学科专业建设"中指出，推进基础与临床融通的整合式八年制临床医学教育改革。现聚焦建设中国特色高水平医学人才培养体系中临床医学博士生教育这个关键问题，比较分析我国八年制等临床医学长学制博士生教育招生路径和培养模式，提出创新发展的若干思考。

一、招生路径和培养模式

1. 八年一贯制模式

为适应国家医学创新和国际竞争对高水平医学人才的要求，培养少而精、国际化的医学拔尖创新人才。 2001 年起，教育部批准北京大学等高校试办八年制医学教育。 2004 年教育部将八年制办学原则明确为"八年一贯，整体优化，强化基础，注重临床，培养能力，提高素质"。开设临床医学八年一贯制医学教育的院校多为高水平综合性大学的医学院，获批招收八年制的医学院校每年招生计划一般不超过 100 人。这些学校的临床医学八年制（本博连读）生源主要来自高考统招生。部分高校通过校内二次招生或转专业，从其他专业新生中择优选拔一定比例的学生转入。在招生专业目录上一般标注为"八年制"，备注为本博连读。总体上临床医学八年制在培养目标上旨在培养高水平、高层次医学博士，培养卓越型、创新型医学人才，但具体是培养临床医师还是医师科学家上存在差异。

北京协和医学院临床医学（八年制）专业实行"八年一贯制，本博融通，加强基础，注重技能，强调素质，整体优化，面向临床、科研"的办学特色，在学生培养方面可分为：第 1～2.5 年为医学预科阶段，在清华大学学习普通自然科学、社会科学和人文科学课程；第 2.5～8 年为医学本科及博士阶段，其中基础医学阶段为 1.5 年，临床医学阶段（含见习和实习）为 3 年 4 个月，科研训练为 8 个月，完成学业且符合学位授予规定者授予医学博士学位。

北京大学临床医学（八年制）专业贯彻全人教育思想，遵循"仁智兼养、德理双修、为人为学之统一"的理念，在学生培养方面分为本科阶段和二级学科阶段。学生完成本科阶段学业，在自愿报名与选拔的基础上，可以选择"双博士学位"（MD＋PhD）项目，在国外/境外知名大学基础医学方向学习研究 3～5 年，符合条件者授予 PhD 学位。学生也可以继续临床医学专业二级学科阶段的学习，完成学业且符合学位授予规定者授予 MD 学位。

复旦大学上海医学院临床医学（八年制）专业实行八年一贯制分阶段，体现"四早"（临床、科研、人文、预防）、"四全程"（人文与课程思政、临床思维与能力、科研与创新能力、大健康与大卫生）培养，在学生培养方面分为：第 1～2 年为通识教育阶段，融入部分医学基础课程，并注重"四早"；第 3～5 年为基础和临床医学课程及理论实践融通学习阶段；第 6 年通科实习，从第 5 年起，可按照意向进入相关临床导师小组开展临床科研的训练，第 6 年结束前通过复旦大学英语水平测试和计算机应用能力水平测试，方能获得本科毕业证书，达到学位要求者授予医学学士学位；凡达到准入标准者，可进入第 7~8 年的后阶段学习，并确定其学位导师，在此期间，完成 1 年的二级学科临床轮转，促进院校教育和毕业后教育（住院医师规范化培训）有机衔接。通过临床技能考核与毕业论文答辩者，方能获得博士研究生毕业证书，完成学业且符合学位授予规定者授予 MD 学位。

华中科技大学同济医学院临床医学（八年制）专业遵循"价值引领，厚植基础，面向临床，聚焦创新"的原则，在学生培养方面分为：第 1~2 年为通识教育阶段，第 3~4 年基础医学教育阶段，第 5~6.5 年为临床见习和实习阶段，第 6.5~8 年为二级学科培养阶段，完成学业且符合学位授予规定者授予 MD 学位。

中南大学湘雅医学院临床医学（八年制）专业实行八年一贯制的教学安排，在学生培养方面分为：第 1~2 年为第一阶段，主要学习公共基础课程（通识教育课程）；第 3~4 年为第二阶段，主要学习医学基础课程；第 5~6 年为第三阶段，主要学习临床医学课程及临床通科实习；通科实习完成后至毕业为第四阶段，一部分学生经过选拔获得资助出国学习 2 年，另一部分与国内导师开始科研项目，在第四阶段，须完成 6 个月的临床二级学科实习、SCI 论文的写作与投稿、毕业论文的写作和答辩，完成学业且符合学位授予规定者授予医学博士学位。

中山大学中山医学院临床医学（八年制）专业重点推动整合课程、渐进式科研体系与临床能力培养体系等教育改革重点项目，构建了临床医学八年制新课程体系，在学生培养方面分为：第 1~2.5 年为通识教育阶段；第 2.5~4 年为基础医学教育阶段；第 5~6 年为临床医学教育及实习阶段；第 7~8 年为二级学科培养阶段，完成学业且符合学位授予规定者授予 MD 学位。

四川大学华西临床医学院临床医学（八年制）专业坚持"精英教育、

精致教育、精品教育"的思想，培养具有医学岗位胜任力的拔尖创新医学人才，在学生培养方面分为：第1～5年为基础课程学习阶段，含通识教育及医学基础教育，实行五年一贯制；第6～8年为轮转训练阶段，其中第6年为全科实习，学生选择亚专业及导师，第7～8年进行临床科室轮转和课题研究及撰写学位论文，完成学业且符合学位授予规定者授予医学博士学位。

2."4+4"模式

为招收具有多学科背景、有志从医、能开展更多创新性医学研究的优秀复合型人才，上海交通大学医学院（2002年）、浙江大学医学院（2005年）、北京协和医学院（2018年）借鉴国际医学教育经验，相继改革试点"4年非医学本科＋4年医学教育"八年制培养模式。该模式旨在培养理工多学科背景的临床医师和医师科学家。招生方式有高考统招、推荐免试及"申请-审核"制。

2002年起，上海交通大学医学院从综合性大学（上海交通大学、同济大学、华东师范大学和华东理工大学）推荐免试生中选拔热爱医学、综合素质优秀的理工科本科毕业学生进入医学院学习。2011年起，招生范围扩大至具有推荐免试资格的优秀应届重点综合性大学非医学相关专业本科毕业生，完成学业且符合学位授予规定者授予MD学位。

浙江大学自2005年起开设"巴德年医学试验班"，实行"八年一贯、两段完整"的精英培养模式，生源来自高考直接录取的高分考生，前4年在浙大竺可桢学院选择除医学以外的任何专业，完成本科学位，同时需完成医学预科课程。后4年进入医学院，完成学业且符合学位授予规定者授予博士学位。

北京协和医学院自2018年开设"长学制临床医学专业培养模式改革试点班"，学制为4年。试点班在培养过程中采用严格的分流机制，将分别在第1学年及第2学年末进行考核，全部合格者可以正式进入MD培养计划，试点班学生的毕业学位授予条件与北京协和医学院临床医学专业

（八年制）相同，学生毕业时符合条件者授予 MD 学位，并提供攻读医学/理学（MD/PhD）双博士学位的机会。

3. 直博生/硕博连读模式

没有获批开设临床医学八年制专业的高校无法直接列入高考招生计划。为积极探索长学制培养模式，培养高层次医学人才，吸引优质生源报考医学，一些高校采用本（硕）博连读的方式培养长学制医学生。如面向入选实验班的学生，在本科毕业时通过推荐免试直接攻博或硕博连读的方式完成长学制学习，授予医学博士或临床医学博士学位。

西安交通大学自 2007 年开设临床医学（侯宗濂班 H），实施"2＋6"本博贯通培养模式，第 1～2 年为通识教育阶段，第 3～8 年为医学教育阶段，完成生物医学课程、临床医学课程、通科实习与临床科研训练、专业技能训练和学位论文答辩等过程，符合毕业要求者授予 MD 学位。

2006 年起，山东大学在临床医学（七年制）新生中选拔学生组成齐鲁医学班，进入本博连读培养。2015 年起停办临床医学（七年制），齐鲁医学班随之停办。2016 年起，在齐鲁医学班 10 年试点的基础上设立齐鲁医学堂，在报考临床医学"5＋3"专业新生中进行选拔组成齐鲁医学堂，学制为"5＋X"。2022 年起，齐鲁医学堂直接面向高考招生 50 人，实行"本博连读"培养，基本学制 8 年，采用"高标准、模块化、多出口"的人才培养模式，符合毕业要求者授予医学博士学位。

南京大学医学院按照"八年一贯、本博融通、加强基础、面向临床、文理医相结合、全面提高素质"培养思路，自 2012 年起，正式开始试办八年制医学教育，即八年一贯，本硕博连读，符合毕业要求者获医学博士学位。

中国医科大学自 2018 年起招收临床医学（红医班），将通识教育、医学本科教育和博士研究生教育有机结合，实行"本博一体化"培养，学制为五年本科生阶段加博士研究生阶段，在本科阶段授予医学学士学位，在博士阶段，达到培养目标要求的学生授予 PhD 学位。

南京医科大学自 2019 年招收临床医学（九年本硕博一贯制），成立

"天元班"，采用一体化设计培养方案，本硕博连读、分段分流、分段培养，全程实行基础和临床"双导师制"，达到培养要求的毕业生可获得本科学历证、学士学位证、研究生学历证、博士学位证、执业医师资格证、住院医师规范化培训一阶段合格证等"六证"。

二、比较分析

临床医学（八年制）的目标是培养具有医学博士专业学位的高层次、高素质的临床和科研人才，开设八年制专业的各高校制定的培养目标不尽相同，但都强调了以下几个方面：①有较宽厚的人文和自然科学素养；②有较高的医学理论水平；③有较高的临床医学实践能力和科研素质；④有较强的自我发展能力和发展潜力；⑤有很强的社会适应性，有较好的沟通技能和与他人（包括国际）交流、协作能力；⑥有正确的职业价值观和较高的综合素质。在八年制医学教育的基础课程与临床训练中寻找平衡点，各高校的临床医学（八年制）培养模式也存在差异（表 23‑1），表 23‑2 比较分析了八年制和其他长学制的培养模式差异。

表 23‑1　临床医学（八年制）培养模式比较

高等院校	通识教育/医学前教育/年	基础医学教育/年	临床医学教育及实习[a]/年	二级学科培养[b]/年
北京大学医学部	1	2	2	3
复旦大学上海医学院	2	1.5	2.5	2
华中科技大学同济医学院	2	2	2.5	1.5
中南大学湘雅医学院	2	2	2	2
中山大学中山医学院	2.5	1.5	2	2
北京协和医学院	2.5	1.5	4（a+ b）	
四川大学华西临床医学院	1	2	2.5	2.5

表 23-2　八年制和其他长学制的培养模式比较

培养模式	八年一贯制	"4+4"	直博生/硕博连读
招生方式	高考统招方式	高考统招/推荐免试/"申请-审核"制	直博/硕博连读
培养过程	通识教育+基础医学教育+临床医学教育及实习+二级学科培养	4年非医学本科+4年医学教育	五年制本科+直博/硕博连读
授予学位	MD 为主	MD 为主	PhD 为主

三、思考与建议

由于临床医学人才培养周期较长，其未来性要求更为突出，长学制人才培养模式必须主动"面向未来"，进一步加强顶层设计，同时适应现实需求，坚持发展性与现实性相结合的原则，既要考虑到培养的人才适应未来社会发展需要，又要考虑到一段时期内国家社会经济的现实状况，才能确保长学制人才培养方案构建的科学性和可行性。

临床医学八年一贯制对于全面培养临床医生的综合素养和临床实践经验有优势，但由于课程时间较短，需要在相对较短的时间内完成大量的医学课程学习和临床实践，学生学习压力较大。"4+4"模式在本科和临床医学2个阶段进行学习，招收具有多学科背景、真正喜爱医学的优秀人才，培养未来推动医学发展的高素质医师和医学界领导者，该模式在我国还处于探索阶段。直博生/硕博连读模式更注重科研和专业深度，但学生可能缺乏临床实践经验。

做好长学制毕业生质量追踪调查，特别是加强与用人单位的联系，了解社会对长学制博士人才培养的要求及毕业生培养质量，从临床实践能力水平、科研培养等多维度，对已毕业的学生职业发展满意度进行调查分析，找出在长学制人才培养过程中存在的问题和偏颇，加快长学制博士生教育的教学改革步伐，提高办学水平和提升教学质量。

临床医学长学制博士生培养体现中国最高层次医学教育的水平，还须进一步发挥综合性大学的多学科优势和通识教育平台作用，促进医学与人文、社会、理工学科的融通，以及基础医学、临床医学和公共卫生等大医学的融合，全程将科研能力训练贯穿其中，加强临床思维和能力的训练，使学生具有较强的人文和科学精神以及融会贯通的医学知识和技能。

综上，站在新的历史起点上，应当遵循医学教育和医学人才成长规律，在实践中不断探索完善具有中国特色的临床医学博士生教育改革，为推进健康中国建设、保障人民健康提供具有较强综合能力的高水平人才。

（来源：《中国卫生资源》2023 年第 26 卷 3 期）

术

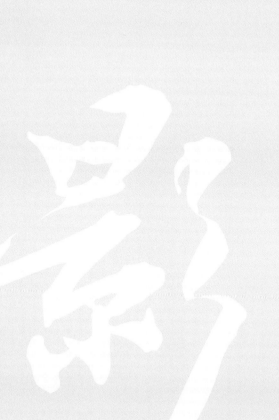

促进八年制临床
医学教育发展

第七篇

创新体制机制　促进八年制医学教育健康发展

八年制医学教育是培养基础宽厚、临床综合能力强、具有临床科研潜质和国际视野的高层次医学拔尖创新人才的重要途径。在北京协和医学院举办八年制医学教育的基础上，教育部于 2001 年同意北京大学和清华大学试办八年制医学教育。 2004 年 5 月，《教育部　国务院学位委员会关于增加八年制医学教育（医学博士学位）试办学校的通知》（教高函〔2004〕 9 号）发布，批准复旦大学等 5 所院校为试办学校。迄今，全国共有 14 所院校获批试办八年制医学教育。

近年来，伴随着国家住院医师规范化培训（以下简称"规培"）制度和临床医学"5＋3"人才培养体系的建立，博士生招生培养学籍注册和学位授予的规范管理，博士学位论文抽检八年制医学生"问题论文"的出现，八年制医学教育如何健康发展引起了人们的关注。 2021 年 1 月，国务院学位委员会办公室下发《关于开展八年制医学教育学位授予质量专项调研的通知》（学位办便字 20210103 号），要求所有开展八年制医学教育的学位授予单位完成八年制医学教育质量调研报告。

现以复旦大学八年制医学教育学位授予质量专项调研报告为基础，针对八年制医学教育存在的问题和面临的挑战，提出促进八年制医学教育健康发展的改革举措，包括明确培养目标、完善培养体系、优化课程设置、转段考核评估、科研能力训练、临床规培接续、管理机制创新、学位授予突破等方面。

一、开展专项调研 分析招生培养和学位授予质量

1. 招生规模和生源优势

复旦大学八年制医学教育 2004 年获得教育部、国务院学位委员会批准，按复旦大学代码（10246）招生，每年招生计划为 100 人； 2012 年获批教育部、原卫生部"卓越医生教育培养计划"子项目——拔尖创新医学人才培养模式改革试点； 2013 年起，复旦大学实行医学分代码（19246）招生，每年招生计划为 150 人。

八年制医学教育通过"本博连读"，用 8 年时间获得医学博士学位（通常获得医学博士学位需要 11 年），实现了吸引最优秀的高中生源学习医学的目标。八年制医学生的录取分数居所有医学专业之首，也是复旦大学生源质量最好的专业之一。优秀的高中毕业生选择学习医学，为拔尖创新人才的培养奠定了基础。

2. 培养目标和培养方案

根据《教育部 国务院学位委员会关于增加八年制医学教育（医学博士学位）试办学校的通知》（教高函 〔2004〕 9 号），八年制医学教育培养目标定位于培养科学基础宽厚、专业技能扎实、创新能力强、发展潜力大、综合素质高的"医师科学家"，培养模式是"八年一贯，整体优化，强化基础，注重临床，培养能力，提高素质"。

复旦大学八年制医学生培养计划：第 1 至第 2 年进行通识教育，融入部分医学基础课程，实行书院导师制；第 3 至第 5 年进行基础和临床课程学习，第 3 至第 4 年实行基础导师制，第 5 年可进入相关临床导师小组开展科研训练，实行基础-临床双导师制；第 6 年本科毕业实习，达到毕业要求和学位授予标准者获得临床医学本科毕业证书和医学学士学位。经过分流进入第 7 至第 8 年的八年制医学生完成 1 年的二级学科临床轮转，并

在学位论文导师指导下进行科学研究，完成博士学位论文。通过临床技能考核与毕业论文答辩者获得博士研究生毕业证书，达到学位要求者获授临床医学博士专业学位。

3. 科研训练和学位论文

复旦大学八年制医学生科研训练以提高科研素养、科学精神和创新能力为目标，贯穿 8 年培养全过程：第 1 至第 2 年，早期科研体验，训练科研思维；第 3 至第 4 年，申请 1 个科技创新项目，完成 1 篇文献综述；第 5 至第 6 年，完成 1 份科技创新研究报告；第 7 至第 8 年，开展科学研究，完成文献综述和博士学位论文。

目前，复旦大学各附属医院具有主任医师职称者 857 人，其中 266 人经认定具有指导八年制学位论文资格，在校八年制医学生 1 176 人，生师比为近 5：1。要求学位论文选题紧密结合临床实际需求，体现临床医学特点，具有科学性与临床实用性，论文基本论点和结论在临床上有理论意义和实用价值。所有八年制学生的学位论文必须参加学校组织的双盲评审。

4. 毕业生质量和毕业后教育

复旦大学八年制医学生的国家执业医师资格考试通过率高出国家平均水平 20 多个百分点， 2016 年和 2018 年通过率分别为 99％和 100％。复旦大学近千名八年制博士毕业生（2004—2012 级）中的绝大部分就业于北京、上海、广州等一线城市的三级甲等医院，毕业生质量追踪调查结果表明，有的已成为临床学科骨干力量，有的已取得较高水平的科研成果。如： 2006 级江一舟同学，现为复旦大学附属肿瘤医院乳腺外科副主任医师、博士生导师，获得国家自然科学基金优秀青年科学基金资助，获得上海市浦江人才、美国癌症研究协会（American Association for Cancer Research， AACR）国际青年医师奖等荣誉，作为第一作者或通信作者在科学引文索引（Science Citation Index， SCI）收录的期刊上发表乳腺癌相关学术论文 30 余篇； 2009 级王天同学，作为第一作者在 *Cell*（影响因子 31.957）上发表学术论文，其学术成果入选当年度的中国科学十大进展。

第二十四章　创新体制机制　促进八年制医学教育健康发展

伴随着 2015 年国家规培制度的建立，八年制医学生即使经过 3 年临床二级学科轮转后，毕业后教育仍然需要参加至少 2 年的规培。上海市已经出台规定， 2020 年起，临床医学专业学位研究生由本人提出申请参加临床能力测评，通过者规培年限可以缩短为 2 年，未通过者培训年限仍为 3 年。复旦大学八年制医学生在第 7 年进行临床医学二级学科轮转，毕业后参加临床能力测评，测评通过者的规培年限可以相应减少 1 年。

早在 2005 年笔者就提出，"医学院 MD 获得者通过博士后招收途径进入附属医院做博士后，在为期 2～3 年的住院医师第二阶段规范化培训期间享受在校博士后待遇"，直到近期，复旦大学附属中山医院等也已开始探索以"临床博士后"的形式来解决八年制医学教育与规培（毕业后教育）的衔接问题，即八年制医学生毕业后进入 2 年"临床博士后"（规培）阶段，在此期间，住宿和收入等方面待遇按照博士后标准执行。

二、创新体制机制　促进八年制医学教育健康发展

1. 医教协同，制定培养基本要求和学位授予新标准

2004 年发布的《教育部　国务院学位委员会关于增加八年制医学教育（医学博士学位）试办学校的通知》（教高函〔2004〕9 号）第四条内容是："八年制医学教育教学计划，按《八年制医学教育（医学博士学位）培养基本要求》《八年制医学博士学位授予标准》（均另发）自行制订。教学计划制订应注意'八年一贯，整体优化，强化基础，注重临床，培养能力，提高素质'的原则，从各校的实际情况出发，办出特色。"

然而， 2004 年迄今，文件提到的"《八年制医学教育（医学博士学位）培养基本要求》"和"《八年制医学博士学位授予标准》"尚未制定，当然也没有另发。

2017 年 7 月，国务院办公厅印发《国务院办公厅关于深化医教协同进一步推进医学教育改革与发展的意见》（国办发〔2017〕63 号），明确要"严格控制八年制医学教育高校数量和招生规模，积极探索基础宽

厚、临床综合能力强的复合型高层次医学人才培养模式和支撑机制"。

2020年9月，《国务院办公厅关于加快医学教育创新发展的指导意见》（国办发〔2020〕34号）指出，在加快高层次复合型医学人才培养方面，要"推进基础与临床融通的整合式八年制临床医学教育改革，加大政策保障力度，支持八年制医学专业毕业生进入博士后流动站"。

在我国医学教育进入改革发展新时代的大背景下，八年制医学教育理应面向人民生命健康，以新理念谋划发展，以新定位确立目标，组织教育部门（医学院校）和卫生行业（附属医院）专家力量，编写制定"八年制医学教育（医学博士学位）培养基本要求"和"八年制医学博士学位授予标准"。

2. 体系创新，对临床医学博士专业学位设置新类别

我国学位制度是按学士、硕士、博士3级学位授予。1997年4月，国务院学位委员会第15次会议审议通过了《关于调整医学学位类型和设置医学专业学位的几点意见》和《临床医学专业学位试行办法》，医学学士学位不设专业学位，医学硕士、博士学位则分设为科学学位（学术学位）和专业学位（表24-1）。

表24-1　我国医学博士学术学位和专业学位名称的中英文比较

学位类型	中文	英文	备注
临床医学八年制	医学博士/临床医学博士	Medical Doctor/Doctor of Medicine（MD）	美国的医学院相当于我国的临床医学院。MD生源为综合性大学文理学院本科毕业生，经过医学院4年学习，成绩合格，由医学院授予MD学位。获MD后，进入为期3~8年的按专业定向的住院医师培训和专科医师培训，并需通过相应的证书考试
临床医学专业学位	临床医学博士	Doctor of Medicine（MI）	
临床医学学术学位	医学博士	Doctor of Medical Science（PhD）	美国医学院的哲学博士（PhD），学位由研究生院授予。主要从事生物化学、分子药理学、细胞生物学、遗传学、微生物学、分子遗传学、神经生物学、病理学等基础医学方面研究，也有少数人从事临床基础理论方面研究
基础医学、药学等学术学位	医学博士	Doctor of Medical Science（PhD）	我国的医学院或医科大学是指以基础医学、临床医学等11个一级学科组成的医学门类为主的院校教育单位

目前，我国临床医学学位体系包括学士（五年制本科）及硕士（研究生、"5＋3"一体化）和博士（研究生，八年制）3 个层次，以及学术学位（硕士/博士）和专业学位（硕士/博士）2 种类型。

根据 2004 年《教育部 国务院学位委员会关于增加八年制医学教育（医学博士学位）试办学校的通知》（教高函〔2004〕9 号）要求，八年制医学教育应当授予"医学博士学位"。

根据 2014 版《医师资格考试报名资格规定》，"2015 年 1 月 1 日以后入学的临床医学学术学位研究生，其研究生学历不作为报考医师资格的学历依据，八年制医学教育应当授予临床医学博士专业学位"。

2020 年，新时代医学教育发展与改革专家组发表《专家共识：改革医学教育，为健康中国 2030 保驾护航》，提出"针对我国目前医学人才成长的现状，应分阶段、循序渐进地对住院医师规范化培训和临床专业硕士学位体系进行规划调整"。第一阶段是提升全国范围内规培基地水平，尽早实现全国规培质量的同质化（要充分认识到这一过程的相对长期性、艰巨性和复杂性）。第二阶段是在基地培训质量同质化的前提下，重新设计医学毕业后教育的模式，探索新模式下规培和临床医学硕士专业学位研究生一体化培养。第三阶段是在实现规培和临床医学硕士专业学位研究生一体化培养模式之后，探索取消硕士专业学位，统一授予"医学博士学位"。

2014 年，《教育部等六部门关于医教协同深化临床医学人才培养改革的意见》（教研〔2014〕2 号）明确，我国临床医生培养方向是构建以"5＋3"（5 年临床医学本科教育＋3 年临床医学硕士专业学位研究生教育或 3 年规培）为主体的临床医学人才培养体系，推进"5＋3＋X"（X 为专科医师规范化培训或临床医学博士专业学位研究生教育所需年限）临床医学人才培养模式改革试点。

医学教育学制、学位体系和规培的改革是一个相对漫长的过程和艰巨的任务，需要在实践中不断探索完善。在上述专家共识的第一阶段和第二阶段，建议对于八年制医学教育可以设置特殊的临床医学博士专业学位

（B 类别，代码 1050），以区别于"5＋3＋X"临床医学博士专业学位（A 类别，代码 1051）。正如 2018 年，经国务院学位委员会第 34 次会议审批，将 1997 年设置的工程专业学位调整为电子信息（代码 0854）、机械（代码 0855）、材料与化工（代码 0856）、资源与环境（代码 0857）、能源动力（代码 0858）、土木水利（代码 0859）、生物与医药（代码 0860）、交通运输（代码 0861） 8 个专业学位类别。

对八年制医学教育设置特殊的临床医学博士专业学位（B 类）， 一来可以解决长期以来关于八年制医学教育授予学位类型问题的争议，二来在培养基本要求、学位授予标准、博士论文抽检、专业学位水平评估和合格评估等方面，也能科学合理地区别于临床医学博士专业学位（A 类）。

3. 过程各表，探索八年制医学教育综合改革新模式

2018 年 10 月，《教育部 国家卫生健康委员会 国家中医药管理局关于加强医教协同实施卓越医生教育培养计划 2.0 的意见》（教高〔2018〕 4 号）提出，要"深化拔尖创新医学人才培养改革，深入推进八年制医学教育改革，夯实医学生全面发展的宽厚基础，提升医学生临床综合能力，培育医学生临床科研潜质，拓展医学生国际视野，培养少而精、高层次、高水平、国际化的医学未来领军人才"。这就要求八年制医学教育不能停留在 2004 年提出的"八年一贯，整体优化，强化基础，注重临床，培养能力，提高素质"模式，应按照"目标一致、过程各表"的原则，积极探索八年制医学教育培养新模式。如北京协和医学院 2018 年推出的八年制临床医学专业培养模式改革试点班，面向国内外高水平大学（QS、 Times 或 US News 任一世界大学排行榜中排名前 50 的大学，或 US News 排名前 10 的文理学院），招收优秀非医学专业本科毕业生直接攻读博士学位，以培养多学科背景的高层次拔尖创新医学人才。

面向人民健康需求，加快医学教育创新发展，推进教育体制机制综合改革创新，先试先行，探索在全国可复制、可推广的改革思路与举措，这些都是"两校一市"国家教育综合改革所承担的重大使命和攻坚任务。

探索多学科背景培养拔尖创新人才的八年制"4＋4"教育模式面临的挑战：生源是非医学专业本科生，本质是双学士培养，招生途径是"本科直博生"。由于不具备临床医学本科学习经历，没有医学学士学位，如果授予临床医学学术学位博士，根据 2014 版《医师资格考试报名资格规定》，2015 年 1 月 1 日以后入学的临床医学学术学位研究生，其研究生学历不作为报考医师资格的学历依据；如果授予临床医学专业学位博士，既不符合临床医学专业学位博士招生对于前置学位的要求，也不符合临床医学专业学位博士的学位授予标准。并且对于本科起点的八年制（"4＋4"）医学生，上海市卫生健康委员会发布的沪卫规〔2019〕14 号文件已经明确规定，"非临床本科医学博士需参加 3 年住院医师规范化培训"，这也凸显出建立八年制医学毕业生进入临床医学博士后流动站完成毕业后教育机制的迫切性。

探索中国特色临床医学学位制度的八年制"5＋3"教育模式面临的挑战：生源是高中生，本质是"5＋3"一体化培养，招生途径是"本博连读"。如果授予临床医学专业学位博士，会涉及学位授予标准的一致性问题，因为在培养模式上同时还存在着"临床医学本科推免'5＋3'"和"临床医学'5＋3'一体化"，呈现出对于几乎同样的"5＋3"培养过程却分别授予不同层次的专业学位硕士和博士。并且伴随着 2015 年国家规培制度的建立，八年制医学生在读期间已经过 3 年的临床轮转，毕业后仍然需要参加至少 2 年的规培。

不论是探索多学科背景培养拔尖创新人才的"4＋4"模式，还是探索中国特色临床医学学位制度的"5＋3"模式（专家共识的第三阶段），面临的共同问题是培养方案中没有给出足够时间进行博士学位论文研究工作。

4. 管理改革，建立博士招生计划和学籍管理新机制

在教育部，高等教育司主管八年制医学教育，发展规划司负责招生计划管理，高校学生司负责博士生入学考试和学籍管理注册，学位管理与研

究生教育司（国务院学位委员会办公室）负责制定培养基本要求和学位授予标准，教育督导局（国务院教育督导委员会办公室）负责博士论文抽检和专业学位水平评估。

尽管八年制医学教育一开始就定位于"本博连读"，但20多年来，在八年制后阶段的博士研究生教育入口，既没有纳入国家博士招生计划，也没有通过博士招生入学考试。目前的操作是由各八年制培养单位将后阶段（博士阶段）八年制医学生名单上报高校学生司，注册在当年的博士录取学籍库。

《教育部　国家发展改革委　财政部关于加快新时代研究生教育改革发展的意见》（教研〔2020〕9号）第12条明确，"在博士研究生招生计划管理中……继续在部分高水平研究型大学实施博士招生计划弹性管理"。据此，可以探索建立八年制医学教育博士招生计划和学籍管理新机制，即采取类似九校联盟（C9）高校博士招生计划弹性管理，通过博士生"申请-考核制"转段入学，在国家学生信息网（学信网）平台进行学籍及学历注册。

（来源：《中国卫生资源》2021年第24卷第2期）

第二十五章

借鉴北美医学教育制度　推进八年制培养模式改革

党的二十大将建成健康中国和教育强国列入二〇三五年我国发展的总体目标。推进健康中国建设，需要促进优质医疗资源扩容，发展壮大医疗卫生队伍。坚持教育优先发展，需要全面提高人才自主培养质量，着力造就拔尖创新人才。这些都对新时代中国医学教育提出了新要求。

我国临床医学人才培养学位体系中，专业学位博士（MD）旨在培养临床医生；科学学位博士（PhD）旨在培养科学家。八年制临床医学教育旨在培养"医师科学家"，项目八年一贯，本博贯通，毕业后授予临床医学专业学位博士。随着我国医学教育的发展，传统的八年制培养模式已经不能适应新时代的要求，难以达到人才培养目标。

作为医学教育大国，美国很早就开始 MD＋PhD 人才培养模式的探索。1964 年，美国国立卫生研究院设立的医学科学家培养计划（Medical Scientist Training Program，MSTP）基金，用于支持 MD＋PhD 双学位项目。目前，美国有 40 余所医学院获得 MSTP 项目资助，每年招生计划为 600 余名。

目前，我国正在积极进行医学拔尖人才培养模式创新，推进八年制医学教育综合改革，探索 MD＋PhD 的复合型医学拔尖人才培养，通过加强创新训练，提升临床综合思维能力，将临床和科研相结合，进一步提升培养质量。近年来，复旦大学上海医学院深化八年制医学教育改革，为了推进实践落地，本项目团队于 2023 年 9 月至 10 月赴美国哈佛大学等一流大学进行考察访问，通过实地走访，基于这些年探索实践，比较两地的医学教育制度，并提出促进八年制医学教育健康发展的改革举措。

一、美国的医学学位与研究生教育

美国第一所研究生院性质的医学院，是在约翰·霍普金斯大学首先成立的。之后，哈佛、耶鲁、哥伦比亚等大学也相继建立起研究生院和医学、法学等专业学院。北美国家的医学学位与研究生教育主要分成医学博士（MD）和哲学博士（PhD）两种。生源主要为 4 年制文理学院获学士学位的学生，医学博士学位由医学院授予，医学院的哲学博士学位由研究生院授予。此外，在哈佛、霍普金斯、加州大学洛杉矶分校等美国一流大学医学院也有少数同时攻读 MD＋PhD 项目的学生，学制一般为 7～8 年，其培养目标是集一流临床医生和医学科学家于一身的高精尖医学人才。

二、美国一流大学"MD+PhD"双学位项目

美国哈佛大学"MD＋PhD"双学位计划由哈佛大学医学院实施。每年约有 50％的学生选择申请 MD＋PhD 项目，入选学生有机会得到 MSTP 基金的全额资助，经 8～9 年的学习，毕业时同时获得 MD 和 PhD 学位。MD/PhD 学生在医学院可选择"新教程 New Pathway"或"健康科学和技术（Health Science and Technology, HST）"。两个培养途径侧重点不同，前者侧重培养学生发现病理生理和疾病的联系，后者侧重培养学生探索医学科学的创新机制。 PhD 论文研究课题可以在哈佛大学的公众健康生命科学、生物物理学、化学、生物学、生物化学和分子药理学、细胞生物学、遗传学、微生物学和分子遗传学、病理学、免疫学、神经科学、病毒学等学科选择，也可以在麻省理工学院的生物学、生物医学工程、脑和

认知科学、化学工程、电子工程和计算机科学等领域进行选择。在完成两个途径的课程学习，完成科研训练，通过 PhD 论文答辩后，MD/PhD 学生将在第 6～7 年回到临床再次临床轮转，完成后授予 MD 学位。

在霍普金斯大学，MD＋PhD 项目由霍普金斯大学医学院实施。学生可以选择弹性的培养路径，大部分学生选择前两年在医学院学习，然后在研究生院注册完成四年的学习后再回到医学院完成两年的轮转；也有部分希望在科研训练开展前更多接触临床选择前三年在医学院学习，完成三年的研究生院学习后再回到医学院进行最后一年的轮转。学生在入学后第 1 年暑期，就可以选择开始 PhD 研究工作第一阶段的轮转。第 1 年和第 2 年的 3/4 时间里学习基础科学课程，重点放在医学方面，包括病理学、药理学、病理生理学、医师和社会、医学导论（临床技能和高级临床技能），开始临床轮转。第 3～4 年进入研究生学位论文工作，在研究生院进入 PhD 学位论文的课题研究，取得 PhD 学位。第 6～7 年，学生再回到临床，继续完成临床轮转，通过后授予 MD 学位。MD＋PhD 项目学生必须完成的临床轮转内容包括内科、外科、精神病学、神经病学、眼科学、儿科学、产科学、妇科学、急诊医学等。

美国的 MD＋PhD 双学位项目得益于 MSTP 基金的资助，通过激烈的竞争遴选出优秀的生源进入项目保障项目的培养质量；同时，考虑到较长学制对临床能力培养的影响，在完成 PhD 论文答辩后，再安排 1～2 年的临床技能训练，以保证学生可以按照最新的临床要求进行轮转，通过后方可授予 MD 学位。

三、八年制培养模式改革

近年来，伴随着国家住院医师规范化培训制度和临床医学"5＋3"人才培养体系的建立，博士生招生培养学籍注册和学位授予的规范管理，博士学位论文抽检八年制医学生"问题论文"的出现，八年制医学教育如何健康发展引起了人们的关注。2021 年 1 月，国务院学位委员会办公室下发《关于开展八年制医学教育学位授予质量专项调研的通知》（学位办便字 20210103 号），要求所有开展八年制医学教育的学位授予单位完成八年制医学教育质量调研报告。

基于复旦大学八年制医学教育学位授予质量专项调研报告，面向人民健康和社会发展需要，明确八年制学生成为医师科学家的培养目标，针对八年制存在问题和面临挑战，先行先试，探索可复制推广的发展举措。提出了促进八年制医学教育健康发展的改革八大举措。即明确培养目标，完善培养体系，调整课程设置，提升临床能力，强化科研训练，拓展国际视野，转段考核评估和把关学位论文。

（来源：上海市医学科学技术情报研究所《医学信息》2024 年）

第二十六章

"互联网＋"教学评价体系在临床医学八年制教学中的应用

随着我国信息化程度的不断提高，"互联网＋"作为一种新的社会形态，深度融合于社会各领域之中，包括教育领域。随着"互联网＋"思维的发展，传统教育理念受到了冲击性的挑战，并带来创新性的变革。

根据我国《教育信息化十年发展规划（2011—2020年）》的要求，高校应"利用信息技术，探索建立以学习者为中心的教学新模式"。2003—2015年，教育部陆续出台了多项政策，包括《关于加强高等学校在线开放课程建设应用与管理的意见》等，推动了国内高校精品在线课程建设工作的开展。随后，国内高校在线课程的建设理念经历了从"重建设、轻应用"发展为"建设应用一体化"，再逐渐演化到"建以致用"的过程。今后，还将逐步从"资源共享"阶段进展到"智慧共生"阶段，通过"互联网＋"助力教学模式、服务模式、管理模式的创新，建立教师、学习者、学习资源"三位一体"的多层次和多元化教育生态体系，并实现知识与创新的共生。

在此背景下，为积极顺应时代变化与实际需求，面对进入临床培养阶段的临床医学八年制学生，临床教学课程建设与教学模式也须与时俱进，进行自我革新和发展，以直面高等教育教学改革发展新的机遇与挑战。

传统的课堂教学模式注重给学生灌注知识而忽视了对学生综合素质的培养，严重阻碍教学质量的提升。本文探讨如何卓有成效地利用现有网络平台，使线上双向评估模式促进课程教学质量持续提高，从而全面提升临床医学八年制学生临床思维、科学研究、语言沟通以及人文关怀等综合素质。

一、目前教学评价体系存在的问题

1. 评价结果过于单一

传统教学评价体系通常采用纸质问卷调查或者期末课堂质量评价的方式进行，评价结果往往过于单一，信息收集不够充分及时。以外科学临床教学为例，一门课程常由多名教师讲授，课程内容不仅包含教科书经典内容，还可能涵盖临床医生的丰富经验。目前传统教学评价体系并不能全面呈现出每位教师教学内容和方式的具体优缺点，也无法收集同学们对教学内容或模式的详细意见。这种评价体系往往流于形式，较难对课程内容和教学模式的改进起到促进作用。

2. 评价体系常存在成绩导向性

传统教学评价体系一般是总结性评价。学生在评价课程内容和质量时，往往已完成整体课程学习，对课程的评价是概括性、总结性的。其中，不可忽视的弊端则是学生可能会将自己在课程中获得的成绩作为评价课程的一个主要依据，对课程内容和教学模式的评价趋于主观性、成绩导向性，从而影响对课程的客观评价。这样的评价方式不利于教师们发现教学过程中教学方式、交流模式、展示内容等存在的主要问题。

3. 评价常具有滞后性

传统教学评价体系不能动态地反映正在进行的教学课程出现的问题。以临床医学八年制的外科学临床教学为例，医学生们正处于初步接触临床阶段，对于临床实践与课本内容并不能做到融会贯通，而授课教师都是具有丰富临床经验的医生，在讲授过程中不可避免地会出现学生跟不上老师、讲授内容超纲、重点难以把握等情况。如果这些情况不在课程初期得以反馈，将持续影响后续课程的授课质量与学生的学习情况。因此，及时、动态的反馈体系在教学相长中可起到重要作用。

4. 评价体系不能适应教学改革需求

目前的医学教学模式正在不断摸索和改革中，新的教学实验课程、翻转课堂等新教学改革不断涌现，而传统教学评价体系不能及时反馈实验性课程的效果，影响课程改革和实验的进行，也限制了实验性教学模式的应用。特别是教学模式大多讲究"因材施教"，不同教学改革用于不同人群的效果也是不同的，在推广新的教学模式改革时，传统教学评价体系已不能满足其评价需求。

二、"互联网+"教学评价体系在临床医学八年制临床教学中的应用探讨

随着"互联网+"的发展，新的医学教育方式和方法正不断革新，具有互联网时代特色、综合相关技术手段的"互联网+"教学评价体系也应运而生。"互联网+"教学评价体系主要是利用与时俱进的网络技术手段收集课程评价信息（表26-1），如在每堂课后以微信小程序形式使用具有评价信度的"教学内容评估表"对参课学生进行不记名线上调查，以获得学生对课程内容的真实评价等，达到实时高效地完善师生沟通和提高教学质量的目的。其具有以下3个优点：一是实时性好，可通过网络平台及时开展教学评价，充分了解学生当下的感受和诉求，高效地对每堂课进行反馈；二是数据化程度高，可通过大数据纵向和横向对比不同教师和不同课程的评价情况，客观地反映教学方式和方法的优缺点；三是可实现高效沟通，通过网络匿名平台实现师生间的无障碍沟通，有利于学生大胆提出意见，教师跟进调整教学模式，促进教学相长。

表 26‑1　"互联网＋"教学评价体系模式

评价时机	评价目的	评价指标
课程结尾	了解学生对线下课程知识的理解程度和运用能力 评估"教学‑反馈‑改进"的执行力度	课堂签到 教学过程及教授方法 阶段性测试 课上参与度 反馈事项及改进评估

以临床医学八年制为例，作为我国医学人才培养常见学制之一，由于其学时较传统医学博士更短，线下教学课程数量往往少于传统学制，良好的课程质量是保障学有所成的关键。"互联网＋"教学评价体系的建设可通过及时获取参课学生对课程的教学效果评价，帮助八年制学生及时反馈教学模式效果。与此同时，授课教师可根据课程建设方面的建议与不足，及时改进课程教学内容与教学方法，帮助八年制学生在有限的学时中掌握更多的专业知识。

1. 及时客观地反馈教学内容评价

及时、客观、全面的教学内容评价可作为课程质量改革的主要标准之一。以外科学临床教学为例，通过学生对以下问题的评分，可以比较充分地反映每堂课是否符合外科学临床教学的基本课程要求：①课程中有无临床病例的结合应用；②课程内所讲授的知识是否有助于临床的实践应用；③课程内容是否包括临床相关最新的进展；④课程中是否结合运用了循证医学理念或方法；⑤授课过程中是否有应用双语教学模式；⑥授课过程中是否注重师生双向互动；⑦授课内容是否能体现对于患者的人文关怀精神；⑧课程整体安排和设计能否让你保持注意力集中；⑨是否喜欢今天的这堂课。

2. 充分分析评价内容

"互联网＋"教学评价体系可以获得丰富、全面的教学评价内容，这些教学评价内容往往包含多方面的评价维度，如何分析评价内容是关键挑战。第一，每门课程的教学秘书应充分了解评价内容的设置目的，理解每条评价内容的意义所在，才能更好地解读每堂课后学生评价所反映的主要问题。第二，建议对评价内容进行统计与总结，以客观明了的方式对评价内容进行归纳，更好地根据问题的严重性分清问题的主次。第三，应对评价反馈评分设置门槛，对评分低于多少为值得关注的问题作出预设，要发现真正的问题所在。通过充分分析评价内容，对评价内容进行归纳总结，才能为下一步改进提供依据。

3. 实现教学相长

分析评价结果所反映的问题，促进课程教学的改进，可以实现教学相长的良性循环。一些教学内容上的不足可以通过增加或调整课程内容来改善，如双语教学不足，可准备一些固定的双语教学场景，将实用的双语内容穿插进课程中，以提高双语教学比例。而其他教学方式上存在的问题的改进，可以促进教师自身教学素质的提高。如不善于与学生互动的授课教师，可多对全体学生发起问答、语音交流、课后留言等，提高学生对课程的参与度，加强与学生的交流。将教学评价结果及时反馈并在之后的课程中进行改进，是充分发挥"互联网＋"教学评价体系优势的最佳体现。

4. 适应医学课程改革发展

"互联网＋"教学评价体系在医学教育改革中可作为良好的动态评价工具。医学课程是理论与实践的充分结合，如何改革医学课程，使之从"重课本、轻临床，重灌输、轻扩展，重知识、轻实践"等传统教学转变为"知行并重、寓教于临床"的新模式是各大医学院校关注的重点。临床医学八年制作为有别于传统学制的改革性学制，更是医学课程改革的先锋。但医学课程改革往往不是一蹴而就的，在改革的过程中势必存在无数曲折和困难，而"互联网＋"教学评价体系可及时动态地反映不同课程改革过程中的优缺点，并以学生为主体，使其参与并推动教学课程改革，相比以老师为主体的改革推动方法，更具有先进性、能动性和可行性。

三、展望

在"互联网＋"大时代背景下，建设适合当代大学的"互联网＋"教学评价体系以促进教学资源的有效利用，提高学生的课程学习效果十分必要。如何在传统教育管理模式下谋求发展，并且构建出与"互联网＋"相适应的、创新性的、发展性的教育管理模式，是高校面临的问题和挑战。

　　临床实习是整个医学教育的重要部分，是医学生全面巩固基础理论知识，形成良好临床思维能力及医德医风，从医学生向临床医生角色转变的过渡时期。临床教学一般由教师讲解、操作示范，并指导医学生完成实际操作，局限于课堂、讲座以及病房和手术室的带教，专业性强，且较抽象。如何获取学生对较难课程内容的及时评价，以促进课程改革，提高学生的学习质量是医学教育的重点和难点。

　　"互联网＋"教学评价体系作为良好的教学质量动态评价工具在教学中能够起到重要的导向作用。第一，其评价内容的全面性，可对每一堂课的课程质量进行多方面评价，并充分反映教学过程中存在的优缺点；第二，评价的及时性，可实时反映不同讲师、不同授课内容的质量，促进教师对后续课程不断改进；第三，其评价的科学性可以作为课程改革的指向，设计良好、评价信度高的"教学内容评估表"可动态地反映改革课程的应用效果，推动教学改革的进行。

　　综上所述，将"互联网＋"教学评价体系和医学课程教育有效融合，可以促进及时、全面、动态的新评价体系构建，实现以学生为主体的教学改革，促进教学相长的良性循环。

（来源：《中国卫生资源》2023 年第 26 卷第 5 期）

第二十七章

构建新时代"MD+PhD"医学教育新模式

2021年3月6日，习近平总书记看望参加全国政协十三届四次会议的医药卫生界、教育界委员并在联组会上发表重要讲话，为我国医药卫生和医学教育事业发展指明了方向。习总书记指出，人民健康是社会文明进步的基础，是民族昌盛和国家富强的重要标志。要从我国改革发展实践中提出新观点、构建新理论，努力构建具有中国特色、中国风格、中国气派的学科体系、学术体系、话语体系。

中国特色社会主义进入新时代，面对人类对健康医疗的新需求和对疾病谱的新认识，以及对人类生命信息的解读、生命奥妙的揭示，医学教育如何服务国家重大战略需求，培养医学拔尖创新人才？如何面对未来医学挑战，建设顶尖医学人才培养体系，让本科生有学习自主权，让研究生有科研课题选择权、创新自主权，承担起科研的责任，提高我国在医学科学领域的核心竞争力？笔者在我国临床医学人才培养学位体系框架下，回顾"MD+PhD"双学位项目发展历程，拟构建将八年制医学教育优化为"MD+PhD"医学教育的新模式。

一、我国临床医学人才培养学位体系

1. 临床医学学术学位和专业学位：分类培养

我国学位制度是按学士、硕士、博士3级学位授予。1997年，国务院学位委员会第 15 次会议审议通过了《关于调整医学学位类型和设置医学专业学位的几点意见》和《临床医学专业学位试行办法》，医学学士学位不设专业学位，医学硕士、博士学位则分设为科学学位（学术学位）和专业学位，分别侧重科研能力和临床技能的培养，培养目标是未来医学科学家和高层次临床医师。

2. 临床医学专业学位教育和住院医师规范化培训：并轨衔接

2010 年，上海市启动临床医学硕士专业学位教育与住院医师规范化培训（以下简称"住培"）结合的改革试验。

2014 年，教育部等联合发布《教育部等六部门关于医教协同深化临床医学人才培养改革的意见》（教研 〔2014〕 2 号）：确立了以"5＋3"（5 年临床医学本科教育＋3 年住培或 3 年临床医学硕士专业学位研究生教育）为主体、以"3＋2"（3 年临床医学专科教育＋2 年助理全科医生培训）为补充的临床医学人才培养体系；在具备条件的地区或高等医学院校，组织开展"5＋3＋X" ［X 为专科医师规范化培训（以下简称"专培"）或临床医学博士专业学位研究生教育所需年限］ 临床医学人才培养模式改革试点。

2015 年，《关于印发 〈关于授予具有研究生毕业同等学力人员临床医学、口腔医学和中医硕士专业学位的试行办法〉 的通知》（学位〔2015〕 10 号），将"申请人为本科毕业后从事临床医疗工作至少 3 年"修改为"正在接受住院医师规范化培训的住院医师或已获得住院医师规范化培训合格证书的临床医师"，考试内容以临床专业知识及其实际运用为重点。申请人完成住培取得医师资格证书和培训合格证书，学位授予单位则认定其通过临床能力考核。这促进了临床医学硕士专业学位研究生教育与住培的有机衔接，为"5＋3"同等学力者申请临床医学专业硕士学位开辟了绿色通道。

3. 临床医学七年制和八年制：调整优化

（1） 七年制调整为"5＋3"一体化人才培养

2021 年 3 月 1 日，教育部发布《教育部关于公布 2020 年度普通高等学校本科专业备案和审批结果的通知》（教高函 〔2021〕 1 号），宣布撤销 518 个高校本科专业，其中包括 1988 年设立的临床医学七年制专业。早在 2015 年 3 月，教育部就下发《教育部办公厅关于做好七年制临床医学教育调整为"5＋3"一体化人才培养改革工作的通知》（教高厅〔2015〕 2 号），规定不再招收七年制学生，将七年制临床医学调整为临床医学专业（"5＋3"一体化），即 5 年本科阶段合格者直接进入本校与住培有机衔接的 3 年临床医学硕士专业学位研究生教育阶段。

（2） 八年制优化为"MD＋PhD"医学教育新模式

近年来，伴随着国家住培制度的建立，博士学位论文抽检中八年制学生"问题论文"频现，表明八年制教育的现行培养模式已经不能适应新时代的新要求，难以达到临床科研能力并重的"医师科学家"培养目标。2017 年，《国务院办公厅关于深化医教协同进一步推进医学教育改革与发展的意见》（国办发 〔2017〕 63 号）印发，明确要严格控制八年制医学教育高校数量和招生规模，积极探索基础宽厚、临床综合能力强的复合型高层次医学人才培养模式和支撑机制。

2020 年，新时代医学教育发展与改革专家组发表"专家共识"，提出进一步完善、优化八年制临床医学专业教育，培养定位在具有临床执业资格和执业能力的医学科学家。八年制临床医学专业的学生在完成住培并获得临床医学博士专业学位后，增加 2～3 年时间，完成进一步的科研训练，增授理学博士学位。

根据目前的国家住培制度，以上"专家共识"的"MD＋PhD"双学位学习时间将长达 14 年 ［8 年 MD＋3 年规范化培训（以下简称"规培"） ＋3 年 PhD］，笔者认为并没有达到优化八年制医学教育的理想目标。

二、"MD+PhD"双学位项目发展历程

1. 美国

1964 年，美国国立卫生研究院（National Institutes of Health， NIH）

设立医师科学家项目（MSTP）基金，专门用于支持"MD＋PhD"双学位计划，培养高精尖人才，特点是长学制、小规模、精英教育，目前美国有40余所医学院获MSTP项目资助，每年招生计划为600余人。

（1）哈佛大学

哈佛大学"MD＋PhD"双学位计划每年约有400人申请，面试约75人，最后录取10余人。第1至第2年，学生在医学院学习"新教程（New Pathway）"或"健康科学和技术（Health Science and Technology, HST）"课程；第3至第4年，在教学医院学习临床理论课程，完成临床实践轮转；第5至第8年，学生注册在研究生院学习PhD学位课程，参加博士资格考试，进行课题研究，提交论文和论文答辩。 PhD论文研究课题既可以在哈佛大学物理、化学、生物学、生物化学、细胞生物学、遗传学、微生物学、分子药理学、分子遗传、病理学、免疫学、神经科学、病毒学等学科进行，也可以选择在麻省理工学院的生物学、生物医学工程、脑和认知科学、化学工程、电子工程和计算机科学等学科进行。

（2）约翰·霍普金斯大学

在霍普金斯大学，学生入学后第1年暑期就开始PhD研究工作。第2年学习基础科学课程，包括病理学、药理学、病理生理学、医师和社会、医学导论（临床技能和高级临床技能），开始临床轮转。第3至第6年进入博士学位论文工作。第7年，学生再回到医院完成临床轮转。这种"2＋4＋1"为约翰·霍普金斯大学典型培养模式，其他少数培养模式为"1＋4＋2"或"2.5＋4＋0.5"等，但是每个模式中的"4"都代表不间断的4年博士学位论文研究工作。

2. 中国

（1）协和医科大学（现北京协和医学院）

1995年，在美国中华医学基金会（China Medical Board, CMB）的支持下，经国务院学位委员会、教育部、卫生部批准，北京协和医科大学通过两种路径设立"MD＋PhD"双学位项目：①医学生前4年完成预科及基础医学课程，再进入实验室完成 3～4 年博士学位论文科研训练，后 4 年回到医院完成临床医学理论教学临床轮转；②医学生在完成 8 年医学博士教学计划后，进入实验室在博士导师指导下进行 3～4 年科研训练，完成博士学位论文。 1995—2010 年，协和医科大学共有 27 人获得"MD＋PhD"双学位。

（2） 北京大学医学部

2001 年，北京大学设立了面向七年制医学生的"MD＋PhD"双学位计划。目前对于学业修满 5 年的八年制医学生，在自愿报名与选拔的原则下，允许一定比例的学生进入"MD＋PhD"双学位项目。在国外/境外知名大学学习研究 3～4 年，符合毕业和学位授予条件者，准予毕业，授予博士（PhD）学位。归国后学生继续接受 3 年临床二级学科阶段的培养，完成学业，通过论文答辩和考核，准予毕业，授予医学博士（MD）学位。 2007—2011 年，北京大学医学部八年制医学生申报"MD＋PhD"双学位计划分别为 7、 13、 5、 5 和 7 人。

（3） 清华大学医学院

2019 年，清华大学面向 2009 年开始招收的"3＋2＋3"医学实验班（八年制），推出"3＋3（4） ＋3"模式的"MD＋PhD"双学位项目，进入项目的八年制医学生需在联合培养院校（匹兹堡大学）完成 3～4 年科研训练，在毕业时需同时达到临床医学专业博士（MD）的临床诊疗水平和基础医学学术型博士（PhD）的科研水平。 2015 级清华大学"3＋2＋3"医学实验班（八年制）有 2 人报名"MD＋PhD"双学位项目，其中 1 人入选，于 2020 年 7 月进入双学位项目。

三、新时代"MD+PhD"医学教育新模式

目前，全球范围"MD＋PhD"项目存在的主要问题如下：在我国，"MD＋PhD"项目时间成本高（国外 PhD＋国内 MD），不能为医学生择业加分，导致学生选择"MD＋PhD"双学位意愿低下；在美国，主要受到 NIH 的 MSTP 资助计划限制，每年仅 600 人左右。

面向人民健康需求，如何以新理念谋划新发展、以新定位确立新目标，先试先行，探索可复制、可推广的医学教育创新发展举措，这些都是"两校一市"国家教育综合改革的历史使命。针对上述问题，复旦大学拟推出"卓越医师＋临床科学家"计划，培养医师科学家。一方面，纳入上海市高水平高校试点建设项目，专项经费支持 PhD 学生培养；另一方面，学生获得博士毕业证书进入 3 年规培（临床博士后），有效衔接毕业后教育，博士生在校时间为 8～9 年。这样优化八年制教育培养模式，转变为"MD＋PhD"医学教育新模式，预期医学生接受程度会大大提高。

1. 复旦大学"卓越医师+临床科学家"计划

（1）明确培养目标，学位授予突破

2021 年高考，复旦大学拟设立临床医学八年制（谈家桢 - 颜福庆班），培养目标是"卓越医师＋临床科学家"，学位授予是"MD＋PhD"双博士（表 27 - 1），计划招生 50 人。谈家桢院士是我国现代遗传学奠基人，在复旦大学建立了我国第一个生命科学学院；著名医学教育家颜福庆创建了上海医学院，也是中国人创办的第一所国立大学医学院。

表 27 - 1　新时代"MD+ PhD"医学教育新模式的学位授予类型

"MD"内涵分类	学位授予类型	适用政策	毕业后教育衔接
若"MD"内涵仍然是教育部现有的临床医学专业学位博士	第 9 年获 PhD 学位，3 年住培完成后进入专培，同等学力申请 MD	对经住培合格的本科学历临床医师，在人员招聘、职称晋升、岗位聘用、薪酬待遇等方面，与临床医学专业学位硕士研究生同等对待	经过 3 年住培，和专培衔接的临床医学博士专业学位
若"MD"内涵是教育部新设临床医学专业学位博士类别	第 9 年获"MD＋PhD"双学位，毕业后进入住培 2 年（临床博士后）	建议国家新设临床医学博士专业学位 B 类（代码 1050），区别于临床医学博士专业学位 A 类（代码 1051）	标志其具备成为医师的学位资格，毕业后进入住培

注："住培"为住院医师规范化培训；"专培"为专科医师规范化培训。

（2）完善培养体系，优化课程设置

在 1 年通识教育期间，增加科学方法论等课程，早期接触临床，启动全程导师制；在 4 年基础医学和临床医学教育期间，运用复旦大学整合式教学方法，以案例库建设为重要抓手，强化临床实习，提升培养质量；在 3～4 年的博士研究生阶段着重培养训练科研思维和科研能力。

（3）转段考核评估，管理机制创新

第 1 至第 5 年完成临床医学本科专业培养要求，获得医学学士学位，学制 5 年。研究生院在第 5 年第 2 学期参照"直博生申请-考核制"，审查博士研究生资格，包括学位课程认定、科研能力考核等，进行阶段考核分流，通过者第 6 年进入"卓越医师 + 医学科学家"计划。

（4）科研能力训练，临床规培接续

第 6 至第 8（9）年的博士阶段（包括 1 年哈佛大学培养），纳入上海市高水平地方高校试点建设项目，在复旦大学建设的 10 个临床医学交叉研究院（癌症攻关、重大脑疾病、心脏医学与泛血管、代谢疾病、临床感染防控与耐药精准诊治、全生命周期健康、老年医学与健康、健康中国视角下循证护理、健康医疗大数据与智慧医疗、健康医疗装备制造交叉研究院）进行培养。达到学术学位医学博士毕业要求和学位授予标准者获得博士研究生毕业证书和医学博士学位（PhD）。

博士研究生毕业后可进入复旦大学附属中山医院等"临床博士后"阶段，在临床博士后（住培）期间，住宿、工龄、收入方面享受博士后待遇。按照《国务院办公厅关于加快医学教育创新发展的指导意见》（国办发 〔2020〕 34 号）"两个同等对待"的政策，即"面向社会招收的普通高校应届毕业生培训对象培训合格当年在医疗卫生机构就业的，在招聘、派遣、落户等方面，按当年应届毕业生同等对待""对经住培合格的本科学历临床医师，在人员招聘、职称晋升、岗位聘用、薪酬待遇等方面，与临床医学、中医专业学位硕士研究生同等对待"，凡是获得住培合格证书并且进入"专培基地"者，以同等学力申请临床医学博士专业学位（MD）。

2. "MD+PhD" 医学教育新模式优势分析和政策建议

（1）优势分析

复旦大学 "MD＋PhD" 医学教育新模式优势如下：一是培养目标为科研和临床 "双轮驱动"；二是将 "MD" 和 "PhD" 人才培养有机融合，不同于北大 "5＋3（国外/境外 PhD） ＋3" 模式；三是获得临床医学本科毕业证书和医学学士学位证书，不同于清华 "3＋3＋3" 模式本科阶段授予的理学学士学位；四是 3～4 年学术型博士（PhD）培养，提升学位论文质量，消除 "问题论文"；五是获得博士毕业证书和医学博士学位后进入临床博士后（住培），有效衔接毕业后教育。复旦大学 "MD＋PhD" 医学教育新模式总体在读时间为 8～9 年，医学生接受程度会大幅度提高。

（2）政策建议

为进一步加强国家战略科技力量，加快医学科学领域创新人才培养，建设完善我国医学教育体系，提升国际话语权和国际竞争力，建议在全国范围内加快推广 "MD＋PhD" 医学教育新模式，加大国家支持力度。

一是逐步扩大招生规模：建议在 "十四五" 规划期间，适当扩大目前八年制招生计划，逐步推广 "MD＋PhD" 医学教育新模式，到 "十四五" 规划期末，年培养人数达到 1 500 人左右，约占全国临床医学本科生年招生规模的 1%。

二是设立培养专项基金：建议国家自然科学基金委员会设立 "医师科学家培养基金"，专项资助 "MD＋PhD" 精英人才培养。

三是拓展博士联合培养：建议国家留学基金管理委员会建设国家高水平大学项目中单列 "MD＋PhD" 联合培养博士项目。

（来源：《中国卫生资源》2021 年第 24 卷第 2 期）

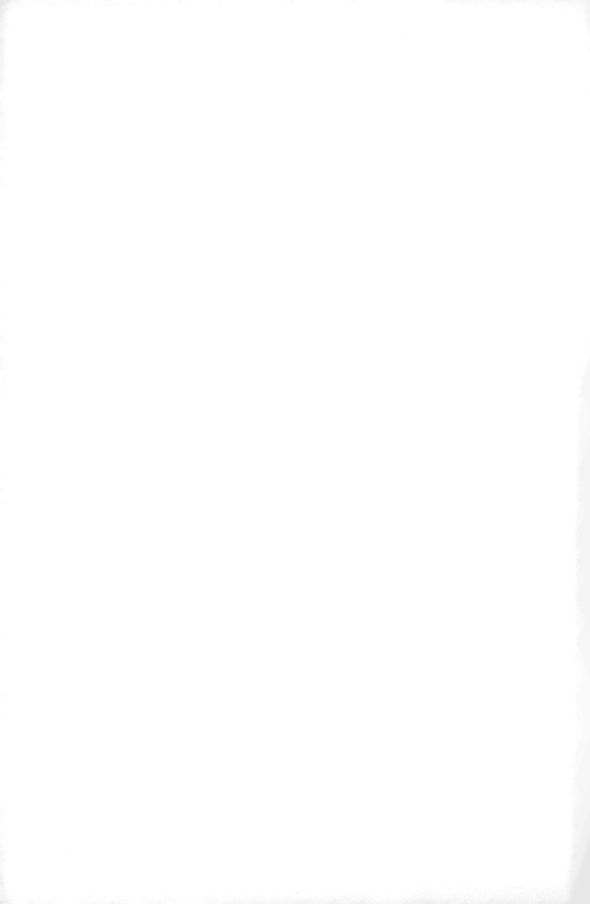

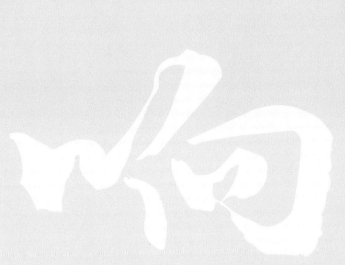

加快高层次复合型
医学人才培养

第八篇

第二十八章

规范学科专业设置 促进一流人才培养

学科专业是高等教育的核心支柱，是立德树人的重要载体，在高等教育中具有战略性、基础性、先导性影响。研究生教育是国家高层次人才自主培养的主渠道、拔尖创新人才培养的主阵地，教育、科技、人才三位一体发展的关键点，研究生教育学科专业直接关系高层次人才供给基本结构和类型。学科专业目录是学科专业的制度性呈现，研究生教育学科专业目录为学科专业建设、人才培养、培养质量评价、学位授予和学位授权审核等工作提供基本依据。本文围绕研究生学科专业目录规范管理和研究生招生学科专业代码编制规则，以基础医学、公共卫生和预防医学两个一级学科为例，分析一流医学院校研究生学科专业目录设置，探讨促进交叉融合招生和学位授予机制以及双轮驱动医学人才培养体系的创新实践。

一、学科专业设置规范

1. 研究生学科专业目录规范管理

国务院学位委员会、教育部印发《研究生教育学科专业目录（2022年）》和《研究生教育学科专业目录管理办法》，明确学科专业设置与管理实行放权与规范并进的目录管理新机制。一是将研究生教育学科专业体系分为学科门类、一级学科与专业学位类别、二级学科与专业领域三个层级，统筹设置、调整与管理工作；二是坚持高起点设置，高标准培育，一级学科和专业学位类别设置实行先探索试点、成熟后再进目录的放管结合新机制；三是对学科门类的设置与调整，一级学科和专业学位类别的命名规则、编码规则、设置条件、设置程序、编入目录等作出明确规定；四是缩短目录调整周期。学科门类、一级学科和专业学位类别的修订周期缩短为 5 年，学位授予单位自主设置的二级学科和专业领域每年定期统计发布。

《研究生教育学科专业目录管理办法》规定，对于可授不同学科门类学位的一级学科，可分属不同学科门类（表 28‐1），此类一级学科授予学位的学科门类由学位授予单位学位评定委员会决定。二级学科由学位授予单位按有关规定在一级学科授权权限内自主设置与调整。

表 28‐1　可授不同学科门类学位的一级学科

学科门类	一级学科（可授不同学科门类学位）
04 教育学	0402 心理学（可授教育学、理学学位）
07 理学	0712 科学技术史（可授理学、工学、农学、医学学位） 0714 统计学（可授理学、经济学学位）
08 工学	0801 力学（可授工学、理学学位） 0805 材料科学与工程（可授工学、理学学位） 0809 电子科学与技术（可授工学、理学学位） 0812 计算机科学与技术（可授工学、理学学位） 0830 环境科学与工程（可授工学、理学、农学学位） 0831 生物医学工程（可授工学、理学、医学学位） 0832 食品科学与工程（可授工学、农学学位） 0837 安全科学与工程（可授工学、管理学学位）
10 医学	1001 基础医学（可授医学、理学学位） 1004 公共卫生与预防医学（可授医学、理学学位） 1007 药学（可授医学、理学学位） 1008 中药学（可授医学、理学学位） 1011 护理学（可授医学、理学学位）
12 管理学	1201 管理科学与工程（可授管理学、工学学位）
14 交叉学科	1401 集成电路科学与工程（可授理学、工学学位） 1402 国家安全学（可授法学、工学、管理学、军事学学位） 1403 设计学（可授工学、艺术学学位） 1404 遥感科学与技术（可授理学、工学学位） 1405 智能科学与技术（可授理学、工学学位） 1406 纳米科学与工程（可授理学、工学学位） 1407 区域国别学（可授经济学、法学、文学、历史学学位）

2. 研究生招生学科专业代码编制

教育部高校学生司依据国务院学位委员会、教育部修订的《学位授予和人才培养学科目录（2011年）》及2018年版，参考《授予博士、硕士学位和培养研究生的学科、专业目录（1997）》，每年度发布一次《研究生招生学科、专业代码册》。

研究生招生学科专业代码编制原则为：学科门类、一级学科使用2018年版的代码和名称，二级学科使用1997年版的代码和名称。

（1）可授不同学科门类学位的一级学科招生代码

对于可授不同学科门类学位的一级学科，在相应学科门类中分别编制了学科招生代码，第三位为"7"或"8"。

表28-2是医学门类学术学位研究生教育学科专业目录。以医学门类中可授理学学位的基础医学、公共卫生与预防医学两个一级学科为例，表28-3列出了各自的10医学招生代码和07理学招生代码。

表 28‑2　医学门类学术学位研究生教育学科专业目录

一级学科代码	一级学科名称	可授学位门类
1001	基础医学	医学、理学
1002	临床医学	医学
1003	口腔医学	医学
1004	公共卫生与预防医学	医学、理学
1005	中医学	医学
1006	中西医结合	医学
1007	药学	医学、理学
1008	中药学	医学、理学
1009	特种医学	医学
1011	护理学	医学、理学
1012	法医学	医学

表 28‑3　基础医学、公共卫生与预防医学招生代码

一级学科	二级学科	医学招生代码	理学招生代码
基础医学	人体解剖与组织胚胎学	100101	077801
	免疫学	100102	077802
	病原生物学	100103	077803
	病理学与病理生理学	100104	077804
	法医学	100105	077805
	放射医学	100106	077806
	……	……	……
公共卫生与预防医学	流行病与卫生统计学	100401	077901
	劳动卫生与环境卫生学	100402	077902
	营养与食品卫生学	100403	077903
	儿少卫生与妇幼保健学	100404	077904
	卫生毒理学	100405	077905
	……	……	……

根据教育部关于硕士研究生入学考试初试科目设置要求，不同招生门类初试科目不同。07 理学门类入学考试初试科目设置 4 个单元考试科目，即思想政治理论（100 分）、外国语（100 分）、业务课一（150 分）和业务课二（150 分）；10 医学门类初试设置 3 个单元考试科目，即思想政治理论（100 分）、外国语（100 分）和专业基础综合（300 分）。

教育部《2023 年全国硕士研究生招生工作管理规定》第六十二条要求考生调剂基本条件为："调入专业与第一志愿报考专业相同或相近，应在同一学科门类范围内"。这个规定在 2021 年已经开始实施。

考生第一志愿报考使用理学门类代码基础医学（0778）的考生，即便拟调剂的专业名称与报考的专业名称完全相同，也不可调入属于医学门类的基础医学（1001），该类考生只可在理学（07）门类内调剂。

同理，考生第一志愿报考理学门类的生物学（0710），如未被录取，在调剂时也只能选择相同门类的理学专业调剂，不可调入跨学科门类的基

础医学（1001）。

（2）自主设置的二级学科代码和研究方向编制原则

自主设置的二级学科代码前四位为该学科所在的一级学科代码，第五位为"Z"，第六位为顺序号。

（3）自主设置的交叉学科代码和研究方向编制原则

自主设置的交叉学科代码前四位为交叉学科所涉及一级学科代码，第五位为"J"，第六位为顺序号，专业名称使用交叉学科名称。

二、招生学科专业案例

1. 入选国家重大战略工程医学院校

《国务院办公厅关于加快医学教育创新发展的指导意见》（国办发〔2020〕34号）第十九条"实施国家重大战略工程"明确，推进人才培养、科学研究改革创新，支持国家及区域院校医学教育发展基地、一流医学院、高水平公共卫生学院、医药基础研究创新基地等建设，支持"卓越医生教育培养计划2.0""基础学科拔尖学生培养计划2.0"等重大改革。

入选基础医学双一流学科建设的8所高校是北京大学、复旦大学、上海交通大学、华中科技大学、中山大学、四川大学、浙江大学和海军军医大学。

入选"强基计划"招收基础医学的9所高校是北京大学、复旦大学、浙江大学、武汉大学、华中科技大学、中山大学、四川大学、上海交通大学和山东大学。

入选基础医学拔尖学生培养计划2.0基地建设的11所高校是北京大学、复旦大学、上海交通大学、浙江大学、华中科技大学、中山大学、四川大学、中南大学、西安交通大学、南京医科大学和南方医科大学。

入选公共卫生与预防医学双一流学科建设的5所高校是北京大学、复旦大学、华中科技大学、南京医科大学和北京协和医学院。

入选高层次公共卫生应用型人才培养创新项目的10所高校是北京大

学、复旦大学、华中科技大学、中山大学、四川大学、西安交通大学、中南大学、吉林大学、南京医科大学和哈尔滨医科大学。

入选高水平公共卫生学院建设的 18 所高校是北京大学、复旦大学、华中科技大学、中山大学、四川大学、西安交通大学、中南大学、吉林大学、南京医科大学、哈尔滨医科大学、清华大学、浙江大学、厦门大学、山东大学、北京协和医学院、天津医科大学、山西医科大学和安徽医科大学。

2. 一流医学院校招生学科专业案例

通过查阅中国研究生招生信息网公布的 2023 年各高校硕士专业目录，表 28-4 列出了北京大学、北京协和医学院、复旦大学、上海交通大学、华中科技大学、中山大学、四川大学和南京医科大学 8 所高校的 1001 基础医学和 1004 公共卫生与预防医学的二级学科/研究方向的招生代码。

表 28-4　一流医学院校招生学科专业案例

高校	学 科 专 业	
	1001 基础医学	1004 公共卫生与预防医学
北京大学	100101 人体解剖与组织胚胎学 100102 免疫学 100106 放射医学 1001Z1 人体生理学 1001Z2 医学生物化学与分子生物学 1001Z3 医学神经生物学 1001Z4 医学细胞生物学 1001Z5 病理学 1001Z6 病理生理学 1001Z7 系统生物医学 1001Z8 医学生物信息学	100401 流行病与卫生统计学 100402 劳动卫生与环境卫生学 100403 营养与食品卫生学 100404 儿少卫生与妇幼保健学 100405 卫生毒理学 1004Z1 全球卫生学 1004Z2 公共卫生应急管理
北京协和医学院	100101 人体解剖与组织胚胎学 100102 免疫学 100103 病原生物学 100104 病理学与病理生理学 100106 放射医学 1001Z1 比较医学	100401 流行病与卫生统计学 100402 劳动卫生与环境卫生学 1004Z1 卫生政策与管理学 1004J2 生命伦理学 1004J4 群医学 1004J5 人文医学 1004J6 医学信息学
复旦大学*	100101 人体解剖与组织胚胎学 100102 免疫学 100103 病原生物学 100104 病理学与病理生理学	100401 流行病与卫生统计学 100402 劳动卫生与环境卫生学 100403 营养与食品卫生学 100404 儿少卫生与妇幼保健学

高校	学 科 专 业	
	1001 基础医学	1004 公共卫生与预防医学
	100105 法医学 100106 放射医学 1001Z1 分子医学 1001Z3 医学系统生物学	100405 卫生毒理学 1004Z1 健康教育与健康促进
上海交通大学	100100 基础医学 01 病理学与病理生理学 02 生物化学与分子细胞生物学 03 免疫学与微生物学 04 神经科学 05 干细胞与发育生物学	100400 公共卫生与预防医学 01 流行病与卫生统计 02 营养流行病与生物信息 03 环境卫生学 04 妇女儿童健康 05 社会医学与卫生事业管理 06 全球健康与全健康
华中科技大学	100100 基础医学 01 人体解剖与组织胚胎学 02 免疫学 03 病原生物学 04 病理学与病理生理学 05 医学生理学 06 神经生物学 07 医学遗传学 08 医学细胞生物学 09 医学生物化学与分子生物学 10 药理学 11 中西医结合基础 12 中西医结合药理	100400 公共卫生与预防医学 01 流行病与卫生统计学 02 劳动卫生与环境卫生学 03 营养与食品卫生学 04 儿少卫生与妇幼保健学 05 卫生毒理学 06 卫生检验与检疫 07 食品安全与管理 08 社会医学与卫生事业管理
中山大学	100100 基础医学 01 人体解剖与组织胚胎学 02 免疫学 03 病原生物学 04 病理学与病理生理学 05 法医学 J1 干细胞与再生医学 J2 分子医学	100400 公共卫生与预防医学 01 流行病与卫生统计学 02 劳动卫生与环境卫生学 03 营养与食品卫生学 04 儿少卫生与妇幼保健学 05 卫生毒理学 Z1 病原与传染病防控 Z2 全球健康
四川大学	100100 基础医学 01 人体解剖与组织胚胎学 02 免疫学 03 病原生物学 04 病理学与病理生理学 05 医学生物化学与分子生物学 06 医学生理学 07 医学细胞生物学 09 法医学	100401 流行病与卫生统计学 100402 劳动卫生与环境卫生学 100403 营养与食品卫生学 100404 儿少卫生与妇幼保健学 100405 卫生毒理学 1004Z1 健康与社会行为学 1004Z2 卫生检验与检疫 1004Z3 老年保健与姑息医学 1004Z4 卫生政策与管理

第二十八章 规范学科专业设置 促进一流人才培养

（续表）

高校	学 科 专 业	
	1001 基础医学	1004 公共卫生与预防医学
南京医科大学	100101 人体解剖与组织胚胎学 100102 免疫学 100103 病原生物学 100104 病理学与病理生理学 100105 法医学 1001J4 生殖医学	100401 流行病与卫生统计学 100402 劳动卫生与环境卫生学 100403 营养与食品卫生学 100404 儿少卫生与妇幼保健学 100405 卫生毒理学 1004Z2 社区医学与健康教育学

* 复旦大学基础医学院 2023 年在 0710 生物学（071003 生理学、071006 神经生物学、071007 遗传学和 071010 生物化学与分子生物学）招收攻读硕士学位研究生。

三、促进一流人才培养

1. 创新促进交叉融合招生学位授予机制

研究生教育是培养拔尖创新人才、支撑高水平科技自立自强和服务经济社会高质量发展的直接力量。深化医学研究生教育改革，要坚持"四个面向"，围绕健康中国建设需求，瞄准世界生物医药发展前沿，促进产学研深度融合，着力推动基础学科、新兴学科、交叉学科拔尖创新人才培养，打造"医学＋X"多学科创新人才培养基地。依据《研究生教育学科专业目录（2022 年）》和《研究生教育学科专业目录管理办法》，医学院校可以通过以下途径创新促进交叉融合招生学位授予机制（中国研究生招生信息网 2023 年硕士专业目录）。

（1）医学门类下一级学科自主设置二级学科和研究方向

招收 1001 基础医学有北京大学、北京协和医学院、复旦大学、上海交通大学、华中科技大学、中山大学、四川大学、浙江大学、中南大学、南方医科大学、西安交通大学、南京医科大学、山东大学、同济大学等 125 家单位。

在 1001 基础医学，北京大学自设了 8 个二级学科：1001Z1 人体生理学、1001Z2 医学生物化学与分子生物学、1001Z3 医学神经生物学、1001Z4 医学细胞生物学、1001Z5 病理学、1001Z6 病理生理学、

1001Z7 系统生物医学、1001Z8 医学生物信息学。复旦大学自设了 2 个二级学科：1001Z1 分子医学和 1001Z3 医学系统生物学。上海交通大学按照 100100 基础医学一级学科招生，设立了 5 个研究方向：01 病理学与病理生理学、02 生物化学与分子细胞生物学、03 免疫学与微生物学、04 神经科学、05 干细胞与发育生物学。

招收 1004 公共卫生与预防医学有北京大学、北京协和医学院、复旦大学、上海交通大学、华中科技大学、中山大学、四川大学、浙江大学、中南大学、南方医科大学、西安交通大学、南京医科大学、山东大学、同济大学等 86 家单位。华中科技大学按照 100400 一级学科招生，设立了 8 个研究方向：01 流行病与卫生统计学、02 劳动卫生与环境卫生学、03 营养与食品卫生学、04 儿少卫生与妇幼保健学、05 卫生毒理学、06 卫生检验与检疫、07 食品安全与管理、08 社会医学与卫生事业管理。依托复旦大学招生的上海市重大传染病和生物安全研究院按 100400 一级学科招生，设立了 5 个研究方向：01 重大传染病和生物安全的流行病学研究、02 重大传染病和生物安全的相关生物学和基础医学研究、03 重大传染病和生物安全的相关临床医学研究、04 重大传染病和生物安全的社会治理和应急管理研究、05 生物安全理论与实践。

在 1004 公共卫生与预防医学，北京大学自设了 2 个二级学科：1004Z1 全球卫生学、1004Z2 公共卫生应急管理。复旦大学自设 1004Z1 健康教育与健康促进。四川大学自设了 4 个二级学科：1004Z1 健康与社会行为学、1004Z2 卫生检验与检疫、1004Z3 老年保健与姑息医学、1004Z4 卫生政策与管理。

（2）医学门类下一级学科自主设置交叉学科和研究方向

在 1001 基础医学：南京医科大学自设了交叉学科 1001J4 生殖医学；中山大学自设了交叉研究方向 J1 干细胞与再生医学、J2 分子医学。

在 1004 公共卫生与预防医学，北京协和医学院自设了交叉学科 1004J2 生命伦理学、1004J4 群医学、1004J5 人文医学、1004J6 医学信息学。

（3）招收可授理学门类学位的医学门类学科和研究方向

招收 0778 基础医学的有北京协和医学院、中国科学院大学、中国食品药品检定研究院、北京生物制品研究所、山西医科大学、同济大学、苏州大学、江苏大学、徐州医科大学、山东大学、新乡医学院、武汉大学、暨南大学 13 家单位。如同济大学按 077800 基础医学设立 6 个研究方向（01 人体解剖与组织胚胎学、 02 病理学与病理生理学、 03 免疫学与病原生物学、 04 生物化学与生理学、 05 细胞生物学与医学遗传学、 06 再生医学）。

招收 0779 公共卫生与预防医学的有北京市科学技术研究院、南京医科大学、扬州大学、南昌大学、北京市劳动保护科学研究所 5 家单位。

（4）关于社会医学与卫生事业管理招生代码特殊性问题

在国务院学位委员会、教育部《学位授予和人才培养学科目录（2011年）》中， 12 管理学门类 1204 公共管理一级学科下的 120402 社会医学与卫生事业管理二级学科，已经只能授予管理学学位。但由于研究生招生学科专业代码编制原则是"二级学科使用 1997 年版的代码和名称"，在教育部高校学生司 2023 年《研究生招生学科、专业代码册》中，仍然可招收 10 医学门类 107401 社会医学与卫生事业管理的研究生。

招收 107401 社会医学与卫生事业管理的有北京大学、复旦大学、中山大学、四川大学、吉林大学、哈尔滨医科大学、海军军医大学、厦门大学、南昌大学、山东大学、青岛大学、郑州大学、广西医科大学、昆明医科大学、兰州大学 15 家单位。

招收 120402 社会医学与卫生事业管理的有中国人民大学、北京协和医学院、华中科技大学、首都医科大学、天津医科大学、中国医科大学、南京大学、苏州大学、浙江大学、杭州师范大学、安徽医科大学、安徽中医药大学、厦门大学、潍坊医学院、河南大学、武汉大学、武汉轻工大学、中南财经政法大学、广州中医药大学、广西师范大学、重庆医科大学、成都中医药大学、西南财经大学、宁夏医科大学、新疆医科大学 25 家单位。

2. 双轮驱动公卫人才培养体系创新实践

对近年来医学教育创新发展实施国家重大战略工程分析发现，复旦大学入选了基础医学、公共卫生与预防医学领域的所有项目。复旦大学"双轮驱动 顶天立地 公共卫生人才培养体系二十年创新与实践"获 2022 年上海市教学成果特等奖。

本项目首创基于公共卫生与预防医学一级学科（医学门类）和公共管理一级学科（管理学门类）"双轮驱动"、高精尖领军型"顶天"人才与高层次应用型"立地"人才并重的公共卫生人才培养体系。从顶层设计培养方案到试点探索再到全国示范引领，建立健全了本-硕-博多层次、学术型与专业型研究生分类培养、多学科交叉的人才培养新范式。其核心理念写入了国家高水平公共卫生学院建设指南和公共卫生研究生核心课程指南。

本项目创新促进交叉融合招生学位授予机制。研究生生源涵盖预防医学、公共管理、临床医学、药学、经济学、社会学、信息科学和数学等 20 余个本科专业。 2016 年以来在校学生共发表论文 1 188 篇，在《科学》（*Science*）、《自然》（*Nature*）、《新英格兰医学杂志》（*The New England Journal of Medicine*， *NEJM*）、《柳叶刀》（*The Lancet*）、《英国医学杂志》（*British Medical Journal*， *BMJ*）等全球顶尖期刊发表论文 20 余篇。优秀毕业生中有 2 位中国工程院院士和 20 余位公共卫生学院院长，有的担任国家卫生健康委员会、国家疾病预防控制局等部委和地方行业领导，有的成为公共卫生实干家，获全国抗击新冠肺炎疫情先进个人与优秀共产党员等称号。

综上，医学人才是卫生健康事业发展的第一资源，医学研究生教育肩负着高层次医学人才培养的重要使命，学科专业目录是医学院校开展研究生招生、培养、学位授予的重要依据，也为复合型、创新型医学人才培养提供了制度基础。

（来源：《中国卫生资源》2023 年第 26 卷第 2 期）

第二十九章

基于新版学科专业目录 创新医学人才培养机制

党的二十大报告指出，培养造就大批德才兼备的高素质人才，是国家和民族长远发展大计，要全面提高人才自主培养质量，着力造就拔尖创新人才。为全面贯彻党的二十大精神，进一步落实党中央、国务院关于深化新时代高等教育学科专业体系改革的决策部署，加快调整优化学科专业结构，推进高等教育高质量发展，2023 年 2 月，教育部会同国家发展改革委、工业和信息化部、财政部、人力资源社会保障部联合印发《普通高等教育学科专业设置调整优化改革方案》（教高〔2023〕1 号），要求加快推进一流学科建设，强调"高校要打破常规，服务国家重大战略需求""打破学科专业壁垒，深化学科交叉融合，创新学科组织模式，改革人才培养模式"。

2022 年 9 月，国务院学位委员会、教育部印发《研究生教育学科专业目录（2022 年）》和《研究生教育学科专业目录管理办法》（学位〔2022〕15 号），明确"根据博士、硕士学位授权点对应调整结果，2023 年下半年启动的新一轮研究生招生、培养工作按新版目录进行"。

医学研究生教育是培养拔尖创新人才、支撑高水平科技自立自强和服务健康中国建设的直接力量。学科专业目录是学位授予单位开展学位授予与研究生培养工作的基本依据。本研究回顾 1983 年以来我国学科目录历史演变过程，分析新版目录管理办法内涵，提出创新医学拔尖人才培养机制：一是要打破学科专业壁垒，深化学科交叉融合；二是要创新学科组织形式，改革人才培养模式；三是要加强一流学科建设，提升人才培养质量。

一、把握学科专业目录内涵

1. 学科专业目录发展历程

学科专业目录是国家进行学位授权审核与学科专业管理、学位授予单位开展学位授予与人才培养工作的基本依据。自我国建立学位制度以来，先后于 1983 年、 1990 年、 1997 年、 2011 年、 2022 年发布了 5 版研究生教育学科专业目录（表 29‑1）。

表 29‑1　我国学科专业目录的发展历程

学科目录版本	学科门类	学术学位一级学科	学术学位二级学科	博士专业学位	硕士专业学位
1983	10	64	638	—	—
1990	11	72	591	单列	单列
1997	12	88	382	单列	单列
2011	13	110	—	单列	单列
2022	14	117	—	36	31

历经 40 年的发展演变，学位授权和学科建设的基础由二级学科调整至一级学科，一级学科目录和专业学位类别目录按照学科门类"并表"发布。

1983 年，学科目录创立版本经国务院学位委员会审议批准后公布实施，明确了研究生培养的学科范围及授予学位类别。 1990 年和 1997 年国务院学位委员会先后审议批准了《授予博士、硕士学位和培养研究生的学科、专业目录》。

2011 年，国务院学位委员会审议批准《学位授予和人才培养学科目录》。该版学科目录仅有学科门类和一级学科的划分，不再明确二级学科划分。学位授权和学科建设的基础由二级学科调整至一级学科，二级学科不再是学位授权审核的基本单位，而是高校开展研究生培养的"参考依据"。但是在全国研究生招生工作中使用的还是1997年版目录的二级学科代码和名称。

2022年，国务院学位委员会、教育部发布《研究生教育学科专业目录》，按门类将一级学科目录和专业学位类别目录"并表"，充分体现了学术型与应用型两类人才培养同等重要、学术学位与专业学位分类发展的目标和要求，而在之前版本，专业学位类别目录只是作为学科目录附表的方式呈现。

2. 学科专业目录管理办法

2022年发布的《研究生教育学科专业目录管理办法》，明确了学科专业设置与管理实行放权与规范并进的目录管理新机制。

"第三条　研究生教育学科专业体系分为学科门类、一级学科与专业学位类别、二级学科与专业领域。"

"第四条　研究生教育学科专业目录适用于博士硕士学位授予、招生培养、学科专业建设和教育统计、就业指导服务等工作。学科门类、一级学科与专业学位类别是国家进行学位授权审核与管理、学位授予单位开展学位授予和人才培养工作的基本依据。"

"第五条　本办法适用于学科门类、一级学科与专业学位类别的设置与调整，以及学科专业目录的编制。二级学科与专业领域，由学位授予单位按有关规定在一级学科或专业学位类别学位授权权限内自主设置与调整。"

3. 二级学科目录统计编制

《研究生教育学科专业目录管理办法》第十四条要求，"学科门类、一级学科与专业学位类别目录每5年修订一次。二级学科与专业领域目录由国务院学位委员会学科评议组和全国专业学位研究生教育指导委员会每3年统计编制一次。"

复旦大学多位教授任职于国务院学位委员会学科评议组和全国专业学位研究生教育指导委员会，参与了相应二级学科与专业领域目录编制工作。以公共卫生为例，吴凡任国务院学位委员会全国医学专业学位研究生教育指导委员会副主任委员兼公共卫生召集人，汪玲任国务院学位委员会全国医学专业学位研究生教育指导委员会副秘书长；何纳教授任国务院学位委员会公共卫生与预防医学学科评议组成员；陈文教授任国务院学位委员会公共管理学科评议组成员。

根据 2022 年 12 月国务院学位委员会办公室下发的《关于开展研究生教育学科专业简介及其学位基本要求编写修订工作的通知》（学位办〔2022〕23 号），国务院学位委员会"公共管理"和"公共卫生与预防医学"一级学科评议组，分别设置了二级学科"卫生政策与管理"和"卫生政策与卫生管理学"。

管理学门类公共管理一级学科评议组设立了 11 个二级学科，其中"卫生政策与管理"包括卫生政策、卫生管理、卫生经济、社会医学等相关研究方向，对应的是原二级学科"120402 社会医学与卫生事业管理"。根据中国研究生招生信息网，2023 年以"120402 社会医学与卫生事业管理"招生的单位有中国人民大学、北京协和医学院、华中科技大学、首都医科大学、天津医科大学、中国医科大学、南京大学、苏州大学、浙江大学、安徽医科大学、厦门大学、潍坊医学院、武汉大学、重庆医科大学、宁夏医科大学、新疆医科大学等 25 家单位。

医学门类公共卫生与预防医学一级学科评议组设立了"卫生政策与卫生管理学"等 8 个二级学科（其他 7 个二级学科是流行病与卫生统计学、劳动卫生与环境卫生学、营养与食品卫生学、儿少卫生与妇幼保健学、卫生毒理学、军事预防医学和社会医学与健康教育学）。根据中国研究生招生信息网，在 2023 年硕士研究生招生中，北京大学、北京协和医学院、上海交通大学、华中科技大学、四川大学等高校已经自主设置"卫生政策与卫生管理学"相关二级学科或研究方向（表 29 - 2）。

此外，以"107401 社会医学与卫生事业管理"招生的有北京大学、复

表 29‑2 公共卫生与预防医学一级学科下自设二级学科或方向

高校	自设二级学科	设立研究方向
北京大学	1004Z2 公共卫生应急管理	—
北京协和医学院	1004Z1 卫生政策与管理学	—
上海交通大学	—	05 社会医学与卫生事业管理
华中科技大学	—	08 社会医学与卫生事业管理
四川大学	1004Z4 卫生政策与管理	—

旦大学、中山大学、四川大学、吉林大学、哈尔滨医科大学、海军军医大学、厦门大学、南昌大学、山东大学、青岛大学、郑州大学、广西医科大学、昆明医科大学、兰州大学 15 家单位。

上述做法充分体现了《研究生教育学科专业目录管理办法》的指导性作用，即"二级学科与专业领域，由学位授予单位按有关规定在一级学科或专业学位类别学位授权权限内自主设置与调整"。

二、创新医学人才培养机制

1. 打破学科专业壁垒 深化学科交叉融合

学院是按照学科专业组建起来的大学基层学术实体，我国大学的学院设置由传统的二级学院和实体研究机构（研究院、研究中心）等组成。

医学是旨在保护和加强人类健康、预防和治疗疾病的科学知识体系和实践活动。集医、教、研、管为一体的一流医学院是一流医学学科建设的主阵地，在培养一流医学人才、推进重大原创性医学研究、提供顶尖的医疗服务等方面发挥重要作用。

（1）复旦大学医科人才培养院系专业

2018 年 12 月 21 日，教育部、国家卫生健康委员会、上海市人民政府正式签约，共建托管复旦大学上海医学院及其直属附属医院。表 29‑3 列出了复旦大学上海医学院所属院系专业。

表 29‑3 复旦大学上海医学院院系专业

学院名称	本科专业	学术学位 一级学科	专业学位 类别
基础医学院	100101K 基础医学 100901K 法医学	0710 生物学 0831 生物医学工程 1001 基础医学 1006 中西医结合 1007 药学 1012 法医学	0860 生物与医药
临床医学院（附属医院）	100201K 临床医学	0710 生物学 1001 基础医学 1002 临床医学 1006 中西医结合	1051 临床医学 0860 生物与医药
口腔医学院	100301K 口腔医学	1003 口腔医学	1052 口腔医学
公共卫生学院	100401K 预防医学 120401 公共事业管理	1004 公共卫生与预防医学 1204 公共管理	1053 公共卫生 0860 生物与医药
药学院	100701 药学	1007 药学	1055 药学 0860 生物与医药
护理学院	101101 护理学	1011 护理学	1054 护理
生物医学研究院	—	0710 生物学 1001 基础医学	0860 生物与医药
脑科学研究院	—	0710 生物学	0860 生物与医药
放射医学研究所	—	1001 基础医学	0860 生物与医药
实验动物科学部	—	0710 生物学	0860 生物与医药
脑科学转化研究院	—	1001 基础医学	0860 生物与医药
上海市重大传染病和生物安全研究院	—	0710 生物学 0831 生物医学工程 1001 基础医学 1002 临床医学 1003 口腔医学 1004 公共卫生与预防医学 1006 中西医结合 1007 药学 1011 护理学 1204 公共管理	1051 临床医学 1052 口腔医学 1053 公共卫生 1055 药学 0860 生物与医药

从本科生专业看，本科生专业和学院一级学科属性基本一致。公共卫

生学院本科专业包括了管理学门类公共管理类的"120401 公共事业管理"，基础医学院包括了医学门类法医学类的"100901K 法医学"，放射医学研究所不招收临床医学类的"100206TK 放射医学"。

学术学位设置和专业学位研究生培养充分体现出打破学科专业壁垒、深化学科交叉融合的人才培养新机制，复旦大学上海医学院可以招生培养并授予 07 理学、08 工学、10 医学和 12 管理学门类的学术学位，也可以招生培养并授予 1051 临床医学、1052 口腔医学、1053 公共卫生、1054 护理、1055 药学等医学门类的专业学位，还可以招生培养并授予 0860 生物与医药工学门类的专业学位。

（2）复旦大学公卫人才培养双轮驱动

2022 年，复旦大学"双轮驱动 顶天立地 公共卫生人才培养体系二十年创新与实践"获国家级高等教育教学成果二等奖。成果创新点之一就是"打破学科专业壁垒、深化学科交叉融合"，首创基于公共卫生与预防医学一级学科（医学门类）和公共管理学一级学科（管理学门类）"双轮驱动"、高精尖领军型"顶天"人才（学术学位）与高层次应用型"立地"人才（专业学位）并重的公共卫生人才培养体系。

近年来，复旦大学还设立"预防医学-公共事业管理双学士学位项目"，依托学科门类"医学＋管理学"。一级学科"公共卫生与预防医学＋公共管理"，本科专业"预防医学＋公共事业管理"，创新医学与管理学双学科交叉融合本科人才培养模式。为学生规划独特的跨学科门类培养路径，通过通识教育、课程思政育人，拓宽学生多学科视野，夯实基础理论；构建包括医学与公共卫生专业素养、管理学科思维方式方法论在内的完整知识体系；鼓励学生在跨学科跨行业导师团队全程指导下，开展跨学科的科学研究，挖掘科研潜力，培养创新思维；通过"以问题为导向"的医防融合实践育人，对接国家和地区重大需求与任务，带领学生参与社会服务与咨政决策，培养学生综合运用多学科知识解决复杂公共卫生实际问题的能力。

2. 创新学科组织形式 改革人才培养模式

一流大学作为科学研究和创新型人才培养的重要阵地，应当建立起能够穿透学科边界、打破原有学院结构的组织模式、独立于各学院的新型交叉科学研究中心，以灵活响应社会发展提出的知识创新型和复合型高层次人才的培养需求。

（1）成立上海市重大传染病和生物安全研究院

2020年9月，《国务院办公厅关于加快医学教育创新发展的指导意见》（国办发〔2020〕34号）要求，发挥综合性大学学科综合优势，建立"医学+X"多学科交叉融合平台和机制。围绕生命健康、临床诊疗、生物安全、药物创新、疫苗攻关等领域，建设临床诊疗、生命科学、药物研发高度融合，医学与人工智能、材料等工科以及生物、化学等理科交叉融合，产学研融通创新、基础研究支撑临床诊疗创新的具有中国特色、世界水平的医药基础研究创新基地。

2020年11月，在复旦大学成立的上海市重大传染病和生物安全研究院正是这样的医药基础研究创新基地。研究院主要任务：①开展重大传染病和生物安全领域的重大科学、技术和公共卫生政策问题的研究和协同攻关；②运用重大传染病和生物安全领域的理论和技术，建设应急处置、检测、药物、疫苗等全链式核心技术储备库，为重大疫情和突发公共卫生事件的应对提供关键支撑；③引进和培养一批重大传染病和生物安全领域的具有国际影响力的战略科学家和创新型顶尖科技人才，组建跨学科创新研究团队，促进不同学科、不同团队间的交叉融合，共同建设共享技术平台和资源共享体系；④与相关高校、研究院所等机构合作，加强上海重大传染病和生物安全创新型人才培养；⑤构建直通国内外的开放合作体系，建立起上海-长三角-全国-全球四级合作网络；⑥进行研究成果转化，加快上海重大传染病和生物安全相关产业集聚。

（2）创新"医学+X"学科交叉融合培养机制

2021—2023年上海市重大传染病和生物安全研究院博士生招生情况

见表 29-4，研究院主要按照 1004 公共卫生与预防医学一级学科和 0860 生物与医药专业类别进行博士研究生招生，专业方向包括重大传染病和生物安全的流行病学、生物学、基础医学、临床医学、社会治理和应急管理等重大战略需求；研究生生源涵盖公共卫生与预防医学、公共管理、基础医学、临床医学、药学、计算机科学、社会学、信息科学和数学等学科专业，按照博士生指导小组的负责导师所在学科专业确定培养方案和学位授予（表 29-5）。

表 29-4　2021—2023 年上海市重大传染病和生物安全研究院博士生招生情况

博士生	2021 年		2022 年		2023 年	
	计划数	实招数	计划数	实招数	计划数	实招数
1004 学术学位博士	60	43	43	49	50	56
0860 生物与医药专博	20	8	22	20	15	12
1051 临床医学专博	—	—	—	9	—	3
1052 口腔医学专博	—	—	—	—	—	1
合计	80	51	65	78	65	72

表 29-5　2023 年上海市重大传染病和生物安全研究院博士生招生培养学科专业

招生计划人数和招生简章方向	实际招生人数和培养学科专业
招生计划 50 人 1004 公共卫生与预防医学 01 流行病学研究 02 生物学和基础医学研究 03 临床医学研究 04 社会治理研究 05 应急管理研究 06 生物安全研究	实际招生 56 人 12（公共卫生与预防医学） 21（病原生物学 14+ 免疫学 4+ 医学系统生物学 2+ 放射医学 1） 23（内科 5+ 外科 3+ 眼科 2+ 影像医学与核医学 2+ 临床检验诊断学 1+ 肿瘤学 1+ 康复医学与理疗学 1+ 麻醉学 1+ 急诊医学 1+ 老年医学 1+ 临床口腔医学 1+ 中西医结合临床 3+ 药剂学 1）
招生计划 15 人 0860 生物与医药	实际招生 16 人 12（0860 生物与医药） 3（1051 临床医学） 1（1052 口腔医学）

3. 加强一流学科建设　提升人才培养质量

教育部、财政部、国家发展改革委印发《关于高等学校加快"双一流"建设的指导意见》，要求强化内涵建设，打造一流学科高峰，并从明确学科建设内涵、突出学科优势与特色、拓展学科育人功能、打造高水平学科团队和梯队、汇聚拔尖人才、激发团队活力、增强学科创新能力、创新学科组织模式等方面进行了谋划和部署。

（1）创新学位评定分委员会组织结构

复旦大学医学部学位评定分委员会的组织结构见表29-6。由分委员会牵头学科为核心，通过涵盖学科/专业相互之间的同频共振，对其他相关学科产生辐射与凝聚作用，并将若干密切相关、互动性强的学科涵盖单位组织在一起，形成人才培养和科学研究的多学科有机学术组织。

表 29-6　复旦大学学位评定分委员会组织结构（医学部）

牵头学科	涵盖研究生学科/专业	涵盖研究生培养单位
基础医学	生物学、基础医学、中西医结合基础、生物医学工程、生物与医药	基础医学院、放射医学研究所、上海市生物医药技术研究院、生物医学研究院、脑科学研究院、实验动物部
临床医学	临床医学、口腔医学、护理学、中西医结合临床、临床专硕（MM）、专博（MD）、生物与医药	临床医学院、上海医学院各附属医院、护理学院、上海市影像医学研究所
公共卫生	公共卫生与预防医学、社会医学与卫生事业管理、公共卫生、生物与医药	公共卫生学院、上海市生物医药技术研究院
药学	药学、生物与医药、药学硕士	药学院、上海市生物医药技术研究院、相关附属医院

（2）建设一流医学学科学术发展中心

人才培养、科学研究和社会服务是大学的主要职能。学科是基础，是人才培养的重要载体；科学研究强调科研与育人相统一，教师通过从事科学研究将前沿理论和知识传授给学生，学生通过参与科研，掌握独立获得知识方法和养成探究知识能力；人才培养和科学研究聚焦国家发展战略需求，支撑社会服务功能实现。

2022 年 12 月，复旦大学成立了第一批 20 个学科学术发展中心。复旦大学 5 个国家一流建设医科学术发展中心见表 29－7。学科学术发展中心以一流学科建设为核心，统筹其参与建设一级学科及其参与建设单位的相关学科发展需求，制定本一流学科总体战略规划，指导参与建设的院系、实体研究机构、实体运行科研机构落实规划目标，形成导向清晰、沟通高效、决策科学的学术共同体，从而有效提升人才培养质量。

表 29－7　复旦大学一流建设学科学术发展中心（医科）

一流建设学科	参与建设学科	参与建设单位
基础医学	基础医学	基础医学院、生物医学研究院、脑科学研究院、脑科学转化研究院、放射医学研究所、医学神经生物学国家重点实验室、智能医学研究院
临床医学	1. 临床医学 2. 护理学	中山医院、华山医院、肿瘤医院、妇产科医院、儿科医院、眼耳鼻喉科医院等附属医院；国家儿童医学中心、国家神经疾病医学中心、国家传染病医学中心、国家老年疾病临床医学研究中心、国家放射与治疗临床医学研究中心；生殖与发育研究院
公共卫生与预防医学	1. 公共卫生与预防医学 2. 公共管理	公共卫生学院、环境科学与工程系、大气与海洋科学系、大气科学研究院、生命科学学院、附属公共卫生临床中心、上海市重大传染病和生物安全研究院
中西医结合	中西医结合	临床医学院、基础医学院、药学院
药学	1. 药学 2. 生物医学工程	药学院、基础医学院、生物医学研究院

（来源：《中国卫生资源》2023 年第 26 卷第 3 期）

第三十章

深化医学博士生教育改革的探索与创新

习近平总书记在党的二十大报告中指出，必须坚持科技是第一生产力、人才是第一资源、创新是第一动力，深入实施科教兴国战略、人才强国战略、创新驱动发展战略。博士研究生教育在对接国家重大战略、关键领域和社会重大需求方面担负着重要使命，博士研究生教育是培养拔尖创新人才的主阵地，是教育、科技、人才三位一体发展的关键载体。深化博士生教育改革，对于服务国家重大战略需求、支撑高水平科技自立自强、服务世界重要人才中心和创新高地建设具有重要意义，有助于国家不断创新发展新思路新模式，不断开辟发展新领域新赛道，不断塑造发展新动能新优势。

医学教育是卫生健康事业发展的重要基石，面对健康中国建设新目标、人民生命健康新需求、科技发展新趋势和国际人才竞争新挑战，深化医学博士生教育改革，既要培养医德高尚、医术精湛的人民健康守护者，服务人民群众日益增长的对高水平医疗服务的需求，也要培养能够解决健康领域重大科学问题、应对重大疾病防控挑战的医学领军人才。

本文围绕深化医学博士生教育改革主题，以复旦大学医学博士生教育改革为例，阐述培养拔尖创新能力的宏观思路与具体举措，探索培养未来医师科学家的"MD+PhD"双学位博士生教育，推进临床医学专业学位博士生教育和专科医师培训的有机衔接，促进发展公共卫生博士专业学位教育。

一、以"立德树人"为根本　形成"三全育人"长效机制

习近平总书记指出："高校立身之本在于立德树人。"思想政治教育是落实立德树人根本任务的关键一环，要把思想政治工作深入培养各环节，创新思政教育新模式，探索思政教育新路径，形成"全员育人、全过程育人、全方位育人"长效机制。教育引导医学博士生坚定马克思主义信仰、胸怀祖国、扎根人民，成为能够在常规工作中护佑人民生命健康、在大战大考中守卫国家战略安全的高层次卫生健康人才。

近年来，复旦大学根据卫生健康领域学科特征和研究生培养特点，设置师生联合党支部并创新组织运行机制，形成了"党建引领、学科融入、知行合一"的新模式和新路径，解决了基层党建和学科建设人才培养合力不足的问题，注重提升导师是研究生培养第一责任人的育人意识，加强培养导师在研究生思政教育中的岗位胜任力，引领思政教育有效覆盖研究生培养全过程，提高研究生为国奉献的行动自觉。让学术学位研究生面向世界卫生健康领域前沿，在参与科研项目中向科学技术广度和深度进军，提升创新思维和科研能力；让专业学位研究生面向人民生命健康，在医药卫生行业实践中获得有效解决实际问题的知识和能力。此项改革获上海市教学成果二等奖。

1. 育人特色

创新基层党建，强调政治引领。将"支部建在连上"的党建传统和卫生健康领域研究生培养实际相结合，创新高校研究生思政教育的基层党建架构，在教研室、重大项目组和科研平台等最基层学术组织设置党支部，让党旗飘扬在师生群体最聚集最基层时空，发挥党支部战斗堡垒作用和支部书记"双带头人"优势，实现基层党建和人才培养双融双促，提升研究生思政教育的有效性和针对性，做到研究生思政教育全方位和无死角。

创新支部运行，思政融入学科。成果创新"一联合"（让基层党建和人才培养、学科建设联动形成合力）、"二密切"（支部引领各种活动密切党群关系和导学关系）、"三融入"（将思政教育融入课程思政、科研育人和实践育人）的党支部运行机制，形成学术学位研究生"师生协同、关键情境、项目引导"和专业学位研究生"真实锤炼、多元实践、共建共享"的育人新模式，让研究生在学习中明确方向，教师在育人中不断成长，将党建优势转化为提升人才培养质量、推动学科发展的强大动力。

创新实践育人，追求知行合一。成果依托"医学学科、卫生行业、全球治理"多层次实践育人网络，探索学科实践育人路径，创新开展传承红色基因、融合学科特色、面向全体师生的主题教育和实践项目，推动研究生结合专业参加义务支教、健康咨询、调研宣讲、社会服务、挂职锻炼等实践，体悟国情民情，发现真实世界中的卫生健康问题，提高研究生为人民服务、为强国奋斗的自觉性，将论文写在祖国大地上，以研究服务人民健康需求。

2. 育人成效

复旦大学医学博士生培养规模位居全国医学院校首位。 2022 年，复旦大学上海医学院研究生招生 2 358 人，其中博士生 1 077 人。

目前，复旦大学卫生健康领域在校研究生 7 700 余人。新冠疫情暴发后，在校研究生主动参与流调溯源、临床诊疗、科研攻关，践行"请党放心，强国有我"的青春誓言。 2018 级党员博士生张天天迅速开展防疫紧缺物资应急调配信息系统研发，为政府应急保障提供支持，入选教育部新冠疫情防控工作典型案例，获评教育部全国高校"百名研究生标兵"。2019 级党员博士生潘金花第一时间投入新冠疫情预测研究，关于不同气候条件疫情防控的措施建议被上海市政府发展研究中心采纳应用。

迄今，数万名毕业生 95％以上投身于卫生健康领域重点岗位和基层一线。研究生在以知促行、以行促知中提高了用专业所学为人民服务、为强国奋斗的行动自觉。众多党员奋斗在"人民至上""生命至上"的最前沿。优秀毕业生中涌现出党的二十大代表、2020年全国抗击新冠肺炎疫情先进个人宿昆、2020年全国优秀共产党员汪天平等先进典型。2021年，教育部全国综合防控儿童青少年近视专家宣讲团成员、2015级博士生何鲜桂组织实施了全球最大的中小学生近视干预项目；2022年，2009级党员博士生吴文辉带领上海医疗队支援海南疫情防控，短时间内建成大型方舱医院。

2017年以来，复旦大学上海医学院学术学位研究生作为主要作者，围绕卫生健康领域前沿和健康中国战略需求，在国际顶尖期刊发表400余篇学术论文；数千名专业学位研究生在"医学学科、卫生行业、全球治理"育人平台进行实践，连续10年为农村弱势儿童开展卫生健康远程视频教学，获2020年上海市志愿服务先进集体；连续6年进行"健康中国西部行"实践，入选2021年全国"三下乡"社会实践活动优秀品牌项目。

2021年，复旦大学博士生医疗服务团获中国国际"互联网＋"大学生创新创业大赛金奖。团队由复旦大学医科专业博士生组成，以暑期社会实践形式，用精湛的临床技术和竭诚的奉献精神为贫困地区、革命老区、民族地区和边疆地区提供医疗帮扶、人才赋能和专业培训，足迹遍布13省22个贫困县。近年赴云南永平8个村镇卫生院义诊服务近万人次，帮助当地医生使用实时四维彩超、动态全身健康分析系统等设备，指导当地建成互联网医院，实现医疗资源云共享。

二、以创新能力为核心　培养拔尖创新医学人才

博士研究生教育是培养拔尖创新人才、支撑高水平科技自立自强和服务经济社会高质量发展的直接力量。深化医学博士生教育改革，要坚持"四个面向"，围绕健康中国建设需求，瞄准世界生物医药发展前沿，促进产学研深度融合，着力推动基础学科、新兴学科、交叉学科拔尖创新人才培养。强化基础医学、药学等基础学科本研贯通人才培养。鼓励跨学科、跨机构研究生协同培养，打造"医学＋X"多学科创新人才培养

基地。

1. 科教融合是培养拔尖创新人才的重要保障

目前我国在校研究生积极参与各类科研项目，已经成为知识创新、技术创新的生力军。毕业研究生已经成为自主培养和造就大师、战略科学家、一流科技领军人才和创新团队、青年科技人才、卓越临床医师的主要来源。

复旦大学 2019 年获批试点开展"博士研究生教育综合改革"， 2020年推出研究生教育博英行动计划， 2021 年启动研究生教育"卓博计划"，深化博士生教育改革，构建科教融合协同育人体系，把科研平台变为人才培养的平台，把科研活动变成培养独创精神和批判性思维的载体。强化博士生导师在"科研-教学-学习"过程中，指导博士生进行知识创造，培养求真务实精神，将科研成果转化为课程教材资源，不断提升博士生的创新能力。此项改革获上海市教学成果特等奖。

葛均波院士牵头的心脏医学与泛血管交叉研究团队，依托国家放射与治疗临床医学研究中心、国家卫生健康委病毒性心脏病重点实验室、教育部心血管介入治疗技术与器械工程研究中心等平台，承担国家重点研发计划、国家杰出青年科学基金、国家自然科学基金委员会"创新研究群体"等项目，围绕国际学术前沿、面向国家重大需求和人民生命健康，加强学术学位博士生创新能力培养。 2021 年葛均波院士获批全国高校黄大年式教师团队，近年来获国家技术发明奖二等奖、国家科技进步奖二等奖、教育部技术发明奖一等奖各 1 项；培养了包括 20 余名少数民族骨干在内的200 余名硕士和博士研究生，在 *Lancet* 等期刊发表 500 余篇 SCI 收录论文，出版了《内科学》《内科学——心血管内科分册》《泛血管医学——概念及常见疾病诊治》《临床诊断基础技术操作》等 20 余部教材，其中《内科学》获 2021 年首届全国教材建设优秀教材一等奖。

余宏杰教授牵头的基于人群队列重大疾病精准防控重点创新团队，着眼于国际前沿热点及我国中长期健康和科技发展规划的重点领域，在新型冠状病毒感染、流感和禽流感、手足口病、结核病、艾滋病、心血管疾病、2 型糖尿病和肿瘤流行病学等领域，承担军委科技重大专项、国家科技部科技基础资源调查专项和国家重点研发计划等，培养了一批具有原始创新能力的博士研究生。2020 级本科直博生陈志元在《柳叶刀全球健康》(*Lancet Global Health*)、《自然遗传学》(*Nature Genetics*) 等顶尖医学期刊发表多篇高水平论文，论文 "Global, regional, and national estimates of target population sizes for COVID‑19 vaccination: descriptive study" 发表在《英国医学杂志》(*BMJ*)，针对 194 个世界卫生组织成员国研究 COVID‑19 疫苗接种和免疫策略。

阚海东教授牵头的特大城市环境风险与人群健康战略创新团队，围绕环境健康重大问题开展空气污染与健康、饮用水与健康、化学品安全、营养与食品安全方面的系列研究，在空气污染与健康领域就有 3 篇入选 ESI 高被引论文，1 篇入选 *The New England Journal of Medicine* (*NEJM*) 年度最佳论文。2015 级直博生刘聪作为第一作者在 *NEJM* 发表论文 "Ambient particulate air pollution and daily mortality in 652 cities"，分析研究全球范围内 652 个城市资料，为世界卫生组织修订环境空气质量标准和风险评估提供了重要科学依据；刘聪作为共同第一作者在 *British Medical Journal* (*BMJ*) 发表论文 "Short term associations of ambient nitrogen dioxide with daily total, cardiovascular, and respiratory mortality"，通过在全球 398 个城市开展多中心研究，首次在全球范围内系统评估了 NO_2 空气污染对居民死亡的急性影响，帮助世界卫生组织修订 NO_2 空气质量指南。

2. 产教融合是培养应用型博士生的必由之路

产教融合是促进经济社会高质量发展的战略性举措，是促进教育链、人才链与产业链、创新链有机衔接的必由之路。面向产业技术重大需求，攻克关键核心技术，开展人才培养和协同创新，是博士生教育改革的重要组成部分。

以疫苗研发为例，高校和科研院所是创新人才的聚集地和创新成果的策源地，企业掌握市场需求和转化能力。然而产学研未实现深度融合，科学界的创新成果和企业界的转化能力缺少有效桥梁，缺乏采用颠覆性技术开发的创新性候选疫苗。 2023年，复旦大学"疫苗及药物研发"获批国家医学攻关产教融合创新平台"揭榜挂帅"项目，围绕重大传染病疫苗构建关键核心技术、创新型疫苗研发通用前沿技术两个层面开展攻关。复旦大学基于既往疫苗相关领域研究，特别是在国务院应对新冠肺炎疫情联防联控机制科研攻关组疫苗研发专班领导下开展的一系列新冠病毒核酸疫苗、新型佐剂疫苗、通用型疫苗的基础上，立足复旦大学国家治疗性疫苗工程实验室、教育部/国家卫生健康委医学分子病毒学重点实验室、上海市重大传染病与生物安全研究院等校内资源，依托承担的20余项国家重大科技专项与重点研发计划，联合艾美创新生物技术（上海）有限公司、北京艾棣维欣生物技术股份公司、安徽智飞龙科马生物制药有限公司、上海博沃生物科技有限公司、江苏瑞科生物技术有限公司等龙头企业，通过国家医学攻关产教融合创新平台，突破我国创新型疫苗研发面临的一些"卡脖子"技术难题，培养疫苗研发的领军人才和产业急需、创新能力强的研发型与技能型人才。

平台将建成人才培养、科学研究、学科建设三位一体的综合性创新平台，构建高校、政府、行业和企业多方面联动运行，国家和地方政府、企业和高校共同投入，产学研融合协同育人机制，拟从重大传染病疫苗关键核心技术与通用前沿技术两个层面建设5个攻关领域，包括疫苗构建、免疫原设计、机制研究、佐剂/递送系统和疫苗评价，整合基础医学、临床医学、公共卫生、药学、生命科学、数学和材料科学等优势教育资源，设置疫苗学交叉学科博士学位授权点，设置疫苗研发、免疫原设计、致病机制、递送系统、疫苗评价5个培养方向，培养疫苗产业急需、创新能力强的高层次复合型应用型人才。 2017年以来，复旦大学联合艾美疫苗集团、智飞、沃森、易邦等疫苗龙头企业，已培养疫苗相关专业硕士研究生44名和博士研究生37名，发表相关论文170余篇，涵盖了疫苗研发、免疫原设计、致病机制、递送系统、疫苗评价等领域。项目建成后，将具备每年为 2 000 人次医学生提供疫苗研发教育培养能力，为本土疫苗制造企业的重大技术和产品创新提供强有力的人才支撑。

三、以服务需求为导向　推进医学博士教育改革

人民健康是社会文明进步的基础，是民族昌盛和国家富强的重要标志。医学博士生教育改革要以服务健康中国建设重大需求为导向，在临床医学和公共卫生等保障人民健康关键领域，持续推进临床医学博士专业学位研究生教育与专科医师规范化培训有机衔接；试点临床医学八年制培养单位开展院校教育和住院医师、专科医师规范化培训贯通培养，探索弹性学制设立"卓越医师-医学科学家"双博士学位项目；结合八年制培养模式改革，培养少而精、高水平的中西医结合人才；试点在高水平公共卫生学院建设单位开展同等学力申请，大力发展公共卫生博士专业学位教育。

1. 持续推进"5+3+X"临床医学专博培养模式

2014 年 6 月，《教育部等六部门发布关于医教协同深化临床医学人才培养改革的意见》明确，要"推进临床医学博士专业学位研究生教育与专科医师规范化培训有机衔接，组织开展'5＋3＋X'（X 为专科医师规范化培训或临床医学博士专业学位研究生教育所需年限）临床医学人才培养模式改革试点"。

2015 年，复旦大学率先开展临床医学博士"5＋3＋X"培养新模式改革，迄今已招录临床医学专博近 1 000 人，通过"5＋3＋X"培养新模式，实现了临床研究与临床实践的紧密结合，同步提高博士生临床思维能力和科学研究水平。毕业生培养质量得到同行专家和用人单位的高度评价，认为通过新模式培养的临床专博，临床实践能力更强，临床研究能力更高，在 2020 年以来的全国各地新冠疫情防控中均发挥了重要作用。此项改革获上海市教学成果特等奖。

一是强化临床实践能力。 2016 年教育部批准上海市"临床医学'5＋3＋X'试点项目"，每年单列 100 个计划。复旦大学作为上海市试点项目工作组长单位，坚持"医教协同"育人机制，创新"5＋3＋X"培养模式，强化临床实践能力培养目标，完成制定并推进实施《临床医学专业学位博士研究生培养方案》和《临床医学博士专业学位研究生培养手册》。

二是提高临床理论水平。设立专项基金资助"医学人文与医患沟通""医学科研方法与研究设计""临床研究方法进展""内科临床实践进展""妇产科临床诊疗进展""临床免疫学""新冠感染防治与重症医学"等 20 余门核心课程和《消化内镜治疗学》《急救医学》等 30 余本案例教材。

三是提升临床研究能力。搭建妇产科、儿科、麻醉、感染、重症、康复、老年等临床专科教学平台；在临床实践中开展学位论文选题研究，解决临床诊疗过程中碰到的实际问题，将"学位论文科研"和"临床专科培训"有机结合。

2. 探索"MD+PhD"双学位临床医学博士项目

针对临床医学八年制培养过程中存在的问题和面临的挑战，复旦大学推出了"卓越医师-医学科学家"计划，通过"明确培养目标、完善培养体系、优化课程设置、转段考核评估、科研能力训练、临床规培接续、管理机制创新和学位授予突破"等改革，探索"MD＋PhD"双学位教育。

改革主要内容：优化八年制培养模式为"MD＋PhD"双学位教育模式，博士生在校时间为 8～9 年。第 1～5 年完成临床医学本科专业培养要求，获得医学学士学位，学制 5 年。研究生院在第 5 年第 2 学期参照"直博生申请-考核制"，审查博士研究生资格，包括学位课程认定、科研能力考核等，进行阶段考核分流，通过者第 6 年进入"卓越医师-医学科学家"计划。这样的模式：一是培养目标为科研和临床"双轮驱动"；二是将"MD"和"PhD"培养有机融合；三是获得临床医学本科毕业证书和医学学士学位证书，符合报考执业医师要求；四是3~4年学术型博士培养，有效提升学位论文质量，消除"问题论文"；五是获得博士毕业证书和医学博士学位后进入临床博士后住院医师规范化培训，有效衔接毕业后教育。

改革政策配套：建议国家自然科学基金委员会设立"卓越医师-医学科学家培养基金"，专项资助"MD＋PhD"精英人才培养；建议国家留学基金管理委员会建设国家高水平大学项目中单列"MD＋PhD"联合培养博士项目。

据悉，国家留学基金管理委员会计划于近期启动2023年国家留学基金委-英国牛津大学医学高层次创新人才培养项目。该项目由教育部批准，每年支持不超过10名中国八年制临床医学博士生（本博连读）在学期间赴牛津大学攻读研究型医学博士学位。

3. 促进发展新增公共卫生博士专业学位教育

2020年11月，全国11家单位获批教育部、国家卫健委联合设立的高层次应用型公共卫生人才培养创新项目，提出要"加强应用型公共卫生博士人才培养"。2022年9月，国务院学位委员会、教育部公布《研究生教育学科专业目录（2022年）》，医学门类新增公共卫生博士专业学位类别。

公共卫生博士专业学位面向国家发展重大战略与公共卫生行业产业需求，培养热爱祖国，热爱公共卫生事业，德智体美劳全面发展，专业基础扎实，职业素养优秀，恪守学术道德，遵守学术规范；有高度的社会责任感和团队协作精神，能够整合公共卫生相关多学科知识解决复杂公共卫生政策和实践问题；具有开阔的国际视野，具备用知识推动医疗卫生事业发展和变革的能力，能够倡导和实施改善公众健康工作的公共卫生领军人才和骨干力量。

按照国务院学位办要求，复旦大学作为全国医学专业学位研究生教育指导委员会公共卫生召集人单位，2022年牵头制定了《公共卫生博士专业学位基本要求》，包括了学术道德、专业素养、职业精神等基本素质要求，基础知识和专业知识等基本知识要求，实践训练要求，获取知识、实践、发现问题、解决问题、组织协调和研究等能力要求，以及学位论文的基本要求。

学位论文选题：应紧密结合公共卫生实践领域的实际问题，坚持面向人民生命健康和国家重大需求，在总结本专业领域实践经验的基础上，能够契合行业发展的需求进行系统深入分析，解决实践中关键、疑难问题，具有重要的应用价值、学术价值或实际效益。

学位论文形式：①专题研究类论文应以改进公共卫生专业实践和对专业实践知识发展作出贡献为目的，研究内容应围绕公共卫生实践主题，运用专门知识、专业理论，采用科学规范的研究方法和手段，对实践中的关键、疑难问题进行系统深入研究，提出原创性解决方案。论文应具有重要的实践应用价值、学术价值和技术创新价值，体现理论与实践相统一，注重对公共卫生发展的实际贡献。②调查研究报告应以改进专业实践和对专业实践知识发展作出贡献为目的，针对实践中的关键和疑难问题，运用专业知识和理论，采用科学规范的研究方法和手段，开展调研，收集、整理和分析数据，系统、规范地呈现调查结果，得出调研结论，提出原创性解决方案；调查研究报告应体现理论与实践相统一，具有专业独创性、专业实践性和学术创新性三者高度统一的基本特征。

学位论文规范：应遵守学术道德，符合写作规范，使用规范语言，学位论文字数应达到学位授予单位要求。博士生应独立完成论文，具备严谨科学态度，严格遵循学术道德标准与伦理道德规范，引用他人成果应明确说明，杜绝学术造假、剽窃他人成果等现象。论文结构主要包括中英文题目、中英文摘要、中英文关键词、目录、缩略语/符号说明、正文、参考文献、文献综述、附录、致谢等部分。正文部分包括前言、研究设计与研究方法、研究结果、讨论、结论与建议。

学位论文水平：学位论文能够体现研究生熟练掌握与实践紧密相关的理论并进行一定程度的创新，将该理论应用于实践。研究结果应具有原创性，论文表明申请人具有独立解决公共卫生实际问题和从事公共卫生应用性研究的能力。论文能够对公共卫生专业领域理论和实践的发展作出创新性贡献，创造性解决本专业领域关键问题。

（来源：《中国卫生资源》2023 年第 26 卷第 1 期）

第三十一章

公共卫生应急管理人才培养策略及路径分析

2020年3月1日出版的第5期《求是》杂志发表了习近平总书记重要文章《全面提高依法防控依法治理能力　健全国家公共卫生应急管理体系》。文章引发了我们对推进应急管理体系和能力现代化建设的深入思考，一个强有力的应急管理体系建设，涉及顶层设计、制度保障、法治制约、产业发展、社会协同等方方面面，而最基础的应当是教育。教育为应急体系建设提供最根本的保障，核心是要培养能够处置各级别非常规突发事件的公共管理者和决策者，培养能够处置自然灾害、事故灾难、公共卫生、社会群体各类突发事件的专业人才。

《大健康视域下的医学人才培养"组合拳"》一文，聚焦了医学人才培养的三个方面问题：一是"完善重大疫情防控体制机制、健全国家公共卫生应急管理体系"，医学教育如何推进包括公共卫生人才培养模式改革的"卓越医生培养计划2.0版"；二是"要鼓励运用大数据、人工智能、云计算等数字技术，在疫情监测分析、病毒溯源、防控救治、资源调配等方面更好发挥支撑作用"，"双一流"高校（尤其是新举办医学教育者）如何推出"新医科"人才培养模式改革；三是"要健全科学研究、疾病控制、临床治疗的有效协同机制"，医学教育如何拓展临床医学八年制为包括基础医学、公共卫生、临床医学的"强医计划"。

本文在《大健康视域下的医学人才培养"组合拳"》的基础上，重点围绕公共卫生应急管理人才的培养目标、培养学科专业设置、人才培养和科学研究、教育教学改革和服务社会需求等方面进行策略及路径分析。

一、围绕一个目标：健全国家公共卫生应急管理体系

近期，国家相关部委围绕科学防控和应对新发传染病疫情等重大突发公共卫生事件，减轻其对我国经济社会的影响，完善国家治理体系和提升社会管理能力，在公共卫生应急管理人才培养和科学研究方面，推出了一系列重大举措（表31-1）。

表 31-1　国家部委在公共卫生应急管理人才培养方面的相关举措

国家部委	相 关 举 措
教育部研究生司/国务院学位办	开展设置"应急管理"二级学科调研，加紧完善应急管理相关学科建设
教育部高教司	在本科专业目录外新设"应急管理本科专业"（专业代码120111T）
教育部人事司	在"长江学者奖励计划"中增设"重大突发公共卫生事件应急管理"等2个岗位
国家自然科学基金委员会	发布新发传染病疫情等公共卫生事件的应对、治理及影响专项（18个项目）

公共卫生应急管理人才培养目标定位：围绕国家重大战略需求，提供服务"健全国家公共卫生应急管理体系"所需要的高层次紧缺专门人才。即培养具有宏观规划和微观组织、掌握各类风险发生规律、预警理论与方法，掌握应急时期社会经济各部门有效运行机制、疾病预防、检验检测和医疗救治协同一体以及社会动员与宣传等能力，具备专业证据转化为决策和干预的能力，注重理论和实践相结合，能在经典应急管理理论基础上，充分考虑中国文化、政治等特色，发展中国特色应急管理理论，并在应急管理实践中起到一定领导作用的硕士和博士研究生。毕业生就业去向主要是卫生健康委员会、疾病预防控制中心、应急局和高等学校等政府部门和

事业单位，也可以应聘于国内外大型企业的公共卫生应急管理岗位。

二、双轮驱动机制：设立公共卫生应急管理学科专业

1. 在公共管理一级学科下设置"应急管理"二级学科

"应急管理"是一个涉及众多科学问题和知识体系的学科专业，具有多学科交叉融合、应用性和综合性较强等特点，其高层次人才培养需要由医学、管理学、法学、理学、工学、文学、哲学等学科门类具有一定综合性实力基础的高校来承担。

复旦大学"应急管理"二级学科学位授权点如能获批，拟于2020年开展"公共卫生应急管理"研究方向招生，在"十四五"规划期间，2020—2024年每年招收学术型博士和硕士研究生各5～10人。

2. 在相关专业学位类别设立公共卫生应急管理方向

复旦大学公共卫生硕士专业学位（MPH）起源于1996年的应用型公共卫生硕士培养（表31-2）。目前，复旦大学的公共卫生硕士专业学位设置有疾病预防与控制、卫生事业管理、全球卫生、环境医学、妇幼与社区保健等专业方向，每年招生计划100左右。 2020—2024年每年拟招收卫生事业管理（公共卫生应急管理方向） 5～10人。

表 31-2 复旦大学公共卫生硕士优秀毕业生（应急管理相关）

优秀毕业生	入学年份	培养类别	工作单位	工作成绩
廖同学	1996	应用型公共卫生硕士	中国安全生产科学研究院	职业危害研究所副所长，获省部级奖励
陈同学	1996	应用型公共卫生硕士	上海市食品药品监督管理局	副局长，负责食品药品安全信息化建设、食品药品科技发展规划等
周同学	2005	公共卫生硕士	上海市黄浦区疾病预防控制中心	2008年上海市卫生系统抗震救灾先进个人
黄同学	2007	公共卫生硕士	上海市黄浦区疾病预防控制中心	上海市对口支援都江堰市灾后重建先进个人

（续表）

优秀毕业生	入学年份	培养类别	工作单位	工作成绩
徐同学	2007	公共卫生硕士	上海市黄浦区疾病预防控制中心	市区级首席监督员，2015 年"上海市五一劳动奖章"
宋同学	2009	公共卫生硕士	上海市黄浦区疾病预防控制中心	首届全国卫生监督技能竞赛个人综合奖一等奖
陈同学	2010	公共卫生硕士	上海出入境检验检疫局	2017 上海"感动国检"十大人物提名奖
李同学	2012	公共卫生硕士	上海市疾病预防控制中心	2017 年突发中毒事件处置项目一等奖，2017 年上海卫生应急技能竞赛专项表彰
孔同学	2014	公共卫生硕士	上海市普陀区疾病预防控制中心	2017 年上海市卫生应急技能竞赛突发传染病防控二等奖
……	……		……	……

三、三位一体联动：人才培养、科学研究和服务社会

1. 在科学研究中培养学术学位研究生

2020 年 2 月，国家自然科学基金委员会发布了关于这次新发传染病疫情等公共卫生事件的应对、治理及影响的专项项目指南（表 31 - 3），要求紧密围绕重大突发公共卫生事件的疫情防控应对与管理、治理机制、经济影响及对策、社会管理等四方面研究模块，开展前瞻性、基础性、回顾性和实证性的联合研究。

表 31 - 3　国家自然科学基金委员会专项项目指南

专项项目	具体内容
重大传染病疫情防控应对与管理	1. 重大传染病疫情传播的时空计量建模与风险预测 2. 基于大数据的新发重大传染病监测、预警和应对 3. 以医院为基础的新发重大传染病预警、应对和运营优化 4. 重大突发公共卫生事件下的医疗资源供给与配置模式

专项项目	具体内容
重大突发公共卫生事件治理机制	5. 重大突发公共卫生事件下的全球卫生治理和国际合作机制 6. 公共卫生体系与医疗服务和医疗保障体系的融合协同机制 7. 重大突发公共卫生事件快速风险评估、决策支持和响应机制 8. 公共卫生应急管理体系的国际比较和核心能力建设
重大突发公共卫生事件经济影响	9. 重大突发公共卫生事件对我国经济高质量发展的影响及对策 10. 重大突发公共卫生事件对对外贸易、跨境投资的影响及对外贸易和投资政策 11. 重大突发公共卫生事件对重点产业和区域经济的影响及对策 12. 重大突发公共卫生事件对产业供应链的影响及对策 13. 重大突发公共卫生事件对中小企业的影响及对策
重大突发公共卫生事件社会管理	14. 重大突发公共卫生事件中的社会治理体系建设 15. 重大突发公共卫生事件中的公共服务体系建设 16. 重大突发公共卫生事件中的民生保障与社会救助 17. 重大突发公共卫生事件下公众风险感知、行为规律及公众情绪引导 18. 重大突发公共卫生事件中的舆情应对与治理

2. 在服务社会中培养专业学位研究生

依托国家和地区重大任务，引导研究生以服务社会需求为导向进行公共卫生硕士专业学位论文选题（表 31-4）。

表 31-4　复旦大学公共卫生硕士学位论文题目（应急管理相关）

硕士研究生	入学年份	学位论文题目
吴同学	2003	SARS 传播时期浦东新区 SARS 控制
平同学	2003	上海食品监督体制改革与效果评级
金同学	2004	上海市近 20 年主要传染病疫情特征及影响因素研究
孟同学	2005	上海地区输血传播病毒性疾病风险评估
郝同学	2006	上海港国际海员艾滋病相关知信行研究
王同学	2008	上海市闵行区公共卫生服务均等化实施策略研究
苏同学	2010	上海市医院金黄色葡萄球菌抗生素耐药及消毒剂抗性研究
卓同学	2010	云南省德宏州艾滋病流行特征与 Spectrum/EPP 模型应用研究
王同学	2011	上海市某社区家庭医生制实施效果评价
王同学	2012	浦东新区腹泻患者气单胞菌流行特征及耐药性和毒力基因研究

（续表）

硕士研究生	入学年份	学位论文题目
张同学	2012	浙江省台州市和上海市闵行区 HIV 感染及耐药的分子流行病学研究
吴同学	2013	传染病症状监测的指标体系研究
王同学	2013	医患矛盾诱发因素中患者因素的研究
张同学	2014	苏州地区儿童侵袭性肺炎链球菌疾病流行病学特征研究
李同学	2015	男男性行为人群个体 HIV 感染风险评估工具的构建与应用研究
……	……	……

3. 公共卫生应急管理的理论和实践案例

以复旦大学吴教授课题组为例，近年来围绕保障城市公共卫生安全和预防控制重大疾病，注重将应急管理理论研究与突发公共卫生事件应急处置实践和应急技术开发相结合，成效显著。

（1）公共卫生应急理论研究

2009 年在全国率先提出动态风险评估理念，针对传染病、公共卫生危险因素、伤害等突发事件领域进行风险识别和评估分析，甄别监测重点领域和重点风险，制定国家突发事件公共卫生风险评估管理办法及其技术方案，被广泛应用于上海世博会、世界游泳锦标赛、亚信峰会、亚运会、中国国际进口博览会等各类重大活动公共卫生安全保障。创新引领全国疾病综合监测模式，构建急性呼吸道感染综合监测网络腹泻病综合监测网络，高站位布局全市传染病"平战结合"网络和疾病监测体系建设，提高监测预警能力，有效实现传染病防控战时的资源灵活调动和病床腾空机制。配套研发数据标准体系——"疾病预防控制数据标准体系研究与成果应用"（第一完成人）获上海市科技进步奖二等奖。

（2）公共卫生应急处置实践

2009 年成功阻击新型 H1N1 流感疫情。2013 年在人感染 H7N9 禽流感疫情的极早期，快速启动应急处置，确定病原体，第一时间调查锁定活禽市场为感染来源，首先发现病毒"有限人传人"证据，提出暂停活禽交易和运输的循证建议，为市政府及时采取关闭活禽市场的防控策略提供令人信服的依据，世界卫生组织专家组给出了"及时、高效、专业"的高度评价，被国际同行称为突发公共卫生事件防控的全球典范。"以防控人感染 H7N9 禽流感为代表的新发传染病防治体系重大创新和技术突破"（主要完成人）获国家科技进步特等奖。

（3）公共卫生应急技术开发

2008 年主持启动上海市公共卫生应急保障技术储备体系建设，利用先进设备、科研成果构建针对不同病原体筛检、不同化学物毒性检测的应急科研实验平台，创新应用新技术、新方法构建了覆盖我国 95％以上肠道和呼吸道传染病病原体的组合检测技术体系，能"快、准、全"地检测各类新发再发传染病病原体；首创"症状-疾病-病原三维立体检测技术"，实现肠道病原体的快速综合诊断和应急检测；构建了全国覆盖项目最多、能力最强的理化检测与毒性鉴定技术平台，在历次突发公共卫生事件应急处置中发挥了坚实的技术支撑作用。"呼吸道病原体高通量快速组合检测技术及现场应用"（第一完成人）获上海市科技进步奖一等奖。2010 年主持研发建立了集信息收集、综合分析、实时预警和应急处置为一体的大型活动公共卫生安全保障综合监测预警系统，将动态风险评估方法、数据元标准、多症候群引入监测系统，提高了监测的敏感性、特异性和预警的准确性。"大型活动公共卫生安全保障监测预警系统：世博园区的实践"（第一完成人）获上海市科技进步奖二等奖。

4. 四项教改举措：培养方案、实践平台和论文选题

（1）创新制定培养方案

以应急管理理论为基础、以应急管理相关法律法规和应急预案为核心、以提高应急处置和安全防范能力为重点制定培养方案。培养能系统掌握公共卫生应急管理理论知识体系，能够在各级政府应急管理部门和企事业单位从事公共卫生应急管理实际工作与科学研究，具备应对突发性事件的基本心理素质、处置能力与知识结构，具备在常规性风险管理与突发性应急管理工作中，为政府及其他各类社会组织编制应急预案、社会舆情分析、风险评估、组织协调应急行动、处置突发事件、管理灾后恢复等工作的能力。

（2）加强课程教材建设

在研究生课程设计和教材建设方面，政治理论课和外国语要求按照教育部统一规定，根据培养目标，设立学位专业课、专业选修课和跨一级学科选修课，加强课程教材建设（表 31-5）。2020 年拟启动"中国突发公共卫生事件应急处置案例库"项目建设，目标是建成国内最为系统、规范和科学化的大型公共卫生应急管理研究生教学案例库。

表 31-5 复旦大学公共卫生硕士课程和教材建设（应急管理相关）

计划	课程设计	教材建设
已完成	卫生法学 卫生政策学 卫生事业管理学 卫生统计学 医院管理学 社会医学 运筹学 传染病流行病学 生物恐怖 改变世界的流行病	现场调查技术 流行病学基础 卫生统计学方法 卫生经济学 毒理学基础 营养与食品安全 医院管理理论与方法 核（放射）突发事件应急处置 世界重大灾害事件记事 化学物急性中毒救治与监控
拟进行	公共卫生应急管理理论 公共卫生应急管理实践 公共卫生应急管理法制 应急管理与舆情分析 应急管理和信息化 应急管理和风险评估	中国特色公共卫生应急管理理论 中国特色公共卫生应急管理实践 舆情分析和公共卫生应急管理 应急管理和风险评估、治理与政策 公共卫生危机管理与信息化 应急管理和医学伦理

（3）拓展育人实践平台

发挥综合性大学多学科交叉融合优势，拓展育人实践平台，建立"复旦大学公共卫生应急管理中心"，中心以上海医学院为主体，包括公共卫生学院、管理学院、社会学院、法学院、新闻学院、哲学学院、大数据研究院等，多学科领域交叉融合开展理论研究；以上海市卫生和健康发展研究中心、上海市疾病预防控制中心和复旦大学浦东卫生发展研究院为实践基地，进行理论验证和应用研究；依托世界卫生组织健康城市合作中心和复旦大学全球健康研究所开展国际比较研究和交流合作，同步对接国际平台，促进国际交流与合作，分享公共卫生应急管理的中国故事，发挥国际智库作用，提供中国解决方案。"复旦大学公共卫生应急管理中心"纳入"十四五"发展规划建设，目标是逐步建成上海（2021年）、长三角（2022年）和世界卫生组织公共卫生应急管理中心（2024年）。

（4）选题服务重大需求

1）公共卫生应急管理的选题领域。习近平总书记在中央全面深化改革委员会第12次会议上的讲话中指出，"既要立足当前，科学精准打赢疫情防控阻击战，更要放眼长远，总结经验、吸取教训，针对这次疫情暴露出来的短板和不足，抓紧补短板、堵漏洞、强弱项，完善重大疫情防控体制机制，健全国家公共卫生应急管理体系。"具体来说就是要"强化公共卫生法治保障、改革完善疾病预防控制体系、改革完善重大疫情防控救治体系、健全重大疾病医疗保险和救助制度和健全统一的应急物资保障体系。"

围绕新发传染病疫情防控暴露的我国突发公共卫生事件应急的薄弱环节和短板，要构建多学科研究平台，设立"公共卫生应急管理"研究生培养的五个研究方向，开展如下理论研究、国际比较研究以及运行机制的实证研究。①国家公共卫生应急管理体制机制研究。开展公共卫生应急管理国际比较研究；评估现行国家-省-地-县纵向四级网络以及横向各级部门间应急管理体制和运行机制的有效性，特别是地市级和县级；研究有效的应急响应决策机制和救济机制；构建应急响应部门间协同机制、上下联动机制。②公共卫生和应急管理的立法研究。以近期新发传染病疫情作为典型案例研究，分析从疫情发现、报告、公布到启动响应、处置、执法等各个环节出现的涉及《传染病防治法》《突发公共卫生事件应急条例》及其实施细则的主要法律问题，从完善卫生健康法律体系的角度提出解决方案和路径，综合平衡各利益相关方权责、执法成本以及可操作性等，提出修订的具体建议和意见，以及其他相关法律法规配套的建议。③中国公共卫生体系和"平战结合"防治体系研究。以疾病预防控制体系为主要研究对象，通过问卷调查结合访谈、座谈的方法，开展全国疾控体系现况研究，包括机构性质、职能定位、体系能级、工作任务、编制岗位、人员队伍、考核激励、财政保障、运行管理等方面，分析面临的主要问题；比较研究美国、欧盟、日本等发达国家和地区公共卫生体系架构和运行状况，了解可资借鉴的主要方面；以系统研究的方法依据中国卫生改革总目标，提出我国公共卫生体系改革的基本路径和方案。同时，结合"十四五"规划，研究建立城市地区和农村地区医防融合、平战结合的防控救治体系规划方案和应急响应机制。④突发公共卫生事件应急科研攻关体系研究。通过系统综述方法研究美国涉及应急科研攻关重大科研设施设备或平台部署、应急科研体制机制、成果转化与管理等，研究建立资源成果共享机制，形成科研上下游衔接的科技攻关链，并能实现快速转化的重大突发公共卫生事件应急科技攻关规划布局建议方案。⑤公共卫生应急有效风险沟通研究。通过社会调查、焦点组访谈等方法，了解公众获取公共卫生突发事件信息的主要渠道和信息传播模式，公众解决恐惧、焦虑、谣言、污名化等的主要方式和影响因素，以及提高公众知识、意识和信任有效方法和途径，寻求有效地进行风险沟通、提高公众公共卫生应急素养的最佳模式。

2）公共卫生应急管理论文选题案例。复旦大学依托教育部公共卫生安全重点实验室、国家卫生健康委员会卫生技术评估重点实验室，以及世界卫生组织卫生技术评估与管理合作中心，要求公共卫生应急管理研究生的学位论文选题以新发传染病防控面临问题和政府管理需求为导向，学位论文研究成果将直接提供政府咨询，支撑政府决策，或应用于防控现场，指导疫情防控（表31-6）。

表31-6　以服务社会需求为导向进行学位论文选题（2020年吴教授课题组）

课题来源	专业学位论文/研究报告
国家卫生健康委员会疾病预防控制局	关于《中华人民共和国传染病防治法》修订意见和建议报告

课题来源	专业学位论文/研究报告
中国人民政治协商会议全国委员会	中国公共卫生体系改革与发展方案（政协提案）
中共中央统一战线工作部	进一步完善我国公共卫生应急管理体制机制的建议（建言献策专报）
上海市人民政府	突发公共卫生事件应急科研攻关体系规划研究报告
上海市人民政府	上海市"半战结合"的传染病防治体系建设研究报告

世界没有如果，风险永远走在人类进步的前面。这次新发传染病疫情是新中国成立以来在我国发生的传播速度最快、感染范围最广、防控难度最大的一次重大突发公共卫生事件。疫情防控既是对应急状态下公共卫生治理能力的重大考验，也是对整个国家治理体系和治理能力的压力测试，将成为我国应急管理体系建设乃至全球安全体系构建的重要历史节点，也将成为我国公共卫生应急管理人才培养的一个重要里程碑。

（来源：《中国卫生资源》2020 年第 23 卷第 2 期）

第三十二章

大健康背景下放射医学学科建设和人才培养的传承与创新

党的十八大以来，以习近平总书记为核心的党中央高度重视人民健康问题，把保障人民健康放在优先发展的战略位置。 2016 年 8 月，习近平总书记在全国卫生与健康大会上强调，"没有全民健康，就没有全面小康"，提出要加快推进健康中国建设，努力全方位、全周期保障人民健康。近年来，世界卫生组织对健康所作出的定义已在全球卫生领域达成共识，即"健康不仅仅是身体没有疾病，还要有完整的心理、生理状态和社会适应能力"。迈入新时代，"大健康""全民健康"的理念已逐渐被人们所接受，并上升为国家发展战略。放射医学主要研究电离辐射对人体的作用、损伤与修复等方面的基本知识和技能，并进行放射诊断、放射治疗、放射损伤的修复等。放射医学作为"大健康"领域的特色学科，在医学、农业、工业、国防、环保等领域均发挥重要作用。随着核能与核技术的广泛应用和国家核安全与防护事业的不断发展，放射医学学科建设与人才培养也面临着新的机遇和挑战。高等院校要培养掌握基础医学、临床医学的基本技能和放射医学的专业知识，兼具良好职业素养、学习能力、实践能力和创新精神的新型放射医学人才，是适应我国医药卫生事业改革和发展的必要之举。本文总结我国高校放射医学学科建设和人才培养的现状与问题，并提出思考与建议，旨在为大健康背景下放射医学学科发展和人才培养提供参考和借鉴。

一、放射医学的起源和发展

从人类医学发展的历史来看，放射医学诞生于十九世纪末的欧洲。1895 年，德国科学家伦琴（Röntgen）发现了 X 射线，拍摄出人类历史上第一张放射影像，开创了医疗影像技术的先河。随后，奥地利㳺美国医学界先后尝试利用 X 射线治疗黑毛痣和乳腺癌，揭开了放射医学治疗的序幕。 1906 年，法国科学家柏贡尼（Bergonie）和特利班杜（Tribondeau）提出了分裂增殖快速的细胞辐射敏感性高的理论，奠定了肿瘤放射治疗的理论基础。 1923 年，匈牙利化学家乔治·德·海维希（George de Hevesy）首次将放射性同位素示踪应用于动物实验，被认为是基础核医学之父。 1926 年，美国医生布鲁姆加特（Blumgart）用放射性核素氡研究动静脉血管之间的循环时间，被认为是临床核医学之父。 1936 年，美国的约翰·劳伦斯（John Lawrence）用放射性磷治疗白血病，被认为是放射医学的奠定者之一。 20 世纪 40 年代，美国成功研制出原子弹，并相继投放于日本广岛和长崎，造成了日本数十万民众的伤亡和不可估量的经济损失，敲响了核辐射对人类威胁的警钟，同时也促进了全球放射医学与防护事业的形成与发展。 20 世纪 70 年代以后，商业化 X 射线计算机体层扫描设备（X-CT）逐步应用于临床疾病的诊断，放射治疗成为各类恶性肿瘤的重要治疗手段，核技术的医学应用已取得了长足的发展。

从放射医学发展的时间轨迹来看，我国的放射医学专业起步较晚。新中国成立以来，在西方国家的核威胁与核讹诈的阴霾下，党中央组织大量科研人员和医学人员克服困难，开展了艰苦卓绝的核科学试验。为保障研究人员的安全和健康，一大批科研人员主动投身到放射医学的理论和实验研究工作中，催生了我国放射医学的萌芽。 1950 年 5 月，中国科学院组建了近代物理研究所，制订了中国发展核科学技术的第一个 5 年发展计划，并在之后的几年内成功建成我国第一座重水实验堆，生产出 30 余种放射性同位素，标志着中国核科学技术的开创和兴起。此后，为积极响应党中央于 1958 年 10 月发出的"大家办原子能科学和同位素应用推广问题"的指示，全国部分重点高校和科研院所相继创设了放射医学学科。如吉林医科大学生物物理系（现吉林大学白求恩医学部）、中国医学科学院生物物理研究所（现中国医学科学院放射医学研究所）、上海市工业卫生研究所（现复旦大学放射医学研究所）、苏州医学院放射医学系（现苏州大学医学部放射医学与防护学院）等，各单位开展了大量的放射医学研究，取得了许多重要的科研突破。核实验从根本上启动和推进了我国放射医学的研究和发展，在一大批科研工作者的努力之下，核试验中的辐射保护工作得以成功进行，为我国打破发达国家的核垄断局面做出了重要贡献。核技术的探索和进步也为此后国内的放射医学学科发展培养了大量的人才，奠定了坚实的学科基础。如今，放射医学专业方兴未艾，放射医学人才已成为我国核能与核技术安全发展、核与辐射事故救治、放射病诊断与治疗以及临床肿瘤治疗的中坚力量。

二、放射医学学科建设和人才培养的现状与问题

1. 国内放射医学学科建设和人才培养的现状

根据教育部发布的《普通高等学校本科专业目录（2023 年）》，放射医学专业属于临床医学类本科专业。该专业可为放射治疗、放射诊断、放射病诊治、放射防护等行业培养科研型和临床型人才。整体来看，我国较早设立放射医学本科生专业的大学主要是吉林大学和苏州大学，目前 2 所高校放射医学专业均已入选国家一流本科专业建设点。近年来，随着放射医学人才需求的增长，包头医学院、安徽医科大学、南京医科大学、温州医科大学、山东第一医科大学、福建医科大学、新乡医学院也相继成立了放射医学本科专业。各高校结合地域需求和自身特点，形成了具有各自特点的培养模式（表 32-1），为放射医学人才的培养积累了宝贵经验。

部分高校如北京大学医学部、复旦大学放射医学研究所、中国医学科

学院放射医学研究所、上海交通大学医学院、南方医科大学等虽未开设放射医学本科生专业，但招收放射医学方向研究生。

表 32‑1　国内高校放射医学本科专业学科建设和人才培养模式概览

代表性高校	学位授予级别	学科建设情况	培养特点/研究方向
苏州大学	放射医学学士 放射医学硕士 放射医学博士	国家、江苏省、国防科工委重点学科，"211工程"重点建设学科，国家特色专业建设点，江苏省高等学校特色专业，江苏省重点专业	本科生制定放射医学精英人才培养体系规划；研究方向包括放射损伤救治、肿瘤放疗基础与临床、分子影像与核医学、辐射纳米毒理学、核安全与辐射防护、环境放射化学、特种医学先进材料与药物、空间辐射生物与防护等
吉林大学	放射医学学士 放射医学硕士 放射医学博士	入选国家级一流本科专业建设点，国家Ⅰ类特色专业，吉林省"十二五"省级特色专业，吉林省高等学校本科品牌建设专业	率先实施"4+2"本硕连读国际合作办学模式，与美国和英国多所高校联合培养公共卫生和放射医学相关专业人才 研究方向包括食品安全与辐射安全监控、放射生物效应及肿瘤放疗学、肿瘤标志物及辐射生物效应研究等
温州医科大学	放射医学学士 放射医学硕士 放射医学博士	学科依托温州医科大学浙南放射防护与核应急技术科研平台，放射医学与防护研究院，联合温州医科大学附属第一医院、附属第二医院影像中心、核医学科及放射治疗科	探索放射医学"5+3"一体化培养模式，直接在浙江省肿瘤医院等综合三甲医院进行住院医师规范化培训 研究方向包括临床肿瘤放射治疗、放射物理、核辐射防护与应急等
福建医科大学	放射医学学士 放射肿瘤学硕士、博士学位 核医学硕士、博士学位	专业拥有肿瘤学及放射肿瘤学国家临床重点专科、国家放射肿瘤学规培基地及国家药物临床试验机构	打造学士-硕士-博士完整的人才培养体系，实行全程导师制培养模式 实施放射肿瘤学"5+3"专业型硕士培养模式
南京医科大学	放射医学学士 影像医学与核医学硕士、博士学位	由学校和附属肿瘤医院、省市疾控中心放射防护所共同搭建放射医学专业的教学平台。医学影像技术作为亚专业获批医学技术一级学科博士点	1~3年级学生以基本理论及实践课程为主，主要目的是奠定专业基础及建立医学思维；4~5年级完成专业课学习与定点单位的见、实习任务，主要培养学生放射医学的专业素养和综合素质

（续表）

代表性高校	学位授予级别	学科建设情况	培养特点/研究方向
安徽医科大学	放射医学学士 放射医学硕士 放射医学博士	放射医学本科专业为省级一流本科专业建设点，所开设的"核医学"课程为校级精品课程，基础核医学与辐射防护实验中心为省级示范实验中心	放射医学本科专业采用基础和临床"1+1"导师制培养模式 研究方向包括辐射旁效应、肿瘤核医学、辐射防护等
山东第一医科大学	放射医学学士 放射医学硕士	学院曾是国家卫生部全国放射技师培训基地，影像医学与核医学为省级重点学科	主要研究方向包括临床放射治疗剂量的测量、评估，放射治疗计划设计，放疗质控等
新乡医学院	放射医学学士	2022年新增专业	培养具有初步放射医学工作能力和科研能力的本科生
包头医学院	放射医学学士	包头医学院特色专业、包头医学院一流专业	培养具有初步放射医学工作能力和科研能力的本科生

2. 放射医学学科建设和人才培养的趋势

近年来，在"大健康"理念的推动下，放射医学在工业、农业、国防、健康卫生等领域发挥了不可忽视的作用。放射医学专业在人才培养、科学研究、学科发展等方面也呈现出了新的特点和趋势。

（1）学科发展凸显多学科交融的趋势

放射医学本质上是一门结合生物、物理、化学、工程学、计算机科学、医学的交叉学科。随着现代医学不断发展进步，多学科交叉融合已成为放射医学学科发展的趋势。例如，医学物理支持和物理剂量学的完善使肿瘤精准放疗的应用更加广泛，同时推动了放射治疗物理学的发展；低放物化、放化分离、核子化学、同位素生产和应用等放射化学领域的发展拓宽了放射医学的理念和应用；多媒体调度系统在核应急医学救援中提高核应急突发事件的医学救援水平，实现核应急医学救援方案的快速高效灵活部署；人工智能技术能够显著提高医学影像诊断的有效性和准确性；核医学影像技术与辐射剂量学，结合放射生物学、肿瘤学、生物医学工程、纳米技术、药学等多学科前沿技术为放射药物的研究提供了更科学全面的解析手段。放射医学汲取其他学科的优势，取长补短，日臻完善，逐渐成为工业、农业、医学、环境、能源等领域不可忽视的重要学科。

（2）人才培养侧重于放射诊疗

癌症是当前威胁人类健康、影响人类生活质量的主要疾病之一。据估计，超过 60% 的癌症患者需要接受放射治疗（简称"放疗"）或放疗联合治疗的手段。但统计结果显示，截至 2019 年，中国大陆地区放疗单位 1 463 家，从事放疗事业的放疗医师 14 575 人、物理师 4 172 人、技师 8 940 人。在我国较发达的东部地区，50 万以上人口县仅有 48.9% 建有放疗单位，东部地区县域内每百万人口放疗医师数量为 8.92 人，远低于欧洲每 10 万人 12.7 名放疗医师的平均水平。因而，我国肿瘤放疗医师和物理技师的缺口巨大。在庞大社会需求的驱动下，国内部分高校相继设立放射医学学科，培养大量包括临床诊疗医师、物理师、技术人员、放射防护人员、科研人员等方向的放射医学人才，以满足群众诊疗所需。

（3）科学研究呈现"医防结合"的特点

传统放射治疗剂量率为 0.1～0.4 Gy/s，考虑到正常组织器官的毒性反应，部分放射治疗剂量受到严格限制。近年来，高剂量率放射治疗（FLASH‑RT）逐渐成为放射治疗领域的新热点。FLASH‑RT 的剂量率可达 40.0 Gy/s 或更高，它被证明能够在保护正常器官和组织的同时，保持与传统放射治疗相同的疗效。此外，在"大健康"理念的传播下，人们普遍关注的工作和生活环境中的低水平辐射对人类健康的影响也在近年来得到更为深入的研究。例如，长期低剂量的电离辐射暴露使放射人员的血常规、肝功能、肾功能的异常检出率随工龄的增加而升高。天然放射性高本底辐射地区的居民血浆内表达更高水平的热休克蛋白 27（hsp27），证明低剂量长期辐射可能会诱导人体的适应性反应。低剂量辐照引发了人们的担忧，而阐明低水平辐照和人体健康的关系仍需要更详细的背景资料调查和更规范、更深入的科学研究。因此，在通过核技术诊断治疗疾病的同时，低水平辐照下的放射防护研究或将成为"大健康"背景下放射医学专业发展的另一突破口。

3. 放射医学学科建设和人才培养的问题

自 1960 年原吉林医科大学（现吉林大学白求恩医学部）组建了我国第一个放射医学专业以来，全国已有 9 家放射医学本科生培养单位和数十家放射医学研究生培养单位，形成了百花齐放的学科发展格局。从本科生和研究生的整体培养情况来看，放射医学专业依然存在不同于其他临床或基础医学专业的特殊困难，学科建设和人才培养存在以下主要问题，阻碍学科的健康发展。

（1）学科地位有待改善，生源质量有待提升

放射医学专业在医学类专业中暂属于非热门专业。近年来，尽管已有部分高校和研究所陆续设立放射医学专业，但大部分教学单位还没有单独成立放射医学专业教学指导委员会和学位评定委员会，导致放射医学专业地位不受重视。在招生过程中，放射医学专业的录取分数线普遍低于其他临床医学专业，第一志愿的填报率不高，放射医学专业招录的学生多以调剂为主。生源质量影响了放射医学人才培养质量的提升。

（2）教学计划有待完善，课程体系有待优化

放射医学专业教学计划更新缓慢，各高校教育模式同质化较为严重，缺乏学科前沿进展和交叉学科的融合教育，不能完全适应新医科学生的培养需求。传统放射医学专业教材陈旧，专业课程把关不严，教师评价体系和监督机制不健全，相当部分课程内容不全面、不系统、欠规范，授课形式呆板，学生对课程内容接受度低，课堂效果不佳。

（3）师资队伍有待强化，教育理念有待革新

放射医学本科生教学多以理论知识为主，学生缺乏足够的实践技能锻炼和科研视野的拓展，本科生教学理念固化严重，课程建设远远落后于学科发展。研究生教学以放射医学专业教师为主，教师专业背景单一，青年教师储备力量不足，无法满足学生综合素质的系统化、创新化培养。

（4）人才培养层次失衡，青年人才流失严重

国内现开设放射医学本科专业的高校共 9 所，在这些高校中，仅有苏

州大学和吉林大学放射医学专业具有从本科到博士后完整培养体系的学科点。部分高校虽培养放射医学专业研究生，却未设立放射医学本科专业，反映出高校放射医学人才培养存在严重的断层问题，不利于学科健康发展及放射医学人才的持续性培养。此外，高校对放射医学专业学生毕业后的关注和帮扶较少，对青年人才的扶持力度较为薄弱，失去了对青年人才的吸引力，导致青年储备人才不足，学科持续性发展受到严重威胁。

三、放射医学学科建设和人才培养的创新举措

1. 学科建设

（1）强化学科顶层设计，科学调整学科布局

加大放射医学学科建设布局和支持力度，从国家和社会发展的需求出发，结合"大健康"背景和自身优势，明确学科定位、学科方向和发展层次。在放射生物学、放射卫生学、核医学等传统学科基础上，强化肿瘤放疗、医学影像技术、放射物理、辐射安全与防护等方向的专业建设；优化本（专）科生、硕士研究生和博士生研究生培养方案，推动本科生长学制改革，完善研究生培养的管理和服务机制。打造放射医学人才培养联合体，形成学科建设合力，提升放射医学学科地位和社会影响力。

（2）筑牢学科建设之基，重视学科人才培养

人才培养是现代大学的重要职能，是建设一流学科的要义，同时也是学科建设和发展的基础。围绕"以学生为中心""以人才培养为目标"的原则，建立完善的教育体系，包括：强化教学队伍建设，推动教学改革，发挥学科带头人和教学团队的作用；完善学科基地建设，促进实验室、实习基地转型升级；整合教学科研优势，强化学生实践能力和科研思维能力培养，不断完善创新型人才培养模式。

（3）满足学科多元化需求，促进学科高质量发展

天然辐射无处不在，放射医学技术应用日益广泛。实时掌握核能与核技术在肿瘤放疗、核医学诊断与治疗、X射线诊断与介入放射学等医学

行业，以及核能、核工业等其他行业的应用及发展趋势，不断推进放射医学学科融合向纵深高质量发展，满足放射医学技术在社会生产、健康卫生、环境保护、科研教育等领域存在的"促、防、诊、控、治、康、教、研"等多元化发展需求。

（4）加强学科交流合作，推动学科交叉互融

加强与国内外的放射医学研究机构和专家进行合作，鼓励国际师资和行业专家联合指导，学习先进的学科建设和管理的经验，共同推动学科的发展。搭建国内放射医学专业教师交流与成长平台，形成跨学科、跨区域、跨院校的教师发展共同体。善用新机制、新模式、新理念，打破学科传统观念束缚和壁垒界限，从政策制定、资源配置、人才倾斜等方面鼓励学科交叉、促进学科融合的新局面。以新医科建设为契机，推动放射医学专业和计算机科学与技术、物理、化学、生物学、材料科学与工程、核与辐射安全管理与监测等相关专业深度融合，培养复合型、创新型、实用性放射医学人才。

2. 人才培养

（1）优化选拔机制，提高生源质量

把好招生关，制定优惠政策，强化宣传力度，采取积极措施吸引优质生源报考放射医学专业。在研究生招生过程中，加大复试的分数权重，重点考核学生的专业能力和科研潜力，全面考查学生的道德品质、创新意识、学术热情、实践能力等；重视交叉学科人才的优势，鼓励跨学科、跨领域报考，在交叉学科人才培养上做到"因材施教""因人制宜"，为培养优质的放射医学人才奠定坚实基础。

（2）明确培养目标，完善培养层次

根据高校和学科建设的具体情况，制定不同层次的培养目标。制定包括本（专）科生、硕士研究生、博士研究生等不同培养阶段，管理人才、教育人才、科研人才、临床人才等不同培养类型，普通人才、优秀人才、卓越人才等不同培养层次，放疗治疗医师、放射物理师（包括放射治疗、

核医学、 X射线诊断与介入放射学）和药师、放射诊断与治疗设备工程师、高校教师、科学家等不同发展方向的培养计划，加入放射医学专业毕业后教育力度，为学生多元化发展提供长效帮扶和支持。

（3） 重塑培养环境，创新培养模式

面对"大健康"背景下的新发展理念和新发展格局，深化人才培养机制改革，重塑培养环境，打造开放的人才培养体系。深入推动本科生课程改革、实验课程体系优化、科研教学管理改革、教师评价和监督机制改革、教学理念创新等工作。将前沿的科技成果及时转化成课堂教学的内容，探索翻转课堂、案例教学等新型授课模式。加大青年教师的引入力度，优化青年人才的培养机制，鼓励青年教师与青年学生良性互动，促进放射医学专业长效健康发展。

四、结语

放射医学专业是新时期下保障国计民生、促进社会发展的特殊学科。优化放射医学学科建设和人才培养的体制机制，最大限度发挥放射医学专业在生产生活中的特殊学科优势，是推动健康中国建设，实现全民健康的必要途径。我们应重视"大健康"理念对放射医学专业提出的新要求，以开放的心态迎接新的挑战和机遇，努力培养德才兼备、全面发展的新时代放射医学人才。

（来源：《中国卫生资源》2023 年第 26 卷第 5 期）

第三十二章 大健康背景下放射医学学科建设和人才培养的传承与创新

推进学术学位与专业学位
研究生教育分类发展

第九篇

第三十三章

规范学位论文基本要求　提高专业学位培养质量

学位论文是学位授予的重要依据，也是研究生培养质量的集中体现。为深入贯彻习近平总书记关于研究生教育工作的重要指示精神和全国研究生教育会议精神，落实《深化新时代教育评价改革总体方案》，推进学术学位和专业学位分类发展，2022年1月，国务院学位委员会办公室下发关于研究制定《博士、硕士专业学位论文基本要求》的通知（学位办〔2022〕2号），明确由各专业学位研究生教育指导委员会研究制定各专业学位类别的"博士、硕士专业学位论文基本要求"。

本文作者兼任全国医学专业学位研究生教育指导委员会和公共卫生分委员会召集人工作，2011年就牵头开展了"上海市临床医学、口腔医学、公共卫生专业学位论文标准研究"，2016年又负责修订《上海市临床医学、公共卫生硕士专业学位论文基本要求及评价指标体系》。2017年和2019年分别牵头负责全国医学专业学位研究生教育指导委员会重点课题"医学专业学位论文基本要求和评价指标体系研究"（A1－20170203－01）和"公共卫生硕士专业学位培养的定位、功能、特征分析及培养特殊性研究"（A1－YX20190301－01）。目前负责中国学位与研究生教育学会重大研究项目"高层次应用型公共卫生人才培养创新项目的实施路径研究"（2020ZAA11）。

本文在回顾我国公共卫生硕士专业学位发展历程、指导性培养方案和学位基本要求的基础上，参考《上海市公共卫生硕士专业学位论文基本要求和评价指标体系》，提出了我国公共卫生硕士专业学位论文基本要求的研制原则和初步方案。

一、公共卫生硕士专业学位培养方案和基本要求

1. 指导性培养方案

为适应我国各级疾病预防控制中心、医院、社区卫生、检疫等机构对高层次公共卫生专门人才的需求，2001 年底，国务院学位委员会颁布了《公共卫生硕士专业学位试行办法》（学位 〔2001〕 9 号）。 2002 年，北京大学、复旦大学、南京医科大学、华中科技大学、中山大学、四川大学和中国疾病预防控制中心等 22 家单位开始试点公共卫生硕士（MPH）专业学位教育。 2003 年，国务院学位委员会办公室下发《公共卫生硕士专业学位指导性培养方案》（学位办 〔2003〕 12 号）。

在 2003 年的指导性培养方案中，要求公共卫生硕士在导师及导师小组的指导帮助下，深入现场，对某些亟待解决的社区公共卫生与预防医学或卫生管理和政策制定等方面的问题进行调查研究，设计、制订解决方案，收集资料，在现场实践的基础上，对存在的问题进行分析，提出对策，撰写出公共卫生硕士专业学位论文。论文基本要求是：①选题应紧密结合公共卫生的实际；②专业学位论文的形式可以是一篇质量较高的现场调查报告，也可以是针对某一公共卫生问题提出科学合理的卫生政策分析报告，或其他解决公共卫生实际问题的研究论文；③论文结果应对公共卫生工作具有一定的实际参考价值。

2003 年以来，我国公共卫生专业学位教育不断修订培养方案，注重课程教材建设，强化实践基地培育，突出论文应用导向，创新公共卫生硕士培养模式，培养了数千名高层次、应用型、复合型人才，为全面实施健康中国战

略、实现"健康融入万策"提供了坚实的人才保障。复旦大学"以健康为中心的公共卫生硕士培养模式的创新探索",获 2017 年上海市教学成果一等奖和 2018 年中国研究生教育成果二等奖。1 000 余篇公共卫生硕士专业学位论文集中在传染病慢性病防控（35％）、环境健康（22％）和健康城市与社区健康（15％），以及公共卫生体系、医药卫生体制改革与医疗质量、卫生人力与卫生资源、卫生技术与药物经济评估等卫生事业管理领域（28％）。

2. 专业学位基本要求

2015 年，全国专业学位研究生教育指导委员会编写出版了《专业学位类别（领域）博士、硕士学位基本要求》。其中，公共卫生硕士专业学位培养学制为 2～3 年，培养采用理论学习、社会实践、课题研究相结合的模式，基本要求评价要素由基本素质、基本知识、实践训练、基本能力和学位论文组成（表 33 - 1）。

表 33 - 1 公共卫生硕士专业学位基本要求

评价要素		基 本 要 求
基本素质	学术道德	严格遵守国家法律、法规，具有严谨求实的学风和良好的学术道德与行为规范。尊重知识产权，遵守学术道德的基本伦理和规范，坚持学术诚信，维护学术尊严和优良的学术氛围。能正确对待名利，正确地引用文献和他人成果，杜绝剽窃、篡改、造假、选择性使用实验和观测数据等不端行为
	专业素养	热爱公共卫生事业，对保障人类健康具有高度的责任感和专业责任心，有解决现场公共卫生实际问题的兴趣；敏锐的学术洞察力；良好的求知欲，勤奋学习，勇于钻研，具有扎实的公共卫生与预防医学的理论知识，掌握该领域的职业技能，具有团结协作的精神；勇于创新，不断追求卓越
	职业精神	坚持人群健康利益和患者利益至上的原则，具有正确的人生观，遵守职业道德，热心为大众服务，做大众的健康使者，尊重和关爱患者，减轻患者痛苦；具有良好人文素质、语言修养、伦理道德修养以及良好的诚信意识；不断提高业务能力，创新立业，促进社会公平
基本知识	基础知识	掌握公共基础知识、医学相关知识；系统掌握公共卫生与预防医学专业的基础知识，包括卫生统计的基本理论和统计分析方法、流行病学理论和方法，掌握管理学、社会医学、健康教育和行为科学的基础理论和知识；还应掌握与公共卫生密切相关的计算机基础、分子生物学技术、心理学等基础知识

（续表）

评价要素		基 本 要 求
实践训练	专业知识	掌握环境因素，包括膳食营养以及行为和对健康影响的规律和机制，熟悉环境因素对健康危害的风险评估的知识和技能；掌握食品安全、卫生监督、卫生政策、卫生信息相关的知识。掌握本学科发展前沿和热点知识、充分了解本学科的最新研究成果。掌握一门外国语，能较熟练阅读本专业外文资料，具有一定的外语应用能力
	现场实践	加强理论教学与公共卫生实践相结合，鼓励学校导师与现场导师共同指导，开展案例教学与现场教学等方法。要求学生有不少于 6 个月的公共卫生实践，开展公共卫生与预防医学领域的实践训练，掌握公共卫生实践的基本知识和技能，熟悉公共卫生现场工作的主要内容、工作程序，了解当前我国公共卫生的重点和前沿。学生在接受现场训练的同时，结合公共卫生和人群健康的实际问题开展课题研究或公共卫生调查。重点培养学生的公共卫生现场实践能力，职业胜任能力，独立处置公共卫生问题能力以及公共卫生研究能力
基本能力	获取知识能力	具有良好的自学能力，获取公共卫生与预防医学前沿知识。结合公共卫生现场的实际问题，能快速查阅资料和文献，获取所需的相关知识和研究方法，为发现问题和解决现场问题提供方案和措施。积极参加各种学术活动，了解本领域的研究进展，拓宽学术视野；通过研究生读书报告及学术论文交流会，能够较准确、科学、严谨地表达学术思想，交流研究成果
	公共卫生实践能力	具有较强的公共卫生实践能力，毕业后能够尽快地胜任公共卫生和疾病预防控制实际工作的需要，包括熟悉公共卫生领域运行规律，具有一定的获取、处理和交流有关信息的能力以及执行卫生政策的能力；具有初步的卫生应急处置能力、重点传染病防治和慢病控制能力、现场干预能力、公共卫生政策分析与制定能力；具有一定的卫生项目评价能力、社会动员和组织能力、公文写作能力；在复杂的现场环境中能够较为准确地观察和报告公共卫生问题，并提出切实可行的控制措施；具有良好的开展健康教育和健康促进能力；具有较强的沟通和表达能力；同时应具有在公共卫生实践中学习和总结本学科相关知识的能力
	科学研究能力	在导师指导下，掌握开展与公共卫生实践密切相关的现场调查与科学研究的基本知识和基本技能。具备信息检索与文献阅读能力，能运用学科的基本知识和技能开展疾病、健康及其相关因素的调查研究，提出假设，正确设计技术路线及研究过程，选择合理的研究方法，开展现场调查和实验研究，并做好调查和研究过程的质量控制，较熟练地运用计算机软件进行数据统计分析，进行科学分析和推理，做出专业判断，从而提出切实可行的控制措施和解决方案
	发现解决问题组织协调能力	在公共卫生实践中，能够利用公共卫生和预防医学等相关知识和研究手段，发现问题，并能提出解决问题的方法和措施或策略；具备社会力量的动员和组织能力，能够与人群进行有效沟通和互动
学位论文	选题	应紧密结合公共卫生相关领域工作的实际需要，能够体现综合运用所学专业或相关专业的理论、知识、方法和手段，分析和解决实际问题，论文结果应对公共卫生实际工作具有较高的应用价值和指导意义

评价要素	基 本 要 求
学位论文 形式规范	学位论文写作要求格式规范，包括前言、方法、结果、讨论和结论。专题调查报告要求前言、调查内容、结果、分析、归纳总结及建议。在论文（或专题调查报告）后附参考文献目录，还应包括学位论文原创性声明和使用授权声明
学位论文 水平	选题紧密结合公共卫生和预防医学的实践，研究立论科学、数据收集客观、分析方法合理，图表规范，讨论充分，结论明确，引文准确合理。研究结论应注重实用性以及对公共卫生工作具有指导意义，体现应用价值或一定的新见解

二、上海公共卫生硕士学位论文基本要求和评价指标体系

2012 年 3 月，上海市学位委员会办公室印发《上海市公共卫生硕士专业学位论文基本要求和评价指标体系（试行）》， 2017 年 5 月，上海市学位委员会办公室印发《上海市硕士专业学位论文基本要求和评价指标体系》（沪学位办 〔2017〕 7 号），其中公共卫生硕士专业学位论文基本要求和评价指标体系由本文作者牵头研制。

1. 公共卫生硕士专业学位论文概述

学位论文是对研究生进行科学研究或承担专门技术工作的全面训练，是培养研究生运用所学知识发现问题、分析问题和解决问题能力的重要环节，也是衡量学生能否获得学位的重要依据之一。

公共卫生硕士专业学位论文必须具有公共卫生的学科特色，应密切结合公共卫生工作实际和现场实际，强调研究生的专业能力和职业素养，体现研究生综合运用所学的理论基础和相关专业知识、方法和技术，分析与解决公共卫生中实际问题的能力。

根据公共卫生硕士的培养目标，专业学位论文可分为应用研究类和卫生管理研究类。内容形式可以是专题研究论文、质量较高的公共卫生现场调查报告、科学合理的卫生政策分析报告或典型案例分析。

2. 公共卫生硕士专业学位论文基本要求

学位论文应符合学术规范要求。论文作者必须恪守学术道德规范和科

研诚信原则。正文字数一般不少于 2 万字（表 33‑2）。

表 33‑2 上海市公共卫生硕士专业学位论文基本要求

评价要素	评价内容	应用研究类	卫生管理研究类
内容与方法	选题	应紧密结合疾病控制、妇幼保健、健康促进、医疗服务等公共卫生领域的实际问题，具有一定的社会价值和应用价值。研究方法和研究内容具有一定的针对性和先进性。在学位论文选题过程中，应阅收集有关的文献资料，了解研究的历史与现状，在此基础上结合实践内容提出研究目标，确定研究的技术路线	须查阅大量国内外文献资料，深入细致地掌握课题研究的历史与现状，在此基础上提出目标，确定研究的技术路线。学位论文选题应紧密结合公共卫生领域实际问题，命题具有实用性和针对性，一定的社会价值或卫生管理应用前景
	研究内容	应来源于公共卫生领域的实际问题或具有明确的公共卫生应用背景，如为了解某公共卫生问题所开展的定量和/或定性调查，为探索某疾病的危险因素所开展的病例对照研究或队列研究，为评估某干预措施效果而开展的流行病学实验研究等。研究具有一定的工作量，在充分查阅文献，了解国内外动态的基础上，针对所研究的问题，进行理论分析、现场调查和干预研究等	针对卫生管理和政策制定过程中遇到的卫生政策问题，查阅文献资料，开展社会调查，掌握国内外研究的现状与发展趋势，运用定性与定量的科研方法，找出问题根源所在，并对其进行深入剖析，提出有针对性的政策建议。研究工作应具有一定的工作量及难度
	研究方法	综合运用公共卫生基础理论与专业知识对所确定的研究假设开展研究，确定科学、合理的技术路线。研究方法可采用历史资料的挖掘和利用、现况调查、病例对照研究、队列研究、干预研究等定量和/或定性的研究方法。研究数据翔实准确、研究资料真实可靠，分析过程严谨	综合运用基础理论与专业知识对所研究的命题进行分析研究，采用规范、科学、合理的方法和程序，通过资料检索，定量和/或定性分析等技术手段开展研究，数据翔实准确，分析过程严谨
	研究成果	应体现新观点或新见解，在公共卫生领域内具有一定的先进性和应用价值	应给出明确的分析结论，提出相应对策和建议，应体现作者的新观点或新见解
撰写要求	前言	阐述所开展的应用研究工作的缘起、背景、主旨，以及开展本研究的重要性或必要性，对应用研究命题的国内外现状有较为清晰的描述和分析	阐述所研究的卫生管理与政策问题产生的背景及必要性，对卫生政策问题的国内外现状应有清晰的描述与分析，并简述分析报告的主要内容
	研究方法与内容	针对研究命题，主要介绍研究方法及研究内容，包括研究范围及步骤、资料和数据来源、获取手段及分析方法等	综合运用社会医学与卫生事业管理的基础理论与专业知识，对所研究的卫生管理与政

评价要素	评价内容	应用研究类	卫生管理研究类
			策问题进行深入地剖析，找出问题的根源
研究结果		采用科学合理的方法对研究资料和数据进行汇总、处理和分析，给出明确的结果，必要时对可信度、有效性进行分析	针对卫生管理与政策的根源问题，提出相应的对策或具体建议。对策及建议应具有较强的理论与实践依据，具有可操作性及实用性
讨论		将本研究的先进性、实用性、可靠性、局限性等进行讨论和分析，并与国内外相关研究进行比较	将本研究的先进性、实用性、可靠性、局限性等进行讨论和分析，并与国内外相关研究进行比较
结论		系统概括应用研究所开展的主要工作及结果，并总结研究中的新思路或新见解，简要描述结果的应用价值，并对后续研究进行展望或提出建议	系统概括应用研究所开展的主要工作及结果，并总结研究中的新思路或新见解，简要描述结果的应用价值，并对后续研究进行展望或提出建议

3. 公共卫生硕士专业学位论文评价指标体系

上海市公共卫生硕士专业学位论文评价指标体系（表 33-3）是对学位论文基本要求的进一步量化权重，便于开展专业学位论文双盲评议和论文抽检工作。

表 33-3 上海市公共卫生硕士专业学位论文评价指标体系

评价指标	评价要素	权重/%
选题	选题来源于公共卫生等领域的实际问题，有明确的公共卫生和卫生管理背景。综述方法系统得当，归纳总结精练明确，能反映研究课题的最新发展	20
应用性	论文分析方法合理，结果可信，成果对公共卫生实践、卫生政策具有实际指导意义，有一定的社会效益或经济效益	25
先进性	研究视角或研究方法有一定的先进性，观点、结论或对策有一定的新意	10
基本知识	论文研究方法和结论体现了作者是否掌握本学科领域的基础知识和专业知识，有一定的工作量和研究难度	25

（续表）

评价指标	评价要素	权重/%
规范性	论文撰写规范，分析严谨合理，逻辑性强，表格图式运用准确，资料引证、注释规范	20
综合评价		

注：评价结论分为优秀（≥90分）、良好（75～89分）、合格（60～74分）、不合格（<60分）4种。

三、我国公共卫生硕士专业学位论文的基本要求

我国公共卫生硕士专业学位论文基本要求是公共卫生专业学位质量评价的重要依据。在研制过程中，必须以习近平新时代中国特色社会主义思想为指引，坚持社会主义办学方向，坚持党的教育方针，落实立德树人根本任务；要创新评价方式，发挥专业学位论文标准在提高培养质量上的导向性作用，要与《公共卫生硕士专业学位基本要求》《公共卫生硕士专业学位指导性培养方案》中对学位论文的要求相衔接，体现学位获得者坚实的理论基础、系统的专门知识和承担专业工作的能力；要广泛听取研究生培养单位、研究生导师、相关行业专家和用人单位意见。

依据国务院学位办《××硕士专业学位论文基本要求》（参考提纲），结合公共卫生硕士专业学位基本要求和指导性培养方案，专业学位论文的形式可以是专题研究类论文，或是质量较高的公共卫生现场调查报告，也可以是科学合理的公共卫生和卫生政策的案例分析报告。表33-4列出了公共卫生硕士专题研究类论文/应用研究型论文、调研报告、案例分析报告3类专业学位论文的基本定位、选题要求、内容要求、规范性要求和创新与贡献要求。

表33-4　公共卫生硕士专业学位论文基本要求

项目	专题研究类论文/应用研究型论文	调研报告	案例分析报告
基本定位	体现作者掌握公共卫生专业领域坚实的基础理论和	体现作者掌握公共卫生专业领域坚实的基础理论和	体现作者掌握公共卫生专业领域坚实的基础理论和

项目	专题研究类论文/应用研究型论文	调研报告	案例分析报告
		系统的专门知识，具有承担专业工作的能力。要求作者运用科学规范的调查方法，对公共卫生专业领域具体事件进行深入调查和系统分析研究，并针对存在的问题提出具体的解决方案，形成完整的调研报告，旨在为公共卫生专业实践问题提供决策参考或政策咨询	系统的专门知识，具有承担专业工作的能力案例分析报告通常应用于对公共卫生领域实践情况的研究。针对公共卫生实践领域中的某一特定对象，如个人、群体、地点、事件、组织、现象、政策等，进行系统深入的分析，以探寻共性的客观规律
	系统的专门知识，具有承担专业工作的能力。要求作者立足专业领域，针对实际问题，系统运用专业知识、相关理论和分析工具，得出能够指导实践的成果或方案		
选题要求	应来源于公共卫生专业实践领域的实际问题，具有一定的创新性、实践应用价值和可操作性	应直接来源于公共卫生专业实践领域或行业发展，应有明确的职业背景和应用价值；问题聚焦且有一定深度、代表性和可操作性	应直接来源于公共卫生专业实践领域的真实客观事件，建议采用具有专业性、典型性、特殊性、理论启发性等特点且具有实践价值和可操作性的一手真实案例信息
内容要求	应运用专门知识、专业理论和科学方法，对研究问题进行系统科学分析，提出解决办法，鼓励在此基础上对公共卫生专业领域知识进行提炼创新	应运用专门知识、专业理论和方法对所调研事件的背景进行系统深入的分析；通过调查，采取规范的方法和程序，收集、整理和分析数据，系统、规范地呈现调查结果；通过科学分析，得出调研结论；针对结论提出具体的解决方案，并鼓励在此基础上对专业相关知识进行提炼和创新；最后还应视情况整理调研内容并附于正文之后	应对案例事件的全貌信息进行系统搜集、整理和处理，将案例信息进行结构化展现，体现可读性；应运用专门知识、专业理论和方法对信息资料进行系统充分分析并提出对策建议；视情况提出解决问题的具体思路和方法；鼓励对公共卫生专业领域的概念、理论或模型等知识进行反思和创新。对案例分析补充说明的内容建议附于正文之后
规范性要求	符合基本的写作规范。应独立完成，若涉及团队工作，需注明属于团队工作并明确个人独立完成的内容。应使用规范的语言，论文字数应不少于 2 万字。论文工作量饱满，正文一般包括：问题的提出、国内外应用现状与发展趋势、问题成因、拟解决问题的初步解释框架或	符合基本的写作规范。应独立完成，若涉及团队工作，需注明属于团队工作并明确个人独立完成的内容。应使用规范的语言，论文字数应不少于 2 万字。论文工作量饱满，正文一般包括：提出调研问题、调研方案设计、调研实施内容、资料和数据的处理与分析、调研结果描	符合基本的写作规范。应独立完成，若涉及团队工作，需注明属于团队工作并明确个人独立完成的内容。应使用规范的语言，论文字数应不少于 2 万字。论文工作量饱满，正文一般包括：案例选择和描述、案例资料搜集和调研、案例分析、拟解决问题的初步解释框架或一系

（续表）

项目	专题研究类论文/应用研究型论文	调研报告	案例分析报告
	一系列研究假设、问题的分析与解决方案的论证、研究结论与对策建议、参考文献等	述和分析、解决问题的办法或举措、参考文献等，具体调研资料经整理后可作为附录资料	列研究假设、研究结论、解决问题的思路和方法、分析讨论与对策建议、参考文献等
创新与贡献要求	结论应促进公共卫生专业领域实践和理论的发展。鼓励作者对研究结果和贡献、局限进行反思和提炼，对公共卫生专业实践有一定指导意义，在公共卫生专业领域有一定理论价值	调研过程科学合理，调研结果和解决方案实用，应为公共卫生专业的实践问题提供决策参考或政策建议。鼓励作者对调研结果和解决方案进行反思和提炼，调研报告对相关专业实践有一定指导意义，在相关专业领域有一定理论价值	结论和建议应具有一定的实践应用价值。鼓励作者对案例分析的结果、解决办法和建议进行反思和提炼，对相关专业实践有一定指导意义，在相关专业领域有一定理论价值

（来源：《中国卫生资源》2022 年第 25 卷第 1 期）

第三十四章

新时代博士专业学位教育改革若干思考

改革开放 40 年以来，我国研究生教育的规模不断扩大，管理和培养体系不断完善，数量和结构不断优化，服务国家战略和经济社会发展的能力不断增强，国际影响力和话语权不断提高。目前，我国已成为世界研究生教育大国，并朝着世界研究生教育强国迈进。中国特色社会主义进入了新时代，对如何提升教育支撑引领经济社会发展的能力提出了新的、更高的要求，这既赋予了我国高等教育服务行业需求、服务国家和区域发展战略的重大使命，又是我国从研究生教育大国走向研究生教育强国的重要特征，更是多部门、中央与地方之间协同高效地推进国家治理体系和治理能力现代化的重点实践。实现这一更高要求的关键就是加快发展培养高层次复合型应用人才的专业学位教育，特别是博士专业学位教育，继续优化研究生培养结构。目前，我国已基本形成了以硕士学位为主，博士、硕士、学士 3 个学位层次并存的专业学位教育体系。近 30 年来，国务院学位委员会已先后批准设立了 40 种硕士专业学位、6 种博士专业学位和 1 种学士专业学位。作为上海市"5＋3＋X"改革试点工作小组的牵头单位，复旦大学在继续引领我国"5＋3"临床医学人才培养模式的同时，更需要深化博士专业学位教育改革。现通过回顾国内外博士专业学位教育的发展概况，分析我国博士专业学位教育的发展需求，提出改革与发展我国博士专业学位教育的策略建议。

一、国内外博士专业学位教育发展概况

专业学位（professional degree）是相对于学术型学位而言的学位类型，专业学位教育旨在培养适应特定行业或职业实际工作需要的，具有创新能力、创业能力和实践能力的高层次应用型人才。专业学位博士研究生教育是为培养满足经济社会发展需求的高层次应用型人才而开展的教育。专业博士学位实质上是一种高层次的职业性学位，突出实践性，追求社会价值和应用价值，这是区别于追求学术价值的学术博士学位的本质差异。

1. 国外博士专业学位研究生教育发展概况

20世纪以来，国外博士专业学位教育经历了积极探索阶段（1920—1959年）、蓬勃发展阶段（1960—2000年）和完善提升阶段（2001年至今）。1920年，美国开启了博士专业学位教育的探索。哈佛大学最早开设教育博士学位（Ed. D），1930年又开设了商业博士学位。随后，其他大学相继在药学、社会科学、公共卫生学等领域也开始授予博士专业学位，如医学博士、牙科博士、药学博士、法学博士、教育学博士等。1967年，美国底特律大学率先设置工程博士学位（Eng. D）。随后，哥伦比亚大学、加利福尼亚大学伯克利分校等高校也纷纷设立工程博士计划。20世纪下半叶，随着工业和科技的飞速发展，德国、法国和英国也相继实行了专业博士培养计划。日本的专业学位教育主要借鉴美国的经验，虽起步晚，但发展迅速。国外专业博士学位历经百年的发展，每一种专业博士学位的发展都顺应了时代的要求、满足了社会发展的需要，已形成与传统的学术型博士学位（Ph. D）并行发展、平分秋色的格局，其实践性强、学制灵活等优势满足了社会发展的需要，受到了行业的高度认可。在社会诸多职业走向专业化的背景下，许多国家已将获取专业博士学位作为从事某种职业的先决条件。国外专业博士学位教育在明确功能定位、按需拓宽专业、严格分轨培养、突出专业特色、注重校企结合和紧密衔接执业

资格等方面对我国博士专业学位教育有一定的借鉴意义。

2. 国内博士专业学位研究生教育发展概况

20世纪90年代，我国分别设置了第一个硕士专业学位（1990年，工商管理硕士）和第一个博士专业学位（1998年，临床医学博士），专业学位教育经历了"稳步发展、积极探索阶段"（1990—2008年）和"快速发展、制度完善阶段"（2009年至今），取得了长足的发展，已先后设置了临床医学博士、口腔医学博士、兽医博士、教育博士、工程博士和中医博士共6种博士专业学位。此外，在我国大陆地区的一些中外合作办学机构或中外合作项目中，已开展的博士层次教育也会涉及国（境）外高校的博士专业学位教育。目前，国内博士专业学位教育在服务需求、专业设置、培养理念、培养模式、发展规模、职业衔接等方面仍存在一些难点问题亟待破解。近年来，我国大力推进博士专业学位教育改革，如临床医学类博士专业学位（即临床医学博士、口腔医学博士、中医博士）已开始在北京、上海等具备条件的地区的高校（如北京大学、复旦大学等）开展"5＋3＋X"（X为专科医师规范化培训或临床医学博士专业学位研究生教育所需年限）临床医学人才培养模式改革试点。2018年，工程博士专业学位主要涉及专业领域也已从全国首批开展时的电子信息、生物医药、先进制造和能源环保这4个领域调整为电子信息、机械、材料与化工、资源与环境、能源动力、土木水利、生物与医药、交通运输共8个专业学位类别。

总体而言，国内和国外博士专业学位创建和发展的主要原因有劳动力市场的大量需求、能够行之有效地培养应用型高层次人才、高校服务社会功能的逐步强化以及职业专业化运动的蓬勃兴起等。尽管不同国家博士专业学位研究生教育发展的起步不同、所处发展阶段不同，但均有一个共同特征，即其发展速度和趋势与国家经济社会发展和社会现实需求紧密相关，并且是高等研究生教育支撑新科技革命和新兴产业变革的重大举措。因此，发展博士专业学位研究生教育必须紧跟时代、与时俱进、加快研究、稳妥推进。

二、我国博士专业学位教育发展需求分析

1. 发展我国博士专业学位教育是支撑经济社会发展的战略新需求

中华人民共和国成立 70 年来，特别是改革开放以来，我国综合国力显著提升，经济社会各项事业蓬勃发展，人民生活水平得到极大改善。新一轮科技革命和产业变革与我国加快转变经济发展方式形成历史性交会，国际产业分工格局正在重塑，部分产业形态和组织方式正在改变，应紧抓这一重大历史机遇，实施制造强国战略。 2015 年 5 月，《国务院关于印发〈中国制造 2025〉 的通知》（国发 〔2015〕 28 号）指出，要坚持把人才作为建设制造强国的根本，建立健全科学合理的选人、用人、育人机制，加快培养制造业发展急需的专业技术人才、经营管理人才、技能人才。我国仍处于工业化进程中，工业化程度与发达国家相比还有较大的差距，解决关键核心技术"卡脖子"问题，大力推动包括芯片、软件产业在内的新一代信息技术产业等重点领域的突破和发展，迫切需要科技创新引领和高层次创新人才支撑，必须通过人才引领、自主创新的可持续发展道路，最终完成中国制造由大变强的战略任务。 2015 年 10 月，国务院印发了《国务院关于印发统筹推进世界一流大学和一流学科建设总体方案的通知》（国发 〔2015〕 64 号），将加快推进"双一流"建设作为当前和今后一段时期我国高等教育的主要任务，着力培养具有历史使命感和社会责任心，富有创新精神和实践能力的各类创新型、应用型、复合型优秀人才。因此，发展博士专业学位，特别是工程博士专业学位，是立足"双一流"建设，加大学科交叉融合和校企合作，以及支撑经济社会发展（尤其是科技和产业革命带来的博士专业学位发展）的新需求。

2. 发展我国博士专业学位教育是保障人民美好生活的外部新要求

人民对美好生活的向往就是我们的奋斗目标。以教育和卫生健康两大民生工程为例，相关领域博士专业学位人才具有"实践性强，直接服务于

人民需求"的特点，党和国家历来对其高度重视，其重要性可从我国博士专业学位设置的历程中看出。我国最早设置的博士专业学位就是临床医学博士，现有临床医学类博士专业学位 3 个、教育博士 1 个，占我国现有博士专业学位设置类别的 2/3，此外，工程博士中还有"生物与医药"类别。"优先发展教育事业"和"实施健康中国战略"的一系列新理念、新思想、新观点为我国教育和卫生健康领域博士专业学位发展提供了根本的遵循依据。特别是近年来，中共中央、国务院先后印发了《"健康中国2030"规划纲要》《中国教育现代化 2035》，将加强医学人才培养、推进健康中国建设，加快推进教育现代化、建设教育强国，提升到国家战略层面。当然，保障人民美好生活是全方位的，需要包含教育和卫生健康领域博士专业学位在内的各类高层次专业学位人才，但仅从现有的 6 种专业学位博士毕业生的数量上看， 10 年间仅增加了 1 200 人左右，且专业学位博士毕业生占博士生总量的比例较低，仅维持在 4.00％左右（表 34 - 1）。培养规模与当前的社会需求之间对接并不理想，且主动适应新时代我国社会主要矛盾变化（即人民日益增长的美好生活需要与不平衡、不充分的发展之间的矛盾）并作出调整的力度尚显不足。因此，发展博士专业学位，特别是临床医学类博士和教育博士专业学位，是立足保障人民美好生活，更好、更紧密地服务教育强国、健康中国建设对高层次应用型人才提出的新要求。

表 34‐1　2009—2018 年博士学位毕业生的数量和占比

年份	博士毕业生总数/人	学术学位博士毕业生数/人	专业学位博士毕业生数/人	专业学位博士毕业生占比/％
2009	48 658	47 551	1 107	2.28
2010	48 987	47 863	1 124	2.29
2011	44 464	43 320	1 144	2.57
2012	51 713	50 401	1 312	2.54
2013	53 139	51 248	1 891	3.56

（续表）

年份	博士毕业生总数/人	学术学位博士毕业生数/人	专业学位博士毕业生数/人	专业学位博士毕业生占比/%
2014	53 653	51 675	1 978	3.69
2015	53 778	51 649	2 129	3.96
2016	55 011	52 700	2 311	4.20
2017	58 032	55 823	2 209	3.81
2018	60 724	58 450	2 274	3.74

资料来源：中华人民共和国教育部网站（www. moe. gov. cn）。

3. 发展我国博士专业学位教育是满足专业自身发展的内在新诉求

根据对我国硕士和博士专业学位类别及设置时间的梳理（表 34 - 2），在"以硕士学位为主，博士、硕士、学士 3 个学位层次并存"的专业学位教育体系中， 40 个硕士专业学位中仅有 6 个设置了对应的博士专业学位，包括已设置 30 年的工商管理硕士在内的其余 24 个硕士专业学位的教育体系至今仍然停留在硕士层面，这也对相关学科及专业自身的发展造成了一定的影响。 21 世纪以来，学科及专业的研究成果除了起到知识积累与传播的作用之外，更强调其作用于现实社会，这也是造成博士研究生教育产生分化的重要原因。传统的学术型学位博士研究生教育的培养目标难以满足这一学科及专业的发展要求，但其与专业学位博士研究生教育建立在共同的学科基础上。近 30 年来，学术型学位博士研究生教育对学科及专业建设的成果，也同样为专业学位博士研究生教育提供了坚实而广泛的基础，而国内外专业学位研究生教育的实践案例，则为我国专业学位博士研究生教育提供了丰富的创新理念和经验借鉴。因此，发展博士专业学位，特别是新增设的博士专业学位，是立足学科及专业自身的可持续发展，健全符合专业特色和发展规律的专业学位教育体系，更好地满足高校与社会"供需联动、共建共享"，学术型学位与专业学位"分类并进、协同创新"的学科专业新诉求。

表 34‑2 我国硕士和博士专业学位类别及设置时间

硕士专业 学位类别	设置时 间/年	博士专业 学位类别	设置时 间/年	硕士专业 学位类别	设置时 间/年	博士专业 学位类别	设置时 间/年
工商管理硕士	1990	—	—	应用统计硕士	2010	—	—
建筑学硕士	1992	—	—	税务硕士	2010	—	—
法律硕士	1995	—	—	国际商务硕士	2010		
教育硕士	1996	教育博士	2008	保险硕士	2010	—	—
工程硕士	1997	工程博士	2011	资产评估硕士	2010		
临床医学硕士	1998	临床医学博士	1998	警务硕士	2010		
兽医硕士	1999	兽医博士	1999	应用心理学硕士	2010		
农业硕士	1999	—	—	新闻与传播硕士	2010		
公共管理硕士	1999	—	—	出版硕士	2010		
口腔医学硕士	1999	口腔医学博士	1999	文物与博物馆硕士	2010		
公共卫生硕士	2001	—	—	城市规划硕士	2010	—	—
军事硕士	2002	—	—	林业硕士	2010		
会计硕士	2003	—	—	护理硕士	2010		
体育硕士	2005	—	—	药学硕士	2010		
艺术硕士	2005	—	—	中药学硕士	2010		
风景园林硕士	2005	—	—	旅游管理硕士	2010		
汉语国际教育硕士	2007	—	—	图书情报硕士	2010		
翻译硕士	2007	—	—	工程管理硕士	2010	—	—
社会工作硕士	2008	—	—	审计硕士	2011	—	—
金融硕士	2010	—	—	中医硕士	2014	中医博士	2014

三、我国博士专业学位教育改革与发展策略

近年来，教育部等国家有关部委已出台一系列政策文件和改革举措，推进开展博士专业学位教育改革进行试点探索。近 5 年招生规模呈现快速增长趋势， 2015—2018 年，专业学位博士招生数分别为 1 925、2 509、 2 700、 6 784 名， 2019 年更新增了 8 000 余个专业学位博士招生名额。在学位类型方面，《教育部办公厅关于统筹全日制和非全日制研究生管理工作的通知》（教研厅 〔2016〕 2 号）明确指出，全日制和非全日制研究生实行相同的考试招生政策和培养标准，其学历学位证书具有同等法律地位和相同效力，这有利于保障全日制和非全日制博士专业学位研究生招生培养标准的"同质性"和学历学位证书的"同效性"。在配套政策方面，《中共中央办公厅 国务院办公厅印发 〈关于分类推进人才评价机制改革的指导意见 〉》《中共中央办公厅 国务院办公厅印发 〈关于深化项目评审、人才评价、机构评估改革的意见 〉 》分别于 2018 年 2 月和 7 月发布，明确提出坚持分类评价，从而发挥人才评价对人才培养的"指挥棒"作用。此外，近年来还开展了"大国工匠"等评选，旨在充分发挥应用型高层次人才先进模范人物的示范引领作用。

在"立德树人、服务需求、提高质量、追求卓越"的工作主线指导下，针对现有博士专业学位教育和增设博士专业学位教育分别提出改革与发展的策略建议。

1. 对现有博士专业学位教育改革与发展的策略建议

（1）临床医学类博士专业学位要深化医教协同，主动对接"健康中国 2030"

我国 1987 年即开始试点临床医学应用型博士研究生的培养，并于 1998 年正式开始实施临床医学博士专业学位研究生培养制度，临床医学博士是我国最早设置的博士专业学位。随着我国学科门类的调整和毕业后

教育制度的完善，国务院学位委员会又先后设置了口腔医学博士和中医博士。为避免与学术型学位培养模式的趋同，结合临床医学（含口腔医学、中医学）人才培养的规律，我国已逐步建立了"5＋3＋X"临床医学专业学位培养模式，其核心是"三个结合"，即博士研究生招生和专科医师招录相结合、博士研究生培养过程和专科医师规范化培训相结合、博士专业学位授予标准与专科医师培训标准相结合，其特点是以提升职业能力为导向，与职业资格有机衔接。我国已建立统一的住院医师规范化培训制度，正在探索建立统一的专科医师规范化培训制度。因此，对于临床医学类博士专业学位，要深化医教协同，充分总结试点地区或高校工作的经验和存在的问题，在加快推进专科医师规范化培训工作的基础上，进一步完善与博士专业学位衔接的相关配套政策设计，特别是在临床研究课题方面，要加大与医学相关领域的学科交叉融合，提高对于专科医师准入与岗位聘任及职称晋升的关联程度的认识，完善临床医学博士专业学位学科专业设置与专科医师培训专业设置的对接，更好地服务"健康中国 2030"战略。

当然，医学不等同于临床医学，仅仅依靠临床医师队伍，无法完全解决健康领域的重大科学问题和应对重大疾病防控的挑战，基础医学、临床医学、公共卫生、药学、护理等医学学科应协同发展。当前，我国正加快由"以疾病治疗为中心"向"以促进健康为中心"的医学教育转变，2017 年 7 月，《国务院办公厅印发关于深化医教协同进一步推进医学教育改革与发展的意见》（国办发〔2017〕63 号），在强调以"5＋3"为主体的临床医学人才培养体系基本建立的同时，也明确将"公共卫生、药学、护理、康复、医学技术等人才培养协调发展"作为医学教育改革发展的主要目标之一。 2018 年 9 月，《教育部　国家卫生健康委员会　国家中医药管理局关于加强医教协同实施卓越医生教育培养计划 2.0 的意见》（教高〔2018〕4 号），明确指出"全类型推进医学人才培养模式改革。围绕全周期全过程维护群众健康需要……加快培养不同类型医学人才。"因此，在发展临床医学类博士专业学位的同时，也应基于"健康中国

2030"的需求和人民群众的需要，增设并大力发展公共卫生博士、临床药学博士教育。

（2）其他博士专业学位要主动服务国家战略，支撑经济社会发展

工程博士：主动对接"中国制造2025"，助力区域协调发展战略。2011年，国务院学位委员会发布了《关于印发〈工程博士专业学位设置方案〉的通知》（学位〔2011〕10号），批准首批25个工程博士学位授予单位，培养领域集中在电子信息、生物医药、先进制造和能源环保。2018年，国务院学位委员会第34次会议决定和《国务院学位委员会、教育部关于对工程专业学位类别进行调整的通知》（学位〔2018〕7号）要求统筹工程硕士和工程博士专业人才培养，将工程专业学位类别调整为电子信息、机械、材料与化工、资源与环境、能源动力、土木水利、生物与医药、交通运输共8个专业学位类别。截至目前，全国工程类博士专业学位研究生培养单位已达40所。工程博士作为解决复杂工程技术问题、进行工程技术创新以及规划和组织实施工程技术研究开发工作的高层次复合型人才，是实施"中国制造2025"的重要人才支撑。因此，当前工程博士专业学位的发展重点还应聚焦8大专业领域，在主动对接"中国制造2025"的基础上，进一步完善培养方案，以国家关键核心技术攻关及工程技术领域复杂问题为切入口，聚焦国家战略，瞄准国际创新前沿，突出学科交叉融合，同时要加强与京津冀协同发展、长江经济带建设、粤港澳大湾区、长三角一体化等引领区域发展的重大战略的联动，体现高端性、系统性、实践性、个体性和创新性。同时，工程博士专业学位涉及领域较多，与相关领域战略的联动要发挥我国的政治优势和制度优势。以生物与医药领域为例，可面向"健康中国2030"相关领域的国家重点单位、地区、创新企业招收攻读工程博士专业学位的研究生，设立示范型人才培养项目和特区，培养未来健康领域需要的复合型高端工程人才和产业领军人才，与临床医学类博士专业学位共同服务"健康中国2030"战略。如复旦大学作为长三角地区6所首批试点的高校中唯一招收生物与医药领域工程博士的高校和上海市"5＋3＋X"临床博士培养改革工作小组的组长单

位，率先探索和大力支持"大健康"领域博士专业学位研究生教育改革，2019 年就招收了 81 名生物与医药领域工程博士和 101 名临床医学专业学位博士。

教育博士：主动服务"中国教育现代化 2035"，加快拓展思想政治相关领域。 2009 年，国务院学位委员会发布了《关于下达 〈教育博士专业学位设置方案〉 的通知》（学位 〔2009〕 8 号），决定在我国设置和试办教育博士专业学位，其目标是造就教育、教学和教育管理领域的复合型、职业型高级专门人才，这为奋斗在教育一线的广大教师和管理人员提供了更为广阔的专业发展空间，是培养人民教育家和专家型教育管理干部的重要渠道。教育博士专业学位定位明确，与教育学学术型学位博士在培养目标、培养对象、课程设置、教学方式、论文要求方面均有不同，但是教育博士专业学位存在招生规模总体偏小、授权点过少、难以形成较合理的布局等问题。因此，建议对标《中国教育现代化 2035》的要求，建设高素质专业化创新型教师队伍，强化职前教师培养和职后教师发展的有机衔接，夯实教师专业发展体系，推动教师终身学习和专业自主发展。建议在统筹区域布局的基础上，在中西部地区和省属院校中适度扩大博士专业学位授权点单位的数量，同时，要结合我国教育工作的新形势，深入研究教育博士专业学位的专业领域设置，如设置思想政治课程和把握专业课程思想政治建设等方向，进一步贯彻落实习近平总书记在学校思想政治理论课教师座谈会上的重要讲话精神，招收大、中、小学负责思想政治理论课程和把握专业课程思想政治建设工作的一线优秀教师攻读教育博士专业学位研究生。

兽医博士：主动加强行业对接，维护国家安全战略。 1999 年，国务院学位委员会批准设立兽医博士专业学位，其目标是培养执业兽医专家型人才、高层次管理人才和高层次复合型人才，强调实践和应用，是具有特定职业背景、与兽医任职资格相联系的专业学位，为我国禽畜产品对外贸易、人畜共患病防治、食品安全、农民增收等提供智力支持。目前，兽医博士专业学位研究生教育主要存在的问题包括与我国兽医管理体制的关系不明确，与职业资格认证的衔接不完善，与国际化接轨不够等。因此，建议学习借鉴临床医学专业学位研究生教育改革过程中所形成的"医教协同"机制，加强教育部门和行业主管部门的沟通协调，推动《兽医法》等有关法律的出台，进一步理顺我国兽医专业学位研究生教育与执业兽医人才培养的关系，加强执业资格和学位授予的有效衔接。此外，要深化"同一个地球，同一个健康"的理念，拓宽国际视野，加强向国外高校学习借鉴兽医博士培养理念和培养方式，并向国外，特别是"一带一路"沿线国家高校介绍我国兽医博士培养特色。要加强交叉融合，在兽医服务边界和理念不断扩大的背景下，加快探索与医学、环境保护、社会安全等相关领域专家协同培养新型高层次复合型兽医人才。

2. 对增设博士专业学位教育改革与发展的策略建议

（1）深化对专业学位的认识，为新增博士专业学位做好顶层设计

当前，我国专业学位教育发展进入新的历史阶段，如何重新认识和评估专业学位教育在我国高等教育中的地位和作用是摆在教育主管部门、高等院校和社会行业面前的重大命题之一。在博士专业学位招生规模和对学位类别的需求日趋扩大的形势下，我国要进一步健全学术型学位与专业学位"双轮驱动"的人才发展制度设计，通过多部门协同进一步保障在"人才培养"和"人才使用"两阶段的评价一致性（即分类培养、分类评价）。而以高校为主的培养单位，需要进一步深化对博士专业学位教育的认识，充分认清博士专业学位教育的发展对服务国家战略和支撑经济社会发展的重要意义，要明晰专业学位发展与"双一流"建设的辩证关系，摈弃"专业学位博士是学术学位博士折扣版""是换个名头增加招生名额的渠道"等错误观念，主动为国家战略服务，主动与行业对接，将博士专业学位发展中的"专业人才培养、应用科学研究、实践社会服务、工匠精神传承、中国标准输出"更好地融入高校的五大基本职能，在正确的理念指导下，切实做好新增博士专业学位的顶层设计。

（2）发挥专业学位教育指导委员会作用，为新增博士专业学位做好需求调研

全国专业学位研究生教育指导委员会（以下简称"专业学位教指委"）是国务院学位委员会、教育部、人力资源和社会保障部领导下的专家组织，目前我国有 36 个全国专业学位教指委。要充分发挥专业学位教指委在新增博士专业学位工作中的作用，就要在借鉴国外同类博士专业学位发展经验和国内相关博士专业学位实践经验的基础上，向专业学位教指委专家、行业主管部门和硕士专业学位授权点单位领导、管理干部、师生代表就新增博士专业学位的需求、培养体系、培养机制和质量保障体系广泛征求意见，形成专项调研报告。根据各专业学位教指委调研的情况，建议按照"科学、合理、适时"的原则，分类分批推进新增博士专业学位设置工作，优先向服务国家重大战略的、国际已有成熟经验的、国内已有试点成效的博士专业学位开放新增设置，如结合目前我国大力推进"新工科、新医科、新农科、新文科"建设，重点推进临床药学博士、公共卫生博士、法律博士、工商管理博士、金融博士等博士专业学位，可先由"双一流"高校率先试点改革，发挥示范引领作用，同时鼓励更多地方院校、特色高等学校积极开展相关博士专业学位教育。

（3）加强行业联动，为新增博士专业学位奠定发展基础

博士专业学位研究生教育始终要与行业紧密联系，要加强行业部门与高校联合培养博士专业学位研究生的联动机制，既能使学生更好地满足行业部门的要求，降低不必要的人力资源成本，又能实现高校与行业用人单位在师资、基地、资金等方面的共建共享，共同推进学位与执业资格的有效衔接，这既是专业学位有别于学术型学位的重要特点，也是新增博士专业学位的主要优势。如增设中医博士专业学位，就是充分依托行业部门所建立的中医专科医师规范化培训制度和已探索形成的临床医学"5 + 3 + X"人才培养模式。因此，建议与执业资格衔接较为紧密的硕士专业学位可借鉴此路径，依靠行业主管部门或行业组织完善执业资格法律或制度，推动更高层次执业资格与更高层次学位的有效衔接，这将为博士专业学位

的新增设置和未来发展奠定坚实的基础。

综上所述，发展和改革博士专业学位研究生教育是立足新时代、建设研究生教育强国的重要路径之一，无论是对于现有博士专业学位，还是对于新增博士专业学位，其改革与发展策略均须注重系统性、整体性和协同性，这样才能培养出更多德才兼备的高层次复合型应用人才，进而为支撑经济社会发展、保障人民美好生活和满足专业自身发展提供重要助力，并作出无愧于新时代、无愧于国家、无愧于人民的更大贡献。

（来源：《中国卫生资源》2020 年第 23 卷第 4 期）

第三十五章

药学博士专业学位教育创新发展的若干思考

在 2017 年"推进设立临床药学博士专业学位工作"专题座谈会上，全国人民代表大会常务委员会副委员长、农工党中央主席陈竺指出，培养高层次临床药学专业人才对深化医药卫生体制改革和实施《"健康中国2030"规划纲要》具有重要意义，并提出"加快培养高层次临床药学人才"的建议。

国务院办公厅《关于加快医学教育创新发展的指导意见》（国办发〔2020〕34 号）也明确指出，要深化临床药学高层次人才培养改革，在"基础学科拔尖学生培养计划 2.0"中，强化高端基础医学人才和药学人才培养。可见培养学科基础宽厚、专业技能扎实、创新能力强并具有良好的服务与责任意识、懂医精药的高层次临床药学专业人才是深化医药卫生体制改革的要求，也是实现健康中国的重要举措。

2022 年 9 月，药学博士专业学位（代码： 1055）进入新版《研究生教育学科专业目录（2022 年）》，这是我国药学高等教育在人才培养方面的重大突破，掀开了我国医药产业高层次应用型人才培养的新篇章。药学博士专业学位是面向我国药学产业转型升级和实施健康中国战略需要而设置的一种高层次专业学位，这一专业学位设置将解决新药研发过程中关键技术的转化、新药临床试验的设计与实施、个体化用药精准治疗的技术开发与应用等领域急需具有扎实药学基础和复合型知识背景的高层次应用型人才问题。深化高层次药学人才，尤其是临床药学领域人才培养模式是现阶段高等院校的重要任务。

一、英、美等国家临床药学教育

当前国际药学教育的主要方向是专业型和职业化教育，旨在培养以合理用药为核心的药学服务型人才。临床药师需要有很强的药学、生物医学和社会学的教育背景，世界上发达国家如美国、英国、日本等，临床药学专业教育模式已趋成熟。美国的临床药学教育始于 20 世纪 50 年代，普渡大学（Purdue University）是最早提出临床药学概念的高校，也是美国最早建立临床药学专业的高校之一，其临床药学教育水平位居美国前列。目前普渡大学临床药学博士专业学位（Doctor of Pharmacy，Pharm. D.）教育采用"2＋4"模式，即 2 年的药学预科加 4 年的 Pharm. D. 专业课程学习。Pharm. D. 专业课程学习包括 3 年理论课程学习和 1 年临床轮转实践，临床实践占总学分的 22.9％。美国药学教育认证委员会（Accreditation Council for Pharmacy Education，ACPE）负责制定药学专业学位认证标准和指南，规定从 2000 年起，美国不再授予 4 年制的药学本科学位，Pharm. D. 是药学专业唯一可授予的学位。学生获得 Pharm. D. 学位后，有资格参加北美注册药师考试（The North American Pharmacist Licensure Examination，NAPLEX）。通过考试获得药师执照的人员可在医院从事临床药师工作，或在社会药房从事药师工作。当前，美国也有一些药学院开展"4＋4"模式，即 4 年相关本科学位教育后再进行 4 年 Pharm. D. 培养。还有一些高校在尝试开展 Pharm. D. /Ph. D. 双学位教育，但因成本过高、时间过长等原因，尚未得到推广。经数十年的发展，美国标准的 Pharm. D. 培养模式、课程与教学体系已经逐渐成熟和完善，被世界上许多国家学习和借鉴。

此外，英国的临床药学专业学制为 5 年，前 4 年主要是药学课程教育，也有部分在医院和社区药房的见习，最后 1 年为培训与实践，可以在医院或社区药房完成，毕业后通过英国皇家药学会组织的考试可以取得执业药师资格。执业药师的职业发展道路还有非常规范的继续教育学习和考试规定。日本于 2006 年正式开启 6 年制临床药学教育，其课程体系与美国 Pharm. D. 教育类似，只有 6 年制临床药学的毕业生才具备参加国家药剂师考试的资格，通过后取得相应执业资格。

二、我国临床药学教育探索

复旦大学在 20 世纪 80—90 年代曾试办过 5 年制药理学本科。 2001 年起，北京大学 6 年制本硕连读药学专业开始招生，其中含有临床药学方向。 2010 年，原卫生部将临床药学列入国家临床重点专科。同年，复旦大学等高校获批药学硕士专业学位授权。 2012 年，教育部将临床药学专业列入普通高校本科专业目录。 2022 年，药学博士专业学位进入新版《研究生教育学科专业目录（2022 年）》。截至目前，教育部已批准 52 所高校设立临床药学本科教育、 20 多所高校设立药学硕士或博士教育。

1. 北京大学

北京大学在国内最早设置 6 年制本硕连读药学专业，是国家理科基础科学研究和教学人才培养基地。其药学院的药事管理与临床药学系培养方向包含了临床药学。同时，北京大学医学部还设有"药学创新班"，采用"4＋X"学制模式，完成 4 年药学本科学习后通过考核和选拔可进入直博生阶段（含临床药学专业）。该专业课程设置包括药学学科通识教育课程、药学二级学科课程、专科临床药学实践课程等。从培养方案来看，临床药学专业的课程设置仍然是以"药"为中心，围绕"药"开展的课程比例远超围绕"患者"开展的课程，而临床药学实践时间直接关系到临床药师专业化能力的培养。

2. 复旦大学

复旦大学作为国内最早开展药学教育的高校之一，入选"基础学科拔尖学生培养计划 2.0"基地，始终在积极探索高层次临床药学人才的培养模式。在学科调研基础上，借鉴美国 Pharm. D. 教育模式和人才培养标准，从 2009 年开始在国内率先提出并实践了"本研一体化"（"4＋2"本硕连读和"4＋4"本博连读）临床药学创新人才培养模式。临床药学专业按药学专业大类招生，前 4 年完成药学专业课程并获得学士学位，第 5～6 年（硕士阶段）或第 5～8 年（博士阶段）由药学院和附属医院共同负责培养。整个培养过程采取"早期趋同，后期分流，本研一体"的模式。博士阶段课程包括早期的临床药学课程、临床医学相关课程，后期在导师指导下进行定点医院临床轮转，培养方案突出了加强临床实践能力训练。

三、药学博士专业学位教育（临床药学领域）

药学博士专业学位的设置，是我国药学高等教育在人才培养方面的重大突破，而临床药学领域一直是我国亟须发展和创新的方向。临床药学领域人才与着重培养药学基础研究的高级学术型专门人才的培养不同，主要侧重于培养面向特定临床药师职业要求的、以临床药学服务实践为导向的高层次应用型专门人才。即使在 Pharm. D. 充分发展的美国，也存在培养时间不足、临床药学专业的理论知识与实践技巧学习深度不够、不能很好地适应服务于临床一线开展临床药学工作的需求等问题。我国的临床药学领域还处于探索、发展阶段，现有的临床药学本科教育培养时间短，药学与医学相关课程学习深度不够，临床实践时间偏少。而部分研究生没有临床药学本科教育背景，在培养过程中又偏重药学理论与科研，导致临床实践不足，在一定程度上偏离了临床药学服务型人才的培养目标和要求。药学博士专业学位正式进入研究生教育学科专业目录，为培养高层次临床药学领域应用型人才提供了制度依据。

1. 制定培养方案

国内各高校对于临床药学领域的高层次人才培养已经作了许多尝试和探索。应当总结经验，明确培养目标及定位，以临床药学为基础，在"新医科""多学科交叉"发展的背景下，建设创新型临床药学学科，促进我国临床药学领域药学博士专业学位教育的创新发展。

2. 完善课程体系

合理设置临床药学专业课程，构建突出临床药学特点的课程体系。增加临床药物治疗学、临床实践等核心课程的比例。实行渐进式课程结构改革，打破课程间的界限，对医学、药学、生命科学等不同学科知识进行有机整合，加强不同课程间的联系与融合。尤其需要重视临床实践课程占比，让学生掌握不同疾病的用药知识与不同患者的用药需求，逐步形成临床药物治疗思维，满足社会对应用型高层次药学人才的需求。

3. 加强师资建设

临床药学是一门临床实践学科，对师资要求较高，从事临床药学人才培养的教师应既能传授医药理论知识，又能指导临床实践。通过整合临床药师资源，努力做到专科型临床药师授课。加强专科化的临床师资培养，一方面，充分用好附属医院专科临床药师资源；另一方面，通过"引育并举"的方法加强专科临床药师型教学师资队伍的建设。

4. 强化实践技能

在掌握基础理论的前提下，将培养重点放在临床实践技能上。临床实践的核心是合理用药，只有通过临床实践，才能运用所掌握的知识解决临床药物治疗中存在的问题，并从临床药师的角度给予医师专业合理的治疗建议，为患者提供优质服务，从而达到临床个体化治疗的目的。应制定统一、规范的临床实践时长，培养临床思维，强化实践技能，协助医师发现和解决患者用药相关问题。

健康中国战略旨在为人民群众提供全方位、全生命周期的服务，这为临床药学领域人才培养提出了新的需求和启示。随着人民群众对高质量卫生健康服务需求的增加，实现医学教育与人民健康事业的有机融合，培养"用得上、干得好"的高层次医学应用型人才是当务之急。设置药学博士专业学位，可培养具有扎实药学基础和复合型知识背景的急需高层次应用型人才。临床药学领域的人才可以依托医院资源和临床数据进行药物临床试验研究、药物上市后不良反应监测和再评价；或者以患者为中心，研究临床药物合理应用，实现临床个体化用药，提高药物治疗水平。

（来源：《中国卫生资源》2023 年第 26 卷第 3 期）

第三十六章

公共卫生科学学位与专业学位研究生培养模式比较

没有全民健康，就没有全面小康。随着疾病谱、生态环境、生活方式的不断变化，医学模式已由生物医学模式转变为生物-心理-社会模式，人类面临多重疾病威胁和多种健康影响因素。应对复杂的健康问题，需要树立大卫生、大健康的观念，卫生人才特别是高层次卫生人才的培养要从以治病为中心转变为以人民健康为中心。《"健康中国 2030"规划纲要》详细列举了公共卫生的重要任务，健康中国建设对公共卫生服务的水平、能力、质量及其承载的服务模式和期盼的需求与日俱增，对公共卫生人才的培养提出了新的更高的要求。

面向健康中国战略对公共卫生人才提出的新要求，公共卫生科学学位和专业学位研究生应差异化定位、分类培养，不仅培养能够围绕健康重大问题、针对健康的影响因素开展研究的科研型人才，也要培养能够胜任疾病防控、健康促进等常规工作和突发事件处理的应用型人才。本文在回顾我国公共卫生科学学位和专业学位体系的建立和发展的基础上，以研究生培养模式为切入点，聚焦培养目标、指导方式、课程设置、实践教学、学位论文及质量评价共 6 个方面，对公共卫生科学学位和专业学位的差异进行了深入的比较。作为全国医学专业学位教育指导委员会公共卫生专业召集人单位，复旦大学牵头制订不同时期公共卫生专业学位培养指导性方案，形成了公共卫生科学学位和专业学位研究生的分类培养方案。基于复旦大学公共卫生学院 2013 至 2018 届全日制硕士研究生就业情况的差异分析，提出大健康背景下公共卫生人才培养的发展战略，为做好公共卫生高层次人才的培养满足健康中国建设的新要求提供参考。

一、我国公共卫生科学学位和专业学位体系的建立和发展

1981 年，《中华人民共和国学位条例》颁布实施，按医学门类授予学位，分设学士、硕士、博士三级学位。同年，公共卫生学科领域开始培养医学或理学科学学位的硕士研究生和博士研究生，以培养公共卫生学家为目标，重在科学研究的能力和学术研究的水平。 1997 年，国务院学位委员会发布《授予博士、硕士学位和培养研究生的学科、专业目录》，在医学门类下设置公共卫生与预防医学一级学科，一级学科下设置流行病与卫生统计学、劳动卫生与环境卫生学、营养与食品卫生学、儿少卫生与妇幼保健学、卫生毒理学和军事预防学 6 个二级学科。 2001 年，北京大学开始招收 7 年制预防医学专业学生，毕业授予医学硕士科学学位。 2011 年，国务院学位委员会、教育部发布《学位授予与人才培养学科专业目录》，公共卫生与预防医学一级学科仍然设置在医学门类下。

为不断完善和改进我国的医学学位制度，促进卫生事业的发展，培养适应社会主义市场经济需要的高素质、高层次公共卫生应用型人才，2001 年，国务院学位委员会颁布了《公共卫生硕士专业学位试行办法》，设置公共卫生硕士专业学位（MPH），招收公共卫生及相关工作的在职人员攻读学位； 2002 年，教育部批准北京大学、中国疾病预防控制中心、复旦大学等 22 所院校开展 MPH 研究生教育试点工作，在职修读，单独组织统一入学考试，单独划线录取； 2003 年，获批的培养单位开始招收在职 MPH。 2010 年，教育部启动 MPH 教育改革，由北京大学和复旦大学作为首批试点单位在全国率先招收全日制 MPH，但仍然保留原招生形式的非全日制 MPH 的招录与培养模式。 2017 年起，公共卫生研究生招

生将原招生形式的非全日制 MPH 的招录全部纳入与全日制 MPH 全国招生同步进行，统一划定录取分数线。

二、我国公共卫生科学学位与专业学位研究生培养模式的比较分析

本文聚焦培养目标、指导方式、课程设置、实践教学、学位论文及质量评价 6 个方面，对公共卫生科学学位和专业学位研究生的培养模式进行了深入比较分析。

由表 36-1 可知，公共卫生科学学位和专业学位在研究生培养模式上各有侧重：科学学位研究生以培养具有较高科学研究能力的研究人员为目标，指导方式多采用"学徒式"，课程设置上注重前沿理论和交叉学科知识，质量评价多关注学术能力，学位论文突出学术性和创新性。专业学位研究生则以培养具有解决实际问题能力的应用型人才为目标，指导方式多采用"协作式"，课程设置上注重应用知识和应用技能，突出实践环节，质量评价以实践能力和学术能力并重，但学术能力要求较科学学位低。

表 36-1　我国公共卫生科学学位与专业学位硕士研究生培养模式的比较

基本内容	科学学位	专业学位
培养目标	以培养从事基础理论或应用基础理论研究人员为目标，重在科学研究能力、学术研究水平	以培养专业应用型人才为目标，重在知识技术应用能力、实际操作能力和解决实际问题水平
指导方式	"学徒式"指导方式，注重导师与学生在科研实践中的互动，强调在科研过程中实现高层次人才的培养与造就，保证研究生教育的高质量与高学术水准	"协作式"指导方式，有利于提高学生的实践技能和处理实际问题的能力，能更充分地发挥高校和其他机构（企业、医院等）协同育人作用
课程设置	偏重于对公共卫生与预防医学专业的基础知识和基本技能的掌握，相关交叉学科知识的熟悉和前沿理论知识的了解。在课程理念上，基于国内需要、国际认同和学科前沿的原则，充分吸收与健康相关的最新理论、方法和理念；在课程设置上，包括学位基础课、学位专业课、专业选修课和跨	偏重于掌握公共卫生与预防医学专业应用方面的基础和专业知识，熟悉评估健康危害风险、分析健康影响因素和研制健康干预方案的基本知识和应用技能。在课程理念上，注重拓宽理论；课程设置上，注重区别科学学位的应用型学位基础课和专业选修课的设计；在授课形式上，强化服务实践，

（续表）

基本内容	科学学位	专业学位
	一级学科；在课程特色上，主要体现多学科合作教学、全英语授课和全球化教学	注重建设和使用网络资源以服务在分布广泛的实践基地实习同学的学习需求
实践教学	培养方案中对实践环节没有具体的要求，但在培养过程中通过鼓励研究生参与科研项目、暑期学校、学术会议等实践环节拓展研究生的视野，锻炼学术表达能力，提升学术研究能力	培养方案中对实践环节的基地、时间、内容和导师均有明确的要求。通过在疾病预防控制中心、医疗机构及其他健康机构等多元实践基地从事现场调查、慢性病监测、健康教育等以锻炼实践能力，提升解决公共卫生实际问题的胜任力
学位论文	选题一般是导师科研基金项目的子课题，是对本学科领域新知识、新理论或新技术的实验研究，要求做出具有理论学术价值的创新性成果。论文质量标准体现为学术性和创新性	选题突出应用性，没有应用性，只是理论探讨或机理研究就不能称其为专业学位论文。因此，论文可以是专题研究论文，或是质量较高的公共卫生现场调查报告，也可以是科学合理的卫生政策分析报告或典型案例分析
质量评价	考核内容聚焦学术能力。考核方式一般采用中期考核、答辩等方式。要求论文所解决的学术问题具有一定的科学性、先进性和创新性	考核内容包括实践能力和学术能力。考核方式一般包括报告和答辩等。实践能力的考核主要通过报告的形式，考核研究生是否具有较强的现场调查、慢性病监测和健康教育等分析和处理公共卫生实际问题的能力。学术能力的要求则较科学学位低

三、公共卫生科学学位和专业学位硕士研究生就业情况的比较分析

2010 年，教育部启动 MPH 专业学位教育改革，由北京大学和复旦大学在全国率先招收全日制 MPH，复旦大学作为全国医学专业学位教育指导委员会公共卫生专业召集人单位，牵头完成全日制 MPH 指导性培养方案的制订，且作为全国首批试点单位应用于全日制 MPH 的人才培养。

复旦大学公共卫生硕士研究生的培养注重科学学位和专业学位的差异化定位，以全日制硕士研究生和全日制 MPH 为例，培养方案上注重两者的区别。科学学位研究生的培养注重多学科的知识体系，聚焦科学研究能力。培养方案主要包括依托多学科的学科环境，确保科研和实践能力的提

升；基于科学研究和岗位胜任力要素修订培养方案；设计多学科学位课程成为跨学科知识来源；组建国内外导师团队汇聚多学科智慧协同指导；搭建全球化实践机构提升全球应对能力。全日制 MPH 的培养注重实践环节，聚焦应用能力。培养方案主要包括适应国情变化修订培养方案，聚焦岗位胜任力建设系列课程，打造多元实践基地，注重实践环节锻炼和服务健康实际需求保障论文应用导向。

复旦大学 2010 年以来已连续 9 年招收全日制 MPH，并有 6 届完成了研究生阶段的学习。因此将公共卫生学院 2013 至 2018 届全日制科学学位硕士研究生和全日制 MPH 作为研究对象，比较两者的就业情况，以了解不同培养模式的育人成效。复旦大学公共卫生学院共有 417 位 2013 至 2018 届全日制硕士研究生，其中 251 位全日制科学学位硕士和 166 位全日制 MPH，且全日制 MPH 的招生在公共卫生硕士研究生中的比例呈现出上升趋势（表 36‑2）。

表 36‑2　复旦大学公共卫生学院 2013 至 2018 届全日制硕士生的分布情况

类别	2013 届	2014 届	2015 届	2016 届	2017 届	2018 届
科学学位	45 （64.29）	51 （68.92）	43 （65.15）	39 （55.71）	44 （57.14）	29 （48.33）
专业学位	25 （35.71）	23 （31.08）	23 （34.85）	31 （44.29）	33 （42.86）	31 （51.67）

注：表中数据为人数（占比%）。

根据就业单位的所属性质，将就业方向分为公务员、企业、医疗卫生事业单位、深造和其他，复旦大学公共卫生学院 2013 至 2018 届全日制硕士研究生的就业情况如表 36‑3 所示。公共卫生全日制科学学位和专业学位硕士研究生在就业的选择上存在着明显的差异，表现为专业学位硕士研究生更倾向选择去医疗卫生类事业单位就业，而科学学位硕士研究生更倾向去企业和进一步求学深造，且深造的比例整体呈现出上升的趋势。

进一步分析公共卫生科学学位和专业学位硕士研究生就业选择上

表 36-3 复旦大学公共卫生学院 2013 至 2018 届全日制硕士研究生的就业情况

届别	公务员		企业		医疗卫生类事业单位		深造		其他	
	科硕	专硕	科硕	专硕	科硕	专硕	科硕	专硕	科硕	专硕
2013	2(4.44)	3(12.00)	7(15.56)	1(4.00)	33(73.33)	19(76.00)	2(4.44)	2(8.00)	1(2.22)	0(0.00)
2014	5(9.80)	0(0.00)	13(25.49)	3(13.04)	32(64.71)	19(82.61)	1(1.96)	1(4.35)	0(0.00)	0(0.00)
2015	1(2.33)	2(8.70)	13(30.23)	6(26.09)	26(60.47)	14(60.87)	2(4.65)	1(4.35)	1(2.33)	0(0.00)
2016	3(7.69)	0(0.00)	10(25.64)	5(16.13)	21(53.85)	24(77.42)	3(7.69)	2(6.45)	2(5.13)	0(0.00)
2017	2(4.55)	4(12.12)	7(15.91)	5(15.15)	28(63.64)	23(69.70)	5(11.36)	1(3.03)	2(4.55)	0(0.00)
2018	2(6.90)	2(6.45)	8(27.59)	4(12.90)	14(48.28)	24(77.42)	5(17.24)	1(3.23)	0(0.00)	0(0.00)
合计	15(5.98)	11(6.63)	58(23.11)	24(14.46)	154(61.35)	123(74.10)	18(7.17)	8(4.82)	6(1.59)	0(0.00)

注:表中数据为人数(占比%);科硕为科学学位硕士,专硕为专业学位硕士。

的差异性，发现这与两者的人才培养模式存在着一定的关联。科学学位硕士研究生选择就业于研发和咨询等企业，这些单位均需要有一定的科研能力，这与科学学位硕士研究生的培养定位注重科学研究能力一致。此外，科研能力的提升需要相对较长时间的积累，因此越来越多的硕士研究生也倾向选择继续深造，进一步提升自己的科研能力。而专业学位硕士研究生在培养过程中注重实践环节和应用能力的提升，通过半年以上在各类医疗卫生事业单位（如疾病预防控制中心、健康教育研究所、卫生监督局）的实习，通过听取介绍、实地见习、与从业人员的深度交流沟通，加深了对公共卫生相关医疗卫生事业单位的基本情况、工作内容、运行机制等的了解，加之工作单位的专业匹配性和岗位胜任力，促使他们在择业时的选择倾向性。

四、公共卫生科学学位和专业学位研究生培养模式的若干思考

当前，健康中国建设已上升为国家战略。健康中国建设对公共卫生服务的水平、能力、质量及其承载的服务模式和期盼的需求与日俱增，对高层次公共卫生人才的培养提出了新的更高的要求。根据健康中国建设对高层次公共卫生人才培养的新要求，公共卫生人才的培养应当以健康为中心，既需要具有多学科的知识、国际化视野的高水平研究人员，也需要实践技能过硬、具有较强应用能力、能够解决公共卫生实际问题的应用型人才。

然而，现阶段公共卫生科学学位和专业学位研究生存在着培养方案同质化、培养模式"趋同"的现象。本文在回顾我国公共卫生学位制度的发展情况的基础上，围绕培养目标、指导方式、课程设置、实践教学、学位论文及质量评价 6 个方面进行了公共卫生研究生培养模式的比较分析，提出了大健康背景下公共卫生人才培养的发展战略。公共卫生的研究生教育应当进一步优化，实现分类培养：科学学位以培养科研型人才为目标，以博士研究生为主，硕士研究生为辅，并逐渐增加长学制的比例（即直博生或硕博连读研究生）；专业学位研究生以培养应用型人才为目标，以

MPH 为主，辅以专业学位博士研究生（DrPH）。

科学学位研究生的培养要注重多学科交叉融合的课程设计、跨学科导师团队的协同指导、国际化视野的拓展和国际化项目的参与，以培养研究生具有多学科知识和掌握学科前沿动态，富有创新意识和解决复杂健康问题的科研能力。科学学位研究生的培养需要一流的学科平台、一流的多学科导师队伍，并依托多学科的学位课程和解决前沿问题的国际化项目提升科研创新能力。

专业学位研究生的培养要注重校内外导师的双重配置、公共卫生相关单位的实践锻炼、以解决公共卫生实际问题为导向的学位论文研究等，以培养具有较强实践技能，能够处理公共卫生常见问题和突发事件的应用能力。专业学位研究生的培养需要一流的实践平台、一流的校内外导师队伍，并依托聚焦岗位胜任力的系列课程和解决实际重大任务的学位论文课题，提升实践应用能力。

（来源：《中国卫生资源》2020 年第 23 卷第 2 期）

健康中国建设背景下公共卫生硕士研究生教育的理念与实践

2015 年 10 月，中共十八届五中全会首次提出要推进健康中国建设。2016 年 8 月召开全国卫生与健康大会，习近平总书记指出没有全民健康，就没有全面小康，强调要把人民健康放在优先发展的战略地位，努力全方位全周期保障人民健康。 2016 年 10 月，中共中央、国务院发布《"健康中国 2030"规划纲要》，指出健康是促进人的全面发展的必然要求，是经济社会发展的基础条件，是国家富强、民族振兴的重要标志，也是全国各族人民的共同愿望。随着工业化、城镇化、人口老龄化、疾病谱变化、生态环境和生活方式变化等，我国面临多重疾病威胁并存、多种健康影响因素交织的复杂局面。应对复杂健康问题，需要树立大卫生、大健康的观念，卫生人才的培养要从以治病为中心转变为以人民健康为中心。公共卫生人才特别是公共卫生高层次人才是贯彻实施卫生与健康工作方针的关键人力资源，然而现阶段我国公共卫生人才培养存在着数量不足、质量不高、人才流失严重、学术学位和专业学位研究生培养模式的区别不明显等问题。以公共卫生高层次人才培养为目标的研究生教育需要进一步深化改革。既往关于公共卫生研究生教育的研究多关注国内外培养模式的比较、培养的现状及存在问题等。为推进健康中国建设，提高公共卫生人才队伍素质，本研究概括了健康中国建设对公共卫生提出的新要求，介绍了公共卫生研究生培养的基本要求，总结了复旦大学（以下简称复旦）公共卫生学术学位硕士研究生和专业学位硕士研究生培养的创新实践，以期为公共卫生研究生人才培养提供参考。

一、健康中国建设对公共卫生提出的新要求

1. 做好公共卫生科学研究和公共卫生服务

共建共享是建设健康中国的基本路径，需要统筹社会、行业和个人3个层面，形成维护和促进健康的强大合力。公共卫生在健康中国建设中肩负着重要使命，需要充分发挥公共卫生的作用，具体表现在要树立大卫生、大健康的观念，坚持预防为主的方针，以人才队伍建设为核心，以改革创新为动力，聚焦全球公共卫生问题，做好公共卫生科学研究和实施覆盖全民的公共卫生服务。

2. 培养适宜的公共卫生高层次人才的新要求

健康中国建设对公共卫生高层次人才的新要求，主要体现在要加强慢性病防控、加强健康教育、塑造自主自律的健康行为、提高全民身体素质、强化覆盖全民的公共卫生服务、充分发挥中医药独特优势、加强重点人群健康服务、深入开展爱国卫生运动、加强影响健康的环境问题治理等。落实健康中国战略中的公共卫生任务，需要加强公共卫生队伍的能力建设，培养符合健康中国建设需要的复合型公共卫生高层次人才。健康中国建设既需要具有国际视野和创新能力的高水平研究人员，能够围绕国家重大需求，针对健康的多维影响因素，开展公共卫生科学研究；也需要实践技能过硬的应用型人才，能够胜任疾病预防控制、健康促进等公共卫生常规工作和公共卫生突发事件的应急处理。

二、公共卫生硕士研究生培养的基本要求

公共卫生研究生是公共卫生高层次人才的主要来源，有学术学位和专

业学位之分。根据《公共卫生与预防医学学位授予和人才培养一级学科简介》《公共卫生与预防医学一级学科博士硕士学位基本要求》和《公共卫生专业学位研究生基本要求》，公共卫生学术学位硕士研究生和专业学位硕士研究生的基本要求具体详见表37-1。

表37-1　中国公共卫生硕士研究生培养基本要求的比较

类别	学术学位研究生	专业学位研究生
基本知识	基础知识：①系统掌握公共卫生与预防医学专业的基础知识和基本技能；②基础知识课程为本学科硕士生必修课程，包括流行病学、卫生统计学、社会医学与卫生事业管理、健康教育学与健康促进等 专业知识：①包括营养与食品卫生学、环境卫生学、职业卫生学、儿少卫生与妇幼卫生学、卫生检验学、卫生毒理学等；②了解所学专业的前沿理论知识，系统了解科学研究工作过程；③掌握一门外语，具有一定的外语应用交流能力 交叉学科知识：如高等数学、统计方法应用、生物学技术、心理学等，以及文献检索、资料查询、现场调查和资料收集的知识和技能	基础知识：①应掌握公共基础知识、医学相关知识；②系统掌握公共卫生与预防医学专业的基础知识；③掌握与公共卫生密切相关的计算机基础、分子生物学技术、心理学等基础知识 专业知识：①掌握环境因素，熟悉环境因素对健康危害的风险评估知识和技能；②掌握食品安全、卫生监督、卫生政策分析、卫生信息相关的知识；③掌握本学科发展前沿和热点知识，充分了解本学科的最新研究成果；④掌握一门外语，能较熟练阅读本专业外文资料，具有一定的外语应用能力
基本素质	学术素养：①掌握开展公共卫生与预防医学工作的基本知识和技能；②具有为人类健康服务的意识，具备不断学习、探索和解决实际问题能力；③具有较好的才智、涵养和创新精神，较强的理论研究兴趣、学术悟性和语言表达能力；④具备一定的学术洞察力、较好的学术潜力和创新意识；⑤应掌握并尊重与本学科相关的知识产权；⑥遵循学术研究伦理 学术道德：①严格遵守国家法律、法规；②严格遵守学术研究和学术活动的基本规范；③维护优良的学术氛围	学术道德：①严格遵守国家法律、法规；②尊重知识产权，遵守学术道德的基本伦理和规范，坚持学术诚信；③正确对待名利，正确地引用文献和他人成果 专业素养：①热爱公共卫生事业，具有高度的责任感和专业责任心；②敏锐的学术洞察力；③良好的求知欲，具有扎实的理论知识、团队协作精神；④勇于创新，不断追求卓越 职业精神：①遵守职业道德，热心为大众服务，做大众的健康使者，尊重和关爱患者；②良好的人文素质、语言修养、伦理道德修养以及良好的诚信意识；③不断提高业务能力，创新立业，促进社会公平
学位论文基本要求	规范性要求：①写作规范；②内容包括目录、中文摘要、英文摘要、符号（或缩略语说明）、前言（引言或序	选题要求：①紧密结合公共卫生相关领域工作的实际需要；②体现综合运用所学专业或相关专业的理论、知识、

（续表）

类别	学术学位研究生	专业学位研究生
	言）、正文（包括材料与方法、结果、讨论、结论等部分）、附录（包括图片及说明、声像资料等）、参考文献、文献综述、致谢、攻读学位期间发表学术论文、学位论文原创性声明和使用授权声明；③研究成果公开发表 质量要求：①科学求实、文字简洁、条理清晰、分析严谨，理论推导和计算准确无误；②研究内容与方法介绍全面，研究结果表述正确，分析方法合理，图表规范，讨论充分，结论明确；③撰写语句通顺，条理清楚，重点突出，具有一定的新见解	方法和手段，分析和解决实际问题；③结果应对公共卫生实际工作具有较高的应用价值和指导意义 形式和规范要求：①格式规范，包括前言、方法、结果、讨论和结论；②专题调查报告要求前言、调查内容、结果、分析、归纳总结及建议；③在论文（或专题调查报告）后附参考文献目录，还应包括学位论文原创性声明和使用授权声明 水平要求：①选题紧密结合公共卫生和预防医学的实际（践）；②研究立论科学、数据收集客观、分析方法合理，图表规范，讨论充分，结论明确，引文准确合理；③结论应注重实用性以及对公共卫生工作具有指导意义，体现应用价值或一定的新见解

　　学术学位硕士研究生和专业学位硕士研究生的基本要求各有侧重，在基本要求维度上，学术学位研究生单列了学术能力并从 9 个方面提出了具体要求，分别是：①获取知识能力；②科学研究能力；③实践能力；④学术交流能力；⑤应当具有将理论与实践相结合的能力；⑥熟悉科研工作的一般流程和规范；⑦良好的心理素质；⑧较强的自主学习和终身学习的能力；⑨掌握一门外语，有一定的外语应用交流能力。专业学位研究生突出实践训练并从 4 个方面做了详细介绍，分别是：①加强理论教学与公共卫生实践相结合，鼓励学校导师与现场导师共同指导，开展案例教学与现场教学等；②不少于 6 个月的公共卫生实践，开展公共卫生与预防医学领域的实践训练，掌握公共卫生实践的基本知识和技能，熟悉公共卫生现场工作的主要内容、工作程序，了解当前我国公共卫生的重点和前沿；③结合公共卫生和人群健康的实际问题，开展课题研究或公共卫生调查；④实践训练将重点培养学生的公共卫生现场实践能力、职业胜任能力、独立处置公共卫生问题能力以及公共卫生研究能力。在基本知识、基本素质、学位论文等维度方面，两者的具体要求也各有侧重：在基本知识维度，学术学

位研究生单列了交叉学科知识，强调多学科知识体系；在基本素质维度，专业学位研究生单列了职业精神，突出与实际结合，强调应用能力；在学位论文维度，专业学位研究生单列选题要求，强调选题要结合实际并具有应用价值。对专业学位研究生还单列了基本能力要求，即：①获取知识能力；②公共卫生实践能力；③科学研究能力；④发现问题、解决问题和组织协调等能力。此外，对于外语能力的要求，学术学位研究生不仅和专业学位研究生都在基本知识维度提出了具体要求，而且在基本学术能力维度学术学位研究生也提出了相应要求，可见其更加注重外语能力的培养。总之，学术学位研究生注重科学研究能力和多学科知识体系，专业学位研究生则注重与实际结合，突出应用能力。

三、复旦大学公共卫生硕士研究生培养的创新探索

根据健康中国建设对公共卫生硕士研究生的新要求和不同类型研究生培养要求的差异，复旦在公共卫生学术学位硕士研究生和专业学位硕士研究生培养上进行了创新探索。"全球化背景下研究生培养模式的创新探索"项目于2013年和2016年分别获得上海市教学成果一等奖和中国研究生教育成果二等奖；"以健康为中心的公共卫生硕士培养模式的创新探索"项目于2017年和2018年分别获得上海市教学成果一等奖和中国研究生教育成果二等奖。

1. 学术学位硕士研究生培养

学术学位硕士研究生培养重点在于通过"学科交叉、课程融合"弥补传统单一学科研究生培养模式的不足；通过"高端引领、放眼全球"提高研究生解决全球健康复杂问题的科研能力。

（1）依托国家重点学科和省部级重点实验室开展教育实践

复旦有着流行病与卫生统计学二级国家重点学科，预防医学国家级教学团队，教育部公共卫生安全重点实验室等多学科交叉的教学科研平台，这确保了学术学位研究生培养的高起点和高水准。依托国际合作项目，指

导学术学位研究生开展科学研究，提高科研创新能力。

（2）修订学术学位研究生培养方案

在充分调研世界一流大学公共卫生与预防医学学科发展的基础上，复旦对学术学位研究生培养方案进行了修订，提出了学术学位研究生培养的知识和岗位胜任力要素，即公共卫生学科相关的多学科理论知识体系、公共卫生问题的测量分析评估能力、公共卫生相关政策的研制能力、公共卫生相关服务的管理能力、公共卫生领域的沟通交流能力、公共卫生相关社会文化的领悟力、公共卫生领域的领导决策能力，并通过参与国际合作科研项目、定期举办国际顶级期刊文献主题研讨会、参加国际暑期学校和国际学术会议，丰富学术学位研究生的知识并提高其岗位胜任力。

（3）开设拓展研究生国际化视野的学位课程

复旦设计了多学科背景的学位课程，基于国内需求、国际认同和学科前沿原则，充分借鉴与公共卫生领域相关的最新理论、方法和理念，主要包括基于全生命周期理论阐述健康相关问题，基于健康的社会决定因素框架分析健康相关影响因素，基于健康公平理念进行健康干预研究等。学术学位研究生学位课程的特色主要体现在多学科合作、全英语授课和全球化教学。以儿少卫生与妇幼保健学专业为例，首先是新增了5门多学科合作教学课程，包括生殖保健前沿、生殖健康研究方法学、儿童心理发展与心理卫生、儿童青少年健康研究进展、妇幼营养与健康。其次是建设了5门全英语授课课程，包括生殖保健进展、健康行为与健康教育、高级统计方法在公共卫生中的应用、卫生经济学、卫生服务评价。其中，高级统计方法在公共卫生中的应用于2011年成功加入欧洲国际研究生教育网络课程。此外，还改革了2门全球卫生课程，包括全球卫生导论和多学科视角的全球卫生。以多学科视角的全球卫生课程为例，由复旦公共卫生学院、社会发展与公共政策学院、国际关系学院、经济学院和新闻学院不同专业的教授和副教授合作教学。

（4）组建国内外著名导师团队

复旦组建多学科高水平导师团队，这些导师来自国内外一流高校和科研院所，如美国杜克大学、美国哥伦比亚大学、美国约翰·霍普金斯大学、英国牛津大学、美国国家卫生研究院等。这些导师共同指导研究生，发表高水平论文（如SCI），撰写高质量学位论文等，着力提升学术学位研究生的科学研究能力。

（5）培养提升研究生全球化复杂健康问题的解决能力

2012年，复旦成立研究生开展国际化实训的研究机构——全球健康研究所，以美国国立卫生研究院（NIH）支持的"全球背景下生殖健康培训项目（2005—2011）"、美国中华医学基金会支持的"全球卫生机构发展项目（2009—2016）"、英国国际发展部支持的"中国促进母婴安全和儿童营养的政策过程、实施经验、历史教训和国际传播研究（2013—2015）"等项目为支撑，指导研究生开展国际合作项目研究，提升研究生全球化复杂健康问题的解决能力。通过国家留学基金委项目等，复旦选派数十名公共卫生学院研究生赴哈佛大学、杜克大学、悉尼大学等世界一流大学开展联合培养，并赴日本、意大利等国参加国际会议。

2. 专业学位硕士研究生培养

专业学位硕士研究生培养聚焦岗位胜任力；强化基地建设，突出应用导向，解决健康实际问题。

（1）修订公共卫生硕士培养方案

1996年，上海医科大学（现复旦大学上海医学院）率先制定《应用型公共卫生硕士研究生培养方案》，重点招收医疗卫生系统定向或委培青年业务骨干攻读应用型公共卫生硕士（MPH）。2003年复旦作为22家非全日制MPH首批试点单位之一，牵头制订我国《公共卫生硕士专业学位指导性培养方案》并在本校实践，充分运用综合性大学优势，增加跨学科课程，增设社会实践与学术活动等必修环节。2010年复旦作为全国2家全日制MPH专业学位教育综合改革首批试点单位之一，在培养方案中更加注重理论学习、社会实践、课题研究相结合；安排6个月的时间在基地实习，完成《全日制公共卫生硕士实习手册》并存入个人档案。2017

年，按照国务院学位委员会统一部署，将非全日制与全日制 MPH 招生并轨，复旦进一步完善培养方案，优化课程设置，引入小班化教学、互联网授课等教学方式，提升教学效果。

（2）加强课程和教材建设

MPH 的培养需要聚焦健康领域岗位胜任力要求，复旦探索建设了与之相匹配的专业学位课程和教材，实现分类培养。在课程设置上，注重拓宽理论。专门为 MPH 新增现场调查技术、医学信息检索与利用等学位基础课程，新增临床流行病学、管理心理学、公共卫生实践等专业选修课程。在教材建设上，注重理论与实践相结合。根据 MPH 特点，自 2002 年起，复旦组织编写并于 2002 年陆续出版了国内首套"公共卫生硕士系列教材"，包括由我国公共卫生领域著名学者胡善联教授等主编的 10 余本教材，如《流行病学基础》《卫生经济学》《卫生统计学方法》《现场调查技术》《现代健康促进理论与实践》《现代医院管理》《营养与食品安全》等，2009 年起陆续更新改版，新增《食源性疾病防制与应急处置》等案例教材。在授课形式上，强化服务实践，注重建设网络教学资源，如为全日制 MPH 定制 MOOC 系列课程——现场流行病学培训、免疫规划工作重点等。

（3）打造多元实践教学基地

复旦坚持将实践教学基地建设作为 MPH 培养质量的重要抓手，制定了《复旦大学公共卫生硕士专业学位研究生实践基地建设和管理办法》等相关制度，先后在全国建设了数十家 MPH 实践教学基地，包括各级疾病预防控制中心、医疗机构及其他健康机构。复旦将实践基地建设与国家战略和地方需求相结合，统筹校内政策研究、标准研制、健康传播等优质平台资源；成立"健康相关重大社会风险预警协同创新中心"，牵头国内多家高校参与，打造高水平校外实践教学基地。共建复旦-闵行"健康联合体"，获评上海市首批研究生实践示范性教学基地。定点帮扶云南德宏傣族景颇族自治州，助力"精准扶贫"。帮助当地遏制艾滋病快速蔓延势头，减少"因病致贫，因病返贫"问题。

（4）保障公共卫生硕士学位论文选题的应用导向

依托国家和地区重大任务，引导学生以服务健康重大需求为导向选题。在传染病防控、环境污染防控、脆弱人群保障、药物经济与医疗保险、健康城市与健康生活、公共卫生体系建设等重点领域，进行学位论文选题，研究和解决健康领域实际问题。实施"双导师制"，专兼结合指导MPH现场研究，突出研究的实践意义和应用价值。校内导师担任第一导师，校外或实践基地具有副高级职称以上的专业人员担任兼职导师或第二导师，体现所在岗位特点，协助校内导师指导现场实践和应用研究。

综上所述，健康中国建设既需要具有国际视野和创新能力的高水平研究人员，能够围绕国家重大需求，针对健康的多维影响因素，开展公共卫生科学研究；也需要实践技能过硬的应用型人才，能够胜任疾病预防控制、健康促进等公共卫生常规工作和公共卫生突发事件的应急处理。因此，公共卫生学术学位研究生的培养注重学科间的交叉融合、国际化视野的拓展和原始创新能力的提升，专业学位研究生的培养应当聚焦岗位胜任力、注重实践环节和突出应用能力。

（来源：《中华医学教育杂志》2019 年第 39 卷第 11 期）

第三十七章 健康中国建设背景下公共卫生硕士研究生教育的理念与实践

后记

在复旦大学上海医学院，她们追着老师，做修路点灯人

这学期复旦大学上海医学院迎新的那天，一张与新生的合影被晒在了朋友圈。照片里，"医路有我，卫你前行"的路牌下，除了新生，还有一对师徒——复旦大学上海医学院副院长吴凡教授和她的博士生导师、克卿书院院长汪玲教授。

都是我国自主培养的医学博士、公共卫生专家，都是国家级教学成果奖得主，都是躬身公共卫生和医学人才培养的实践者，一样利落的短发，一样超快的步速和语速，一样敏捷的思维……师徒之间有太多相似。

一、言传身教，领进专业大门

汪玲是恢复高考以后的 1977 级大学生，当时她以高分"调剂"到上海第一医学院，稀里糊涂进了卫生系，那一届很多人都是被"调剂"过来的，对学校、专业都不甚明了。但是，汪玲记得真切，当穿上学校发的白大褂、戴上校徽，感受到周围的人投来仰慕的眼光时，大家的心情都非常激动，于是便想要当好学生、做好科研，对得起这份仰视。

对于专业，吴凡还记得本科时老师是这么比喻的——一条坑坑洼洼没有路灯的路总是有人摔伤，受伤的人感激治愈自己的医生，可是公卫的人

把路修好、装上路灯，从此再没有人会在这条路上摔伤，所以要做好得不到任何鲜花和掌声的思想准备。

年复一年，一代代老师在最初的"第一课"告诉一届届新生，国家对医学人才有怎样的需求，需要具备什么样的能力。这只是一把钥匙开启了一扇门，年轻而懵懂的医学生如何坚定志向？"对我来说，是老师的言传身教为我们深植家国情怀。看着他们始终带着使命感和责任感，一丝不苟在各自的领域从未停歇，我又怎么停得下来呢？"吴凡说："所以我对学生也是这样。有时候不需要多说什么，学生都看着，老师这么做了，自己会有体悟。"

二、关注国家战略，心怀百姓需求

始终关注国家战略的同时要贴近百姓实际需求，让相关专业和一线行业导师联合指导学生，将科研实践和服务社会过程中积累的案例应用于教学，这是上医传统。在这样的土壤里，汪玲就曾得到很多领域老师的帮助，她的理论知识、应用能力、实践能力和科研能力也因此得到全方位的发展，在学习和实践的过程中对专业的理解和认同也渐渐清晰和坚定。"优良传统薪火相传，也成为我后来培养学生的原则"，她说。

1983年，汪玲发表了第一篇学术论文，关于"上海小学71例视力不良原因的配对调查"，开启了她对青少年眼健康的关注。现阶段我国青少年近视率居高不下，已成为影响儿童青少年健康的主要公共卫生问题之一。

上海市眼病防治中心主任医师何鲜桂是汪玲的博士生，接力棒传递到她的手中。"无论是博士期间还是后来踏上工作岗位，汪老师总是鼓励我从理解国家战略出发，以更长的时间尺度观察问题，总是给我方向给我空间，鼓励我大胆探索。"何鲜桂带着全局观和创新思维，首创公卫和临床联合门诊，与社会各界合作举办公益活动，全身心扑在这份事业上，把每一项都做好，成绩斐然。

三、回应时代，培养新医科人才

今年是汪玲从教的第 36 个年头，她从 1987 年博士毕业留校至今一直坚守在教育岗位上，曾担任上海医学院副院长和研究生院院长，长期关心和思考医学人才培养问题。由她担任第一完成人的"我国临床医学教育综合改革的探索和创新——'5＋3'模式的构建"获得国家级教学成果特等奖。所提出的"5＋3"临床医学教育模式，构建了我国临床医生的培养体系，分类培养研究型、复合型和应用型人才，为满足健康中国建设对高层次医学人才的需求，提供了可复制、可应用、可推广案例。 2022 年，吴凡牵头"服务需求，提高质量——医学研究生教育改革研究与创新实践"，在"5＋3"基础上，创新"5＋3＋X"临床医学人才培养新范式，获得国家级教学成果一等奖。

随着时代的车轮地滚动，社会发展对医学人才提出了新的需求。接力棒始终在传递，新医科背景下人才培养的思索和实践仍然在进行。今年 5 月，由吴凡作为第一作者、汪玲作为通信作者的《加强新医科内涵建设 提升人才自主培养质量》发表，论述推进"科教结合""产教融合"，促进医工、医理、医文学科交叉融合，全面提升"医学＋X"拔尖创新医学人才和卓越临床医生的自主培养质量，实现新医科统领医学教育创新发展。

"当下全民健康已上升为国家战略，我们既需要顶天立地的拔尖人才，也要培养脚踏实地能够看好病、处理各类应急卫生事件、回应百姓需求的立地人才。所以要培养以健康为中心，具备多项技能的复合型人才，这需要用人单位和人才培养单位协同靠拢。"教师节前，吴凡刚与合作方完成高水平复合人才培养的洽谈，她向记者透露了合作进展，也高兴地与汪老师分享好消息。

"我的老师呀，不熟悉她的时候可能会有点怕她。因为她是一个'吹毛求疵'的人。"吴凡当着汪老师的面说了一句"坏话"。

这其实是一句玩笑话，言下是由衷的夸奖。"不仅是吴凡师姐，我们都深深感受到恩师追求极致和卓越的精神，同时也都因受到这种精神的感召而在求学、研究、施教的过程受益匪浅，"复旦大学仲英青年学者尤小芳博士如是说。

（来源：2023 年 9 月 9 日《新民晚报》）

后记　在复旦大学上海医学院，她们追着老师，做修路点灯人

图书在版编目(CIP)数据

医学人才培养和学术影响力研究/吴凡,汪玲著. —上海：复旦大学出版社,2024.12
ISBN 978-7-309-17341-3

Ⅰ.①医…　Ⅱ.①吴…②汪…　Ⅲ.①医学教育-人才培养-研究-中国　Ⅳ.①R-4

中国国家版本馆 CIP 数据核字(2024)第 058843 号

医学人才培养和学术影响力研究
吴　凡　汪　玲　著
责任编辑/王　瀛

复旦大学出版社有限公司出版发行
上海市国权路 579 号　邮编：200433
网址：fupnet@ fudanpress. com　http://www.fudanpress.com
门市零售：86-21-65102580　团体订购：86-21-65104505
出版部电话：86-21-65642845
上海丽佳制版印刷有限公司

开本 787 毫米×1092 毫米　1/16　印张 24.5　字数 351 千字
2024 年 12 月第 1 版
2024 年 12 月第 1 版第 1 次印刷

ISBN 978-7-309-17341-3/R · 2090
定价：150.00 元